MASSAGES

EN 10 LEÇONS

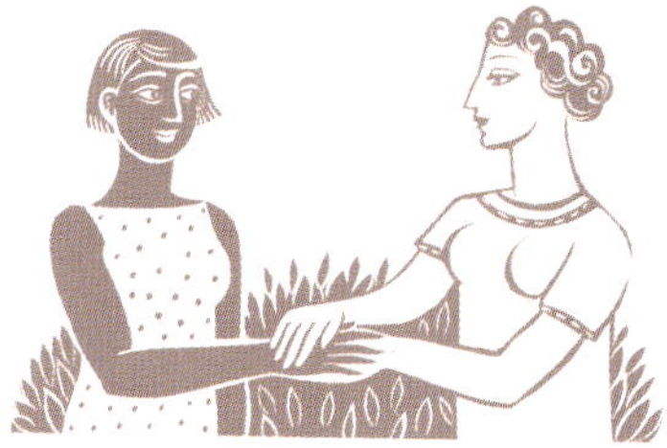

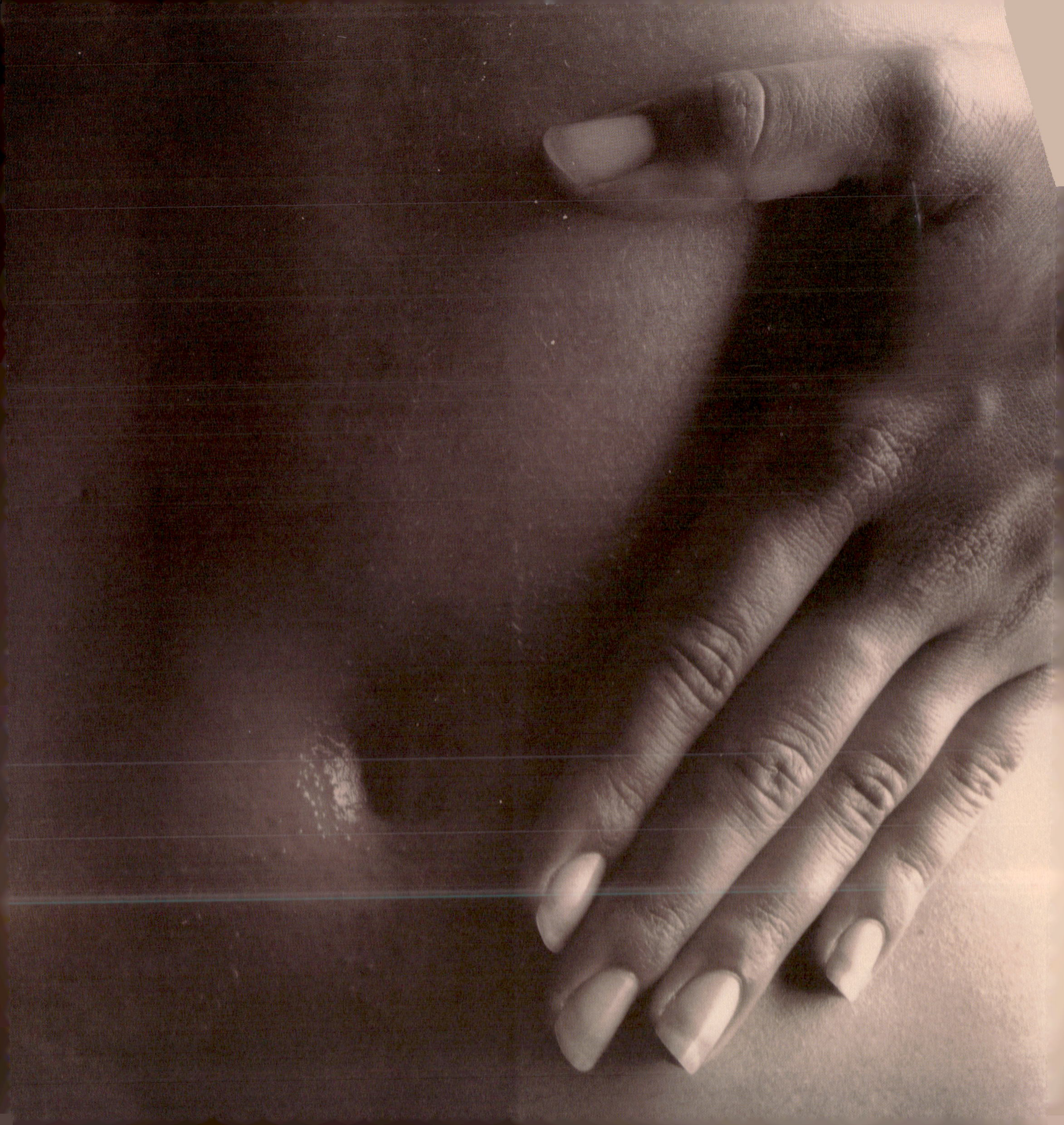

MASSAGES

EN 10 LEÇONS

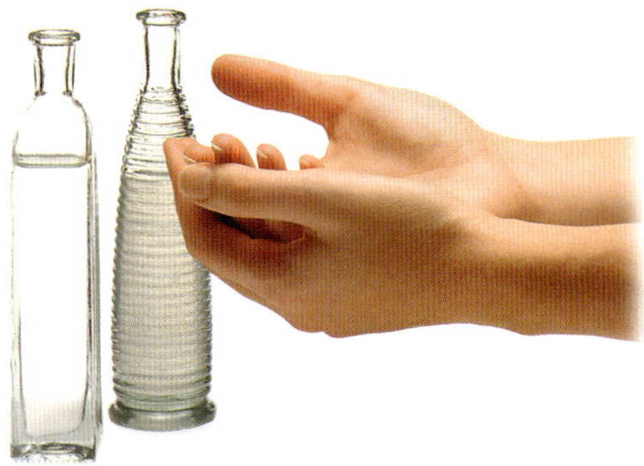

JENNIE HARDING

SOLAR

Titre original de cet ouvrage :
Massage in 10 simple lessons

Pour la présente édition
Direction : Dominique Raynal
Responsable éditoriale : Corinne Cesano
Secrétaire d'édition : Serge Gras
Collaboration éditoriale : Debora Kahn-Sriber, Barbara Jung
Traduction-adaptation : Danièle Chenal
Réalisation : ACCORD, Toulouse

ISBN : 2-263-03937-6
Code éditeur : S03937
Dépôt légal : février 2006
Imprimé en Chine

Avertissement de l'éditeur

Avant d'effectuer les massages décrits dans cet ouvrage, il est recommandé de demander l'avis d'un médecin, surtout si la personne que vous souhaitez masser souffre d'une affection ou de troubles de la santé. L'éditeur, l'auteur, le photographe et la traductrice ne peuvent en aucun cas être tenus pour responsables des blessures ou dommages causés par la pratique des techniques de massage décrites dans cet ouvrage.

Directeur artistique : ***Peter Bridgewater***
Directeur éditorial : ***Sophie Collins***
Responsable éditorial : ***Jason Hook***
Chef de projet : ***Rebecca Saraceno***
Conception : ***Simon Goggin***
Studio graphique : ***The Lanaways***
Illustrations : ***Sarah Young***
Photographies : ***Andy Perris***
Documentation : ***Kelly Griffin***
Assistante graphiste : ***Joanna Clinch***

SOMMAIRE

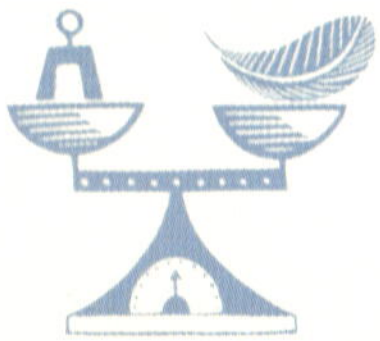

Introduction

Bienvenue dans *Le massage en 10 leçons*, un guide essentiel pour la relaxation et le bien-être. Grâce à cet ouvrage, vous apprendrez des gestes simples qui vous permettront de masser votre famille et vos amis. L'enseignement des techniques de base et des différents types de massage est divisé en 10 chapitres. Leur lecture vous donnera envie d'utiliser ce formidable outil qu'est le massage et de faire bénéficier votre entourage – et peut-être vous-même – des vertus thérapeutiques du toucher.

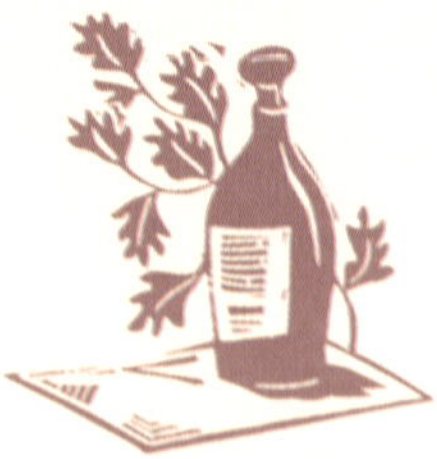

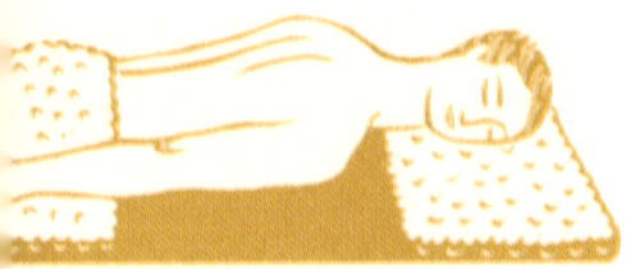

Pourquoi avons-nous besoin du toucher ? Quels sont les effets du massage et peut-on le pratiquer en toute sécurité ? Cet ouvrage vous apporte les réponses à ces questions. Vous allez également découvrir que l'art du massage est très ancien, et qu'il a été diffusé dans le monde entier depuis des siècles, s'appuyant parfois sur une pensée philosophique. Vous apprendrez les techniques de base du massage suédois, le plus pratiqué dans les pays occidentaux, et vous aborderez aussi des conceptions et des pratiques originaires d'autres pays, dont le Japon et l'Inde. Celles-ci vous permettront d'accroître les effets du massage suédois ou bien parviendront, à elles seules, à soulager la douleur et à éliminer les tensions.

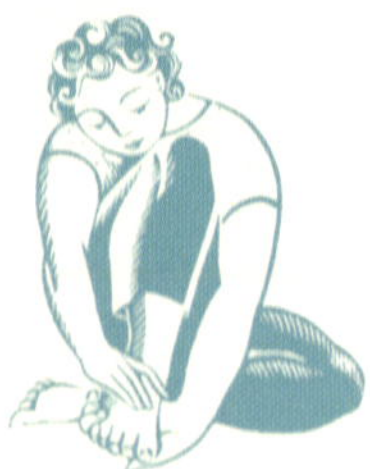

La plupart de nos contemporains ont un rythme de vie stressant, avec des activités quotidiennes qui les entraînent dans un tourbillon effréné dont il est difficile de sortir. Ce qui est merveilleux avec le massage, c'est qu'il procure une détente immédiate ; dès le premier geste, la respiration ralentit et devient plus profonde. On ne peut pas masser ou se faire masser à la va-vite. Dès le début du massage, le calme gagne à la fois la personne qui masse et celle qui est massée ; cet acte de toucher thérapeutique est donc profitable aux deux personnes qu'il implique. Si vous pratiquez régulièrement le

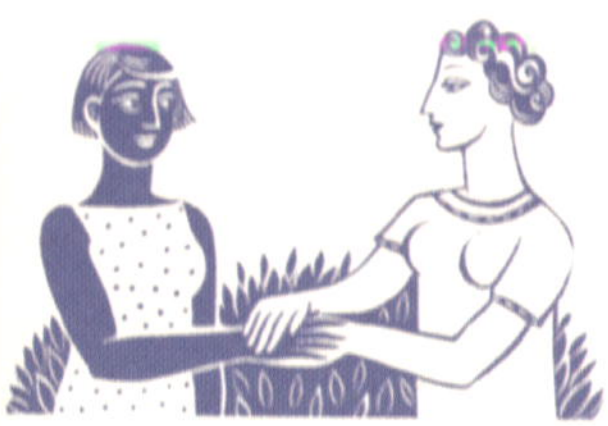

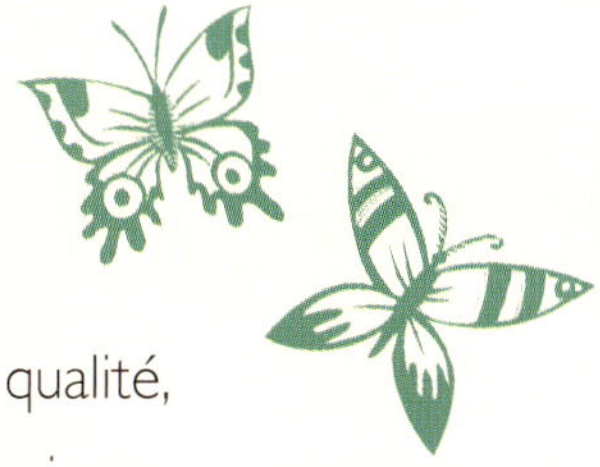

massage, vous découvrirez ses nombreux bienfaits : un sommeil de meilleure qualité, une attitude plus calme, un corps moins tendu. Vous prendrez peu à peu conscience que vous contribuez ainsi à l'amélioration de votre santé et de votre bien-être.

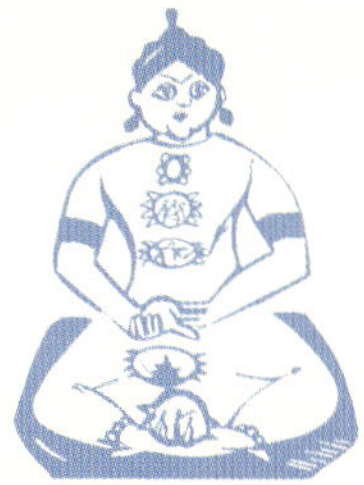

Si vous n'avez jamais fait de massage auparavant, ne vous inquiétez pas, ce guide vous donnera tous les conseils utiles, ainsi que des exercices pour assouplir vos mains, les tonifier et améliorer la sensibilité de votre toucher. Vous trouverez facilement un proche qui acceptera que vous testiez sur lui les techniques que vous avez apprises. C'est en pratiquant que vous améliorerez votre savoir-faire ; plus vous vous entraînerez, plus vos mains deviendront habiles. Si vous avez déjà une certaine expérience, vous pourrez perfectionner votre connaissance des gestes de base et découvrir des variantes obtenues en associant au massage suédois des éléments provenant d'autres méthodes. Vous apprendrez à préparer des huiles aromatiques en faisant macérer des plantes et des huiles de massage en incorporant des huiles essentielles à une huile de base végétale.

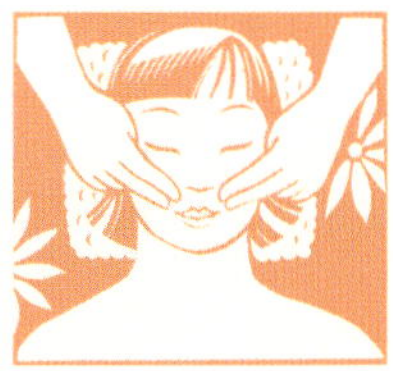

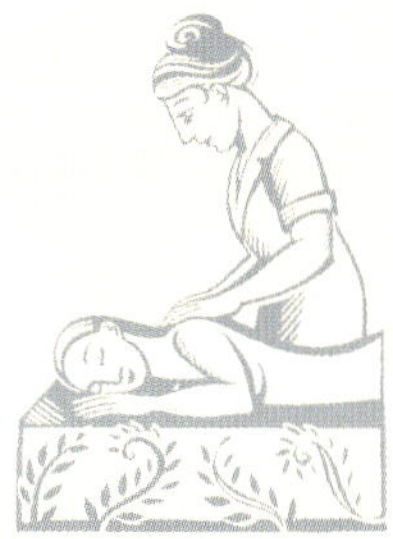

L'enseignement dispensé dans ce livre suppose un certain esprit de découverte. Vous allez non seulement mieux connaître la structure physique de votre corps, mais aussi découvrir les flux d'énergie qui le parcourent. Ces derniers, tirés de la médecine traditionnelle chinoise, viennent en effet enrichir notre conception occidentale de l'anatomie. Vous saurez bientôt analyser ce que ressentent vos mains, vous allez prendre conscience de votre efficacité, ce qui aidera la personne que vous massez à se détendre et à avoir confiance en vous.

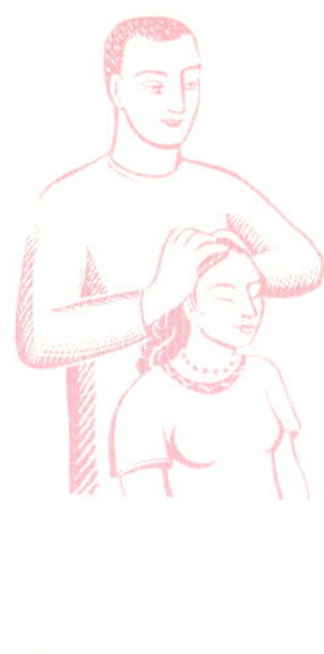

Le massage est histoire de toucher, de sensibilité, de soins et d'attention, un bienfait dans un monde agité où trop souvent nous malmenons notre corps.

1

QU'EST-CE QUE LE MASSAGE ?

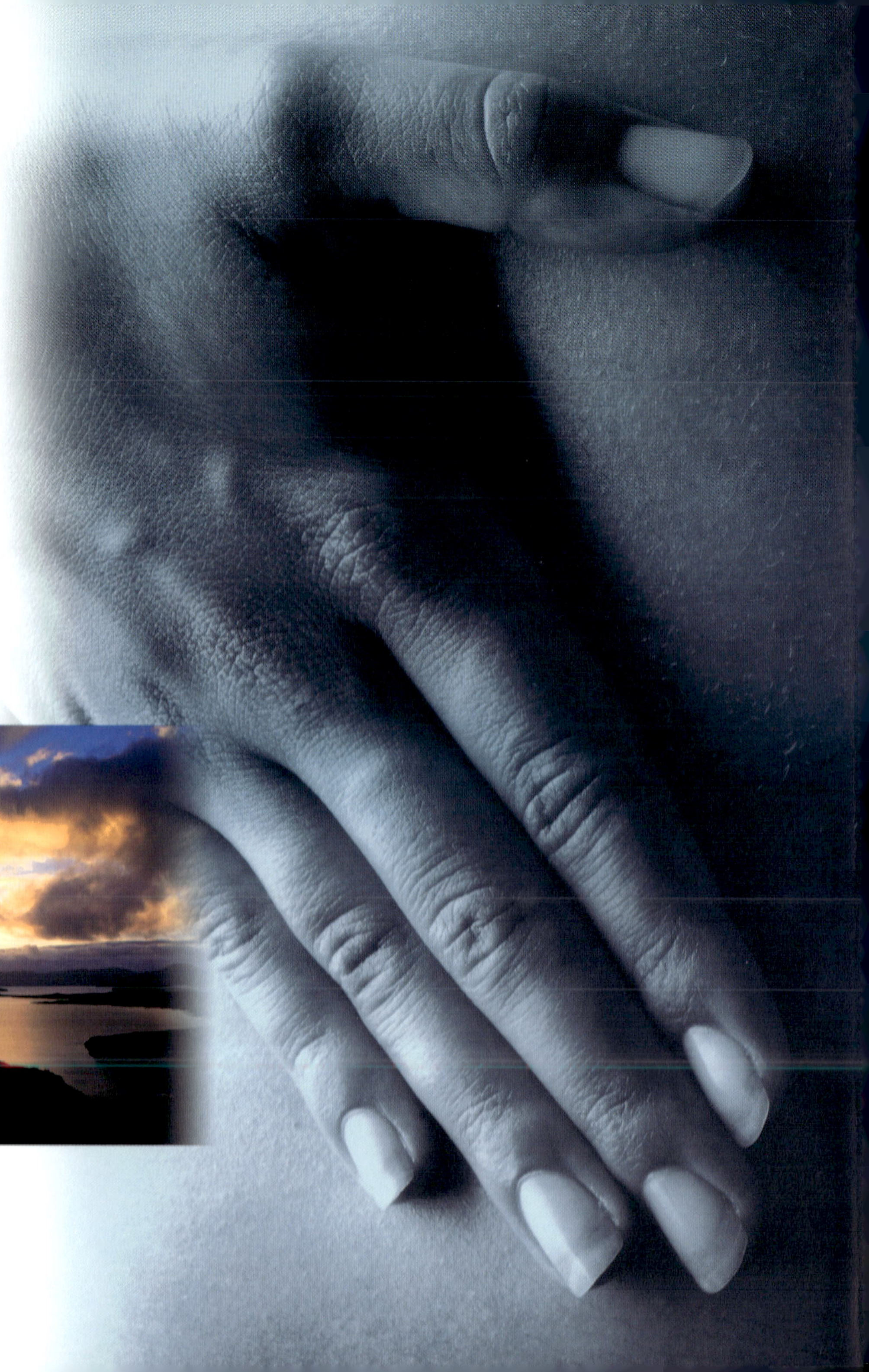

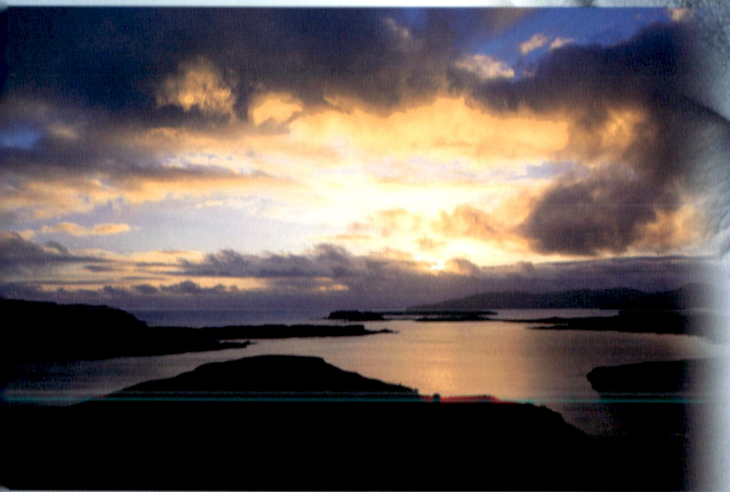

Imaginez que c'est la fin d'une journée exténuante ; vous êtes resté debout la plupart du temps, peut-être avez-vous couru de tous les côtés, frustré de ne pas être arrivé à accomplir la totalité de votre programme.

Vous pénétrez dans une pièce au décor reposant, éclairée par une lumière douce. Après avoir ôté vos vêtements, vous vous allongez sur une surface confortable, couvert d'une grande serviette de bain ou d'une couverture, vous ne pensez à rien, vous n'avez rien à faire et nul besoin de bouger. Vous avez uniquement conscience des mains du masseur qui palpe en profondeur vos muscles, éliminant les points de tension de votre nuque et de vos épaules, et s'attardant sur le dos pour amorcer le processus de détente. Vous ressentez des fourmillements dans les jambes et les pieds au fur et à mesure que les douleurs et la fatigue accumulées au cours de la journée s'estompent ; vos bras et vos mains apprécient d'être libérés des tensions provoquées par les mouvements répétitifs ou le port de lourdes charges. Sous l'effet bienfaisant des mains qui vous massent, votre ventre se détend, vous respirez plus profondément et prenez conscience du stress accumulé dans cette partie de votre corps ; le massage de la poitrine, de la nuque et des épaules vous aide également à respirer plus profondément. Lorsqu'un massage doux, à base de mouvements de faible amplitude, est appliqué sur votre visage et que de délicates pressions sont exercées autour des globes oculaires, vous êtes sur le point de vous endormir, débarrassé de toute trace de stress ou d'anxiété. Dans quelques instants, vous allez vous relever, calme et détendu. Voilà ce qui peut se passer lorsque vous vous faites masser.

Le massage est une forme de toucher que l'on acquiert et que l'on ne perd pas. Il s'agit d'un savoir-faire accessible à tous et qui ne demande pas une force hors du commun. Tout ce dont vous avez besoin c'est d'être relativement souple, de savoir garder une bonne posture et de posséder des mains « bienveillantes ». On peut masser presque tout le monde, des bébés jusqu'aux personnes âgées. Vous pouvez effectuer un massage général ou vous concentrer sur certaines parties du corps. Le massage s'intègre dans une approche simple et naturelle de la santé et du bien-être.

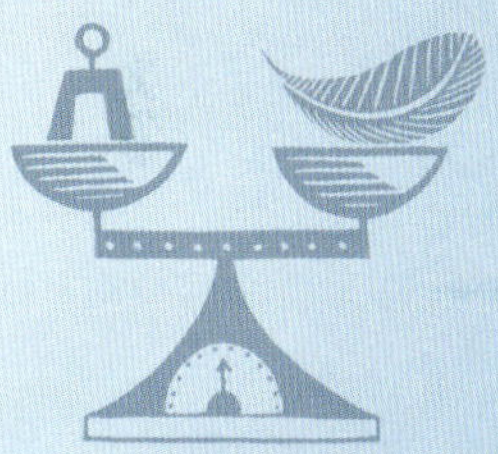

Le massage procure des bienfaits à la fois physiques et psychologiques et il peut vous aider à trouver un équilibre satisfaisant.

LES BIENFAITS DU MASSAGE

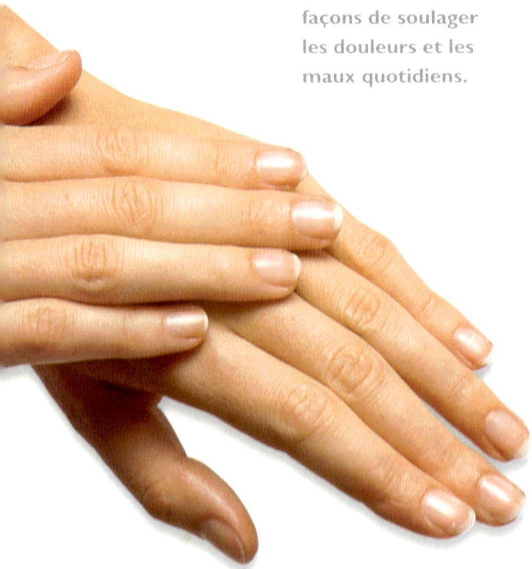

Le massage est une des meilleures façons de soulager les douleurs et les maux quotidiens.

Le massage est un moyen très efficace d'éliminer les tensions, de calmer la douleur et donc d'augmenter le bien-être. Le praticien utilise essentiellement ses mains et ses doigts pour masser les muscles et les parties charnues du corps afin de les assouplir, ce qui procure une détente tant physique que mentale, l'une induisant l'autre.

Le massage est une utilisation spécifique du toucher qui permet à celui qui le pratique de recueillir grâce à ses mains un grand nombre d'informations : chaleur ou froid, degré de mobilité… Au cours du massage, les sensations perçues par les mains évoluent, les tensions s'atténuent, la souplesse et la mobilité augmentent. Le donneur et le receveur sentent tous les deux la différence. Le massage est une thérapeutique qui concerne le corps et l'esprit, c'est une approche globale de la santé. Il a six effets principaux qui s'allient pour créer une sensation de bien-être physique et mental.

Les six points clés du massage

1 Relaxation Grâce à la détente que procure le massage, les relations complexes qui unissent les terminaisons nerveuses présentes dans la peau et le cerveau sont stimulées. L'échange de signaux déclenche alors la libération de substances neurochimiques qui permettent au corps de se détendre plus profondément et à l'esprit de s'apaiser. L'effet bénéfique s'étend à tout le système nerveux.

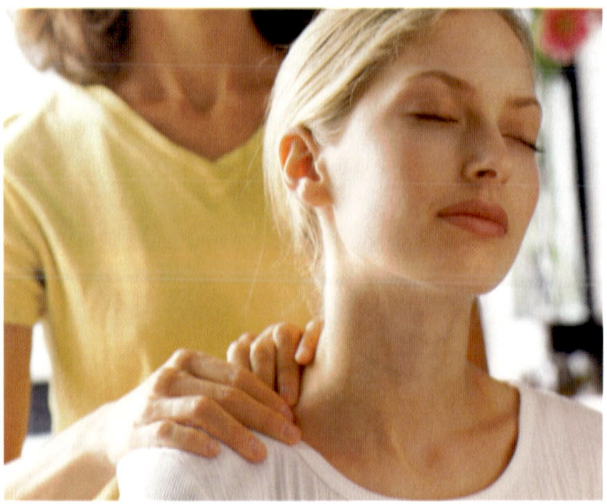

2 Tonus de la peau Pendant le massage, les mains frictionnent la surface de la peau, ce qui élève sa température, dilatant le réseau complexe de petits vaisseaux superficiels et activant ainsi la circulation sanguine. Grâce à l'afflux de sang, l'épiderme reçoit des nutriments et élimine des toxines, sa régénération est stimulée. Si, de plus, le massage est effectué avec une crème ou une huile nourrissante, le produit appliqué va améliorer la souplesse et l'élasticité cutanées.

Les huiles végétales sont riches en principes nourrissants qui imprègnent la peau.

3 Respiration Le massage de certaines parties du corps, la poitrine et le dos notamment, mobilise la cage thoracique, incitant à respirer plus lentement et plus pleinement. Le rythme respiratoire se modifie presque inconsciemment – beaucoup de personnes sont étonnées de découvrir que leur respiration était aussi limitée. Respirer profondément augmente l'oxygénation du sang qui va nourrir chaque cellule de l'organisme. En améliorant la respiration, le massage va atténuer les problèmes respiratoires tels que l'asthme et la bronchite.

4 Digestion Le massage abdominal facilite le transit des aliments en cours de transformation dans l'intestin grêle et le gros intestin, améliorant les problèmes digestifs tels que la constipation. De plus, le contact apaisant des mains réduit le stress émotionnel ainsi que l'anxiété qui sont souvent ressentis comme un poids sur l'estomac. Il est surprenant de constater l'importance des tensions que l'on accumule dans l'abdomen, une partie du corps qui requiert des soins attentifs. Vous aurez peut-être envie de commencer par tester ce massage sur vous-même (*voir pages 128-129* le massage inspiré du *shiatsu*).

5 Détoxication Les canaux lymphatiques chargés de l'évacuation des déchets résultant de la digestion se déversent dans le système veineux, le bon fonctionnement du système lymphatique dépend donc de la circulation sanguine. Des massages réguliers peuvent agir efficacement sur les zones où les toxines ont tendance à s'accumuler: les jambes, les cuisses et les fesses, zones de prédilection de la cellulite.

6 Circulation sanguine L'activation de la circulation sanguine est peut-être l'effet primordial du massage. Le praticien sent la chaleur qui se diffuse sous ses mains et ses doigts, et le sujet a une sensation de fourmillement. Le massage stimule les fibres musculaires, les alimentant en sang frais et facilitant l'élimination des toxines. La chaleur et l'activation de la circulation atténuent la douleur et améliorent la souplesse, rendant les mouvements plus faciles.

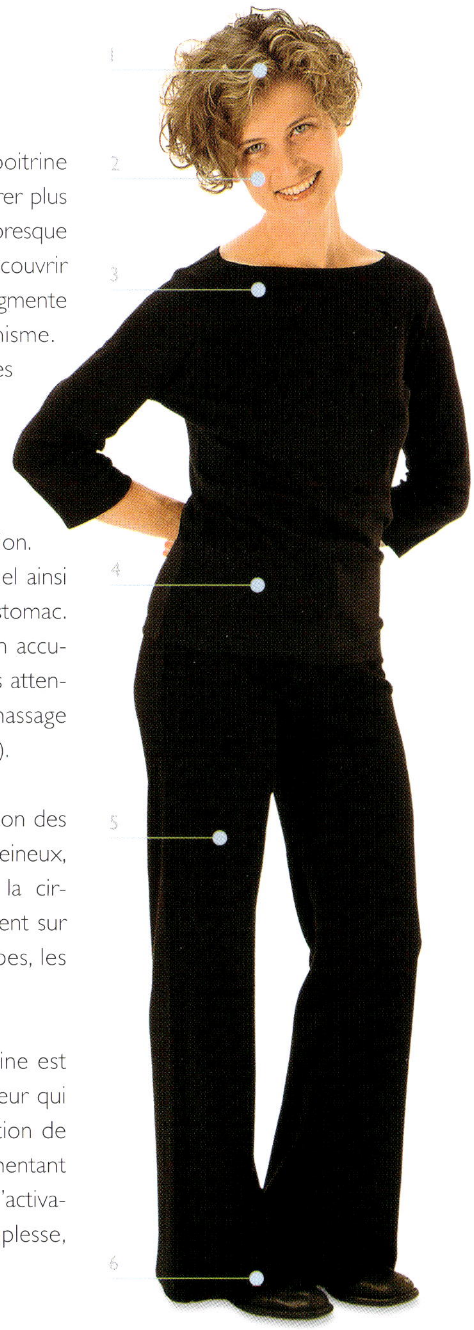

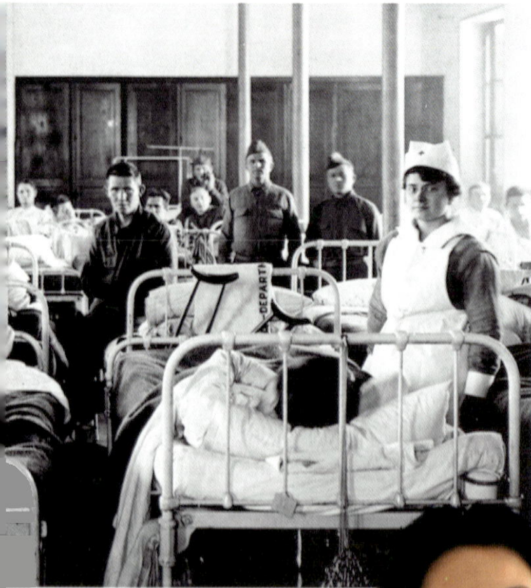

Durant la Première Guerre mondiale, les infirmières massaient les soldats pour soulager leurs douleurs.

LE MASSAGE EN OCCIDENT

L'approche occidentale du massage remonte à l'Antiquité grecque et romaine où des frictions et des pétrissages étaient utilisés aussi bien pour entretenir la forme physique que pour conserver la santé. Au Ve siècle avant Jésus-Christ, le médecin grec Hippocrate recommandait les massages pour entretenir la souplesse des muscles et la mobilité des articulations. À Rome, on massait les gladiateurs avec de l'huile avant les combats et, dans les thermes, les riches Romains se faisaient masser par des esclaves pour leur bien-être. Dans le monde arabe, au Xe siècle, le massage, l'exercice physique et les bains étaient recommandés pour la santé. En revanche, on a peu de témoignages écrits concernant une tradition du massage en Europe au Moyen Âge et il existe quelques rares mentions pour les siècles de la Renaissance.

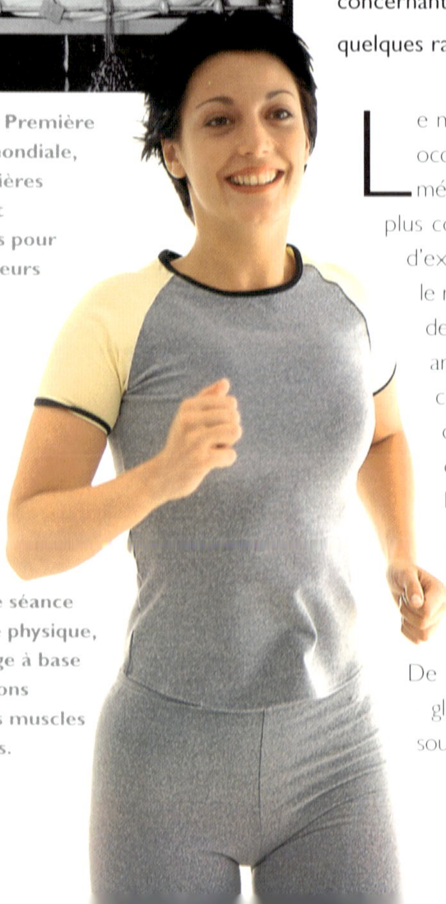

Le massage qui est actuellement enseigné et pratiqué dans la plupart des pays occidentaux s'inspire de la méthode conçue au début du XIXe siècle par un médecin et poète suédois, Per Henrik Ling (1776-1839). Celui-ci est en effet plus connu en tant que créateur de la gymnastique suédoise, une association d'exercices physiques et de massages, que pour ses écrits. Après sa mort, le massage tel qu'il l'a enseigné est devenu un outil thérapeutique sous le nom de massage suédois. Au milieu du XIXe siècle, ses travaux furent traduits en anglais et gagnèrent les États-Unis où le massage se développa rapidement comme auxiliaire de santé et de bien-être. Dès le début du XXe siècle, des infirmières le pratiquent dans les hôpitaux, afin de soulager les douleurs des malades, notamment en Europe lors de la Première Guerre mondiale. Le massage va ensuite s'intégrer dans la pratique des kinésithérapeutes avant de perdre de l'importance au profit de divers appareils de rééducation et de physiothérapie. Certaines méthodes lui accordent encore cependant une place importante, et il est bien représenté dans les stations thermales et de balnéothérapie, ainsi que dans les instituts de beauté. De nos jours, en liaison avec le regain d'intérêt pour l'approche holistique globale de la santé et pour les médecines alternatives, le massage est le plus souvent recherché comme traitement de confort ou pour éliminer la cellulite.

Après une séance d'exercice physique, un massage à base de vibrations détend les muscles contractés.

PRINCIPAUX GESTES

Les noms donnés par Per Henrik Ling aux techniques qu'il a mises au point ont toujours cours. On peut les classer en quatre groupes.

1 Effleurages et pressions glissées Les mains glissent sur la peau en exerçant une pression plus ou moins ferme, linéaire ou circulaire. Pour commencer et terminer le massage, la pression de l'effleurage est très légère, parfois comparée à la caresse d'une plume. Les pressions glissées profondes, plus fermes, sont en général effectuées dans le sens de la circulation veineuse – vers le cœur – pour l'activer.

2 Pétrissages Le mouvement alterné et rythmé des mains est analogue à celui que l'on fait pour pétrir de la pâte. Les mains soulèvent, compriment et mobilisent les muscles et le tissu conjonctif pour libérer les adhérences et assouplir les fibres musculaires. Suivant le volume de la zone massée, le pétrissage s'effectue avec les deux mains ou avec une seule. Il peut également se pratiquer seulement avec les doigts, par exemple, le long de la colonne vertébrale ou autour des genoux.

3 Percussions ou tapotements Il s'agit de percuter la surface de la peau pour stimuler la circulation et donner du tonus. Ces manœuvres sont effectuées avec le tranchant des mains ou avec les mains en coupe. La force de ces manœuvres simples à effectuer doit être dosée avec soin afin de ne pas provoquer de douleur ou de contusion.

4 Vibrations Il s'agit de petites secousses ou de mouvements vibratoires qui réchauffent, activent la détoxication des tissus, calment la douleur et éliminent les raideurs. Le massage sportif utilise cette technique aussi bien avant qu'après l'effort, entre autres sur les muscles des mollets. C'est un massage très agréable.

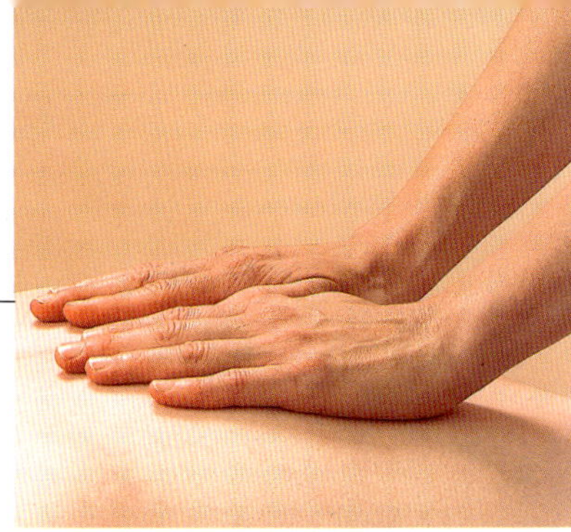
1

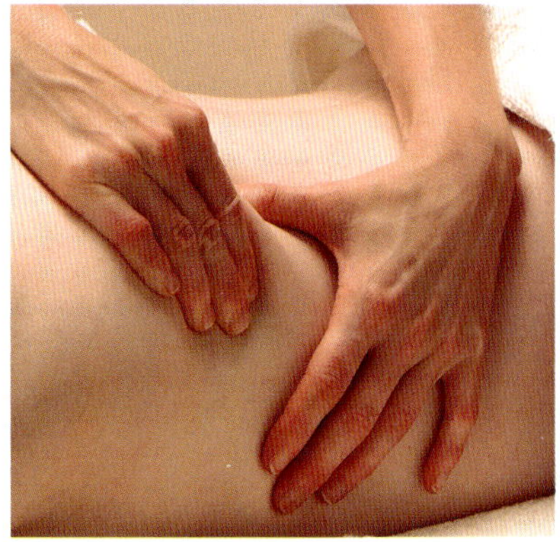
2

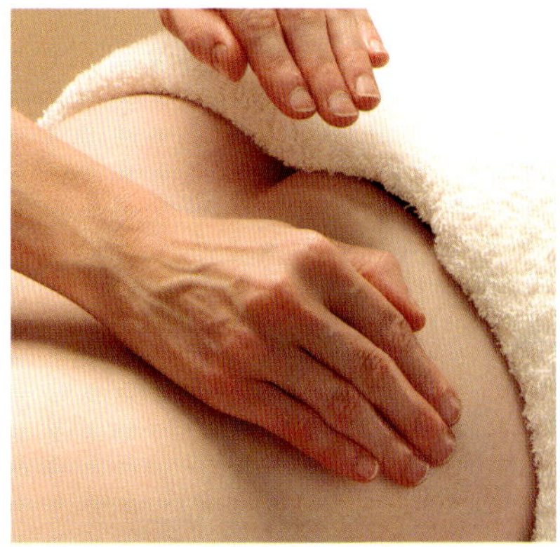
3

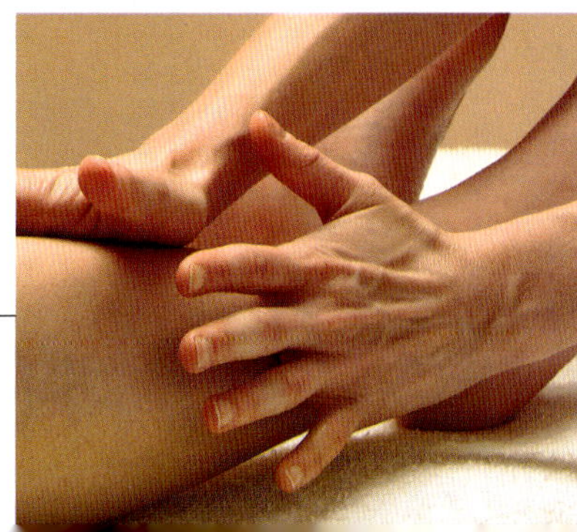
4

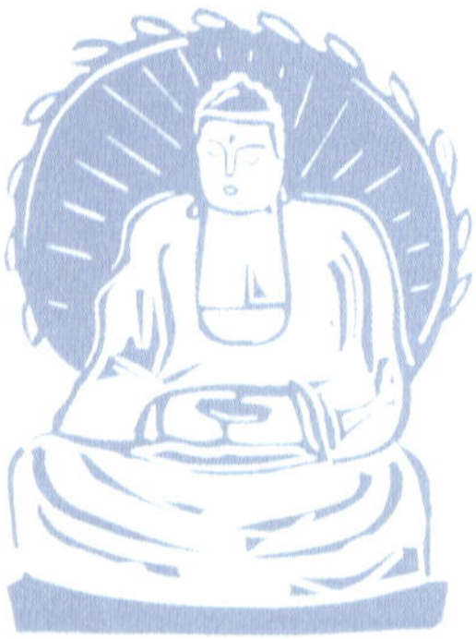

LE MASSAGE DANS LA TRADITION INDIENNE

En Inde, le massage est lié à la tradition de l'Ayurveda, une médecine globale qui remonte à plusieurs milliers d'années. L'Ayurveda, qui signifie « science de la vie », inclut un régime alimentaire, l'utilisation de plantes médicinales et d'huiles essentielles, la pratique de massages et le yoga, associés dans une approche holistique qui prend en compte l'individu et cherche à établir son équilibre physique, mental et spirituel. L'Ayurveda est un sujet vaste et ses praticiens doivent suivre un long enseignement. En Inde, la médecine ayurvédique cohabite toujours avec la médecine conventionnelle.

LES CINQ ÉLÉMENTS

Selon l'Ayurveda, le corps humain est constitué des mêmes éléments que l'univers ; ils sont au nombre de cinq.

Terre

Terre C'est l'état solide de la matière, représenté par les roches et les sols, ainsi que par la structure osseuse du corps humain. Cet élément nous assure force et stabilité.

Eau

Eau Elle symbolise ce qui est fluide et s'écoule – les cours d'eau, les fleuves. Dans le corps humain, l'élément eau concerne le sang et les autres fluides corporels.

Feu

Feu Il transforme les solides en gaz. Dans le corps humain, le feu transforme les aliments en énergie, il est lié à la vitalité.

Air

Air C'est l'état gazeux et mobile de la matière. Grâce à l'oxygène qu'il contient, l'air nous permet de respirer et donc de vivre.

Éther

Éther Il décrit l'espace entre les atomes. C'est l'enveloppe immatérielle du corps.

Selon la tradition ayurvédique, à chaque individu correspond une constitution, qui est caractérisée par la combinaison des cinq éléments. Les constitutions sont appelées *dosha*. L'éther et l'air créent le *dosha Vata*, qui donne des personnes à l'ossature fine et à la silhouette élancée, pouvant présenter une faiblesse articulaire. Les personnes de type *Vata* prédominant ont la peau sombre et les cheveux frisés. Elles ont tendance à être nerveuses, irritables, étourdies, et elles épuisent facilement leur énergie.

Le feu et l'eau créent le *dosha Pitta*, qui correspond à des personnes à l'ossature moyenne et à la peau délicate . Elles ont des cheveux plus fins, des yeux plus clairs, et leur peau craint le soleil. Elles ont souvent soif, ont une nature agressive, une bonne mémoire, et aiment la compétition.

L'eau et la terre créent le *dosha Kapha*, qui correspond à des personnes à la silhouette massive, à la peau épaisse et grasse et aux cheveux ondulés. Les personnes de type *Kapha* dominant prennent facilement du poids et ont du mal à le perdre. Elles sont sujettes à la rétention d'eau et à la sécrétion de mucus. Elles abordent la vie avec calme et sérénité.

Nous sommes tous des combinaisons de ces trois types primaires, avec l'un des trois qui domine les autres. La médecine ayurvédique cherche à corriger les excès ou les manques d'énergie des trois *dosha*.

LES CHAKRA

À l'intérieur du corps et notamment au niveau de la colonne vertébrale se trouvent d'importants centres d'énergie qui permettent à l'énergie cosmique ou force vitale de pénétrer dans le corps. Ces centres d'énergie sont appelés *chakra* – en sanskrit *chakra* signifie roue. L'Ayurveda agit sur les *chakra* par l'intermédiaire des postures de yoga – les *asana* – ainsi que par le massage.

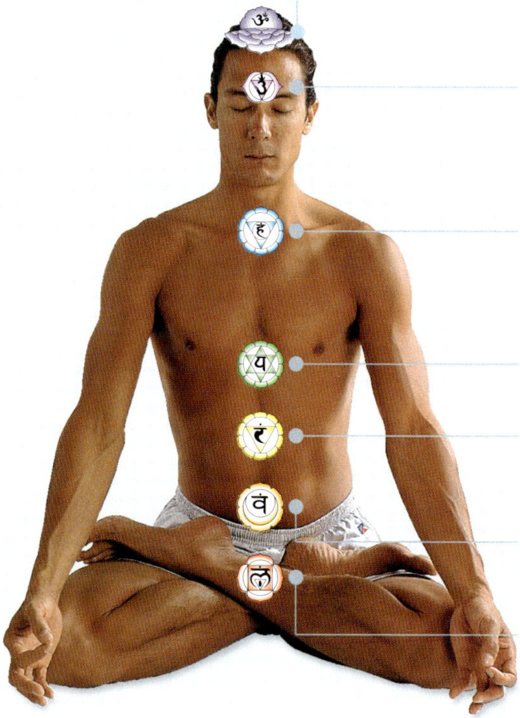
tête *violet*
vision et sagesse spirituelle
front *indigo*
inspiration et créativité
gorge *bleu*
communication
cœur *vert*
cœur
plexus solaire *jaune*
instinct et processus mentaux
sacrum *orange*
organes génitaux et reproduction
coccyx *rouge*
action et survie

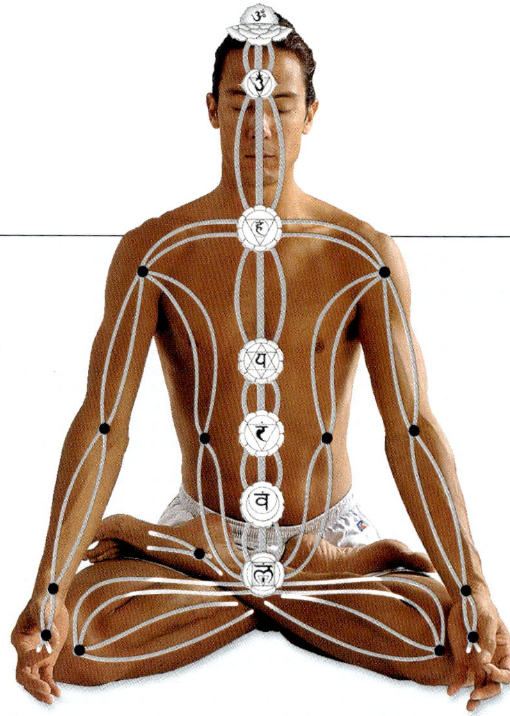

Les points *marma*

Les *chakra* sont reliés à un système de 14 « canaux » appelés *nadi*, qui sillonnent le corps. Ils permettent la circulation de l'énergie vitale (*prana*). Le long de ces canaux se trouvent des points appelés *marma*, sur lesquels agit le massage ayurvédique. Certains sont petits, pas plus gros que la largeur d'un doigt, d'autres sont beaucoup plus gros. Il y en a plus d'une centaine, répartis sur l'ensemble du corps, et les praticiens de médecine ayurvédique les massent pour éliminer les blocages et rééquilibrer l'énergie des *dosha*.

Automassage L'un des points *marma* les plus faciles à trouver, *Kurcha*, est situé à la base du pouce, à la jonction avec la paume de la main. Son massage améliore la vision et clarifie l'esprit. Le massage des points *marma* sera abordé en détail plus loin.

LE SHIATSU (MASSAGE JAPONAIS)

Le *shiatsu* est le style de massage pratiqué au Japon ; il s'agit d'une technique qui s'appuie sur le principe de circulation d'énergie (ki) le long de canaux appelés méridiens. Le mot est formé des caractères japonais *shi*, qui signifie doigt, et *atsu* qui signifie pression. En pratique, il s'agit d'exercer une pression avec les doigts sur certains points précis du corps. L'objectif est de libérer le *ki*, là où des blocages l'empêchent de circuler librement ; ainsi, les fonctions physiques et mentales sont-elles stimulées. En plus des pressions exercées avec les doigts, un praticien de *shiatsu* effectue des manipulations et des étirements doux, ainsi que des pressions exercées avec les mains, les coudes, les genoux et les pieds. Maîtriser le *shiatsu* exige plusieurs années de pratique, cependant, on peut rapidement apprendre quelques gestes simples que l'on peut pratiquer sur soi et qui permettent de soulager les douleurs et maux bénins. Vous découvrirez plus loin certaines techniques relevant du *shiatsu*.

Le *shiatsu* existe depuis plus de 2 000 ans, il est probablement né en Chine, puis a gagné le Tibet, associant pratique du massage, régime alimentaire et utilisation de plantes pour améliorer la santé et le bien-être. C'est le massage, appelé *anma* en chinois, qui s'est développé au Japon pour donner le *shiatsu* tel que nous le connaissons aujourd'hui. De nos jours, plusieurs méthodes de *shiatsu* sont enseignées, tant au Japon que dans les pays occidentaux. Elles ont en commun le principe de circulation de l'énergie (*ki*) le long de méridiens et le massage de certains points appelés *tsubo* pour éliminer les blocages et restaurer l'équilibre des niveaux d'énergie.

La technique de base du *shiatsu* est la pression exercée avec un pouce. Il est placé verticalement, de façon à exercer la pression de haut en bas avec la pointe du doigt. La pression doit être progressive, sans déplacement ni vibration, et elle doit durer environ trois secondes avant d'être relâchée. Parfois, et particulièrement lorsqu'on exerce la pression sur soi, il est plus facile d'utiliser un autre doigt, l'association de trois doigts, voire la main, tout dépend de l'emplacement du point sur lequel on exerce la pression. Si vous pratiquez régulièrement, vous découvrirez les bienfaits de ces pressions qui augmentent la vitalité, atténuent la fatigue et calment la douleur.

QUELQUES POINTS DE SHIATSU

De face

- Calme la toux et facilite la respiration
- Détend épaules et bras
- Améliore le bien-être général
- Calme la douleur et stimule l'énergie
- Atténue problèmes menstruels et constipation
- Soulage maux de tête et douleur en général
- Active la circulation et détend les jambes fatiguées
- Calme douleurs menstruelles et de l'accouchement, et combat l'insomnie

POINTS MARMA DE LA MAIN

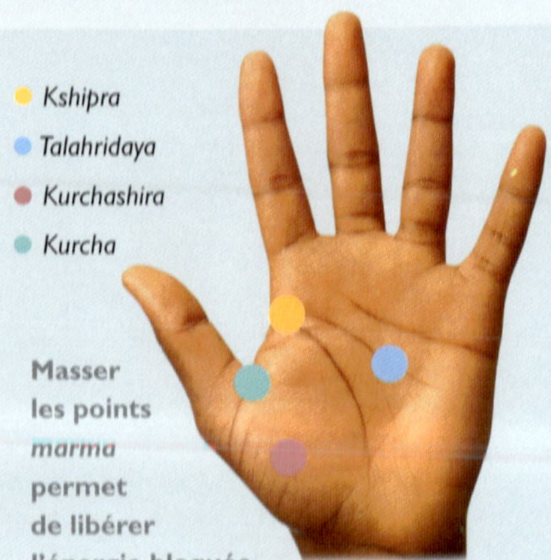

Masser les points *marma* permet de libérer l'énergie bloquée.

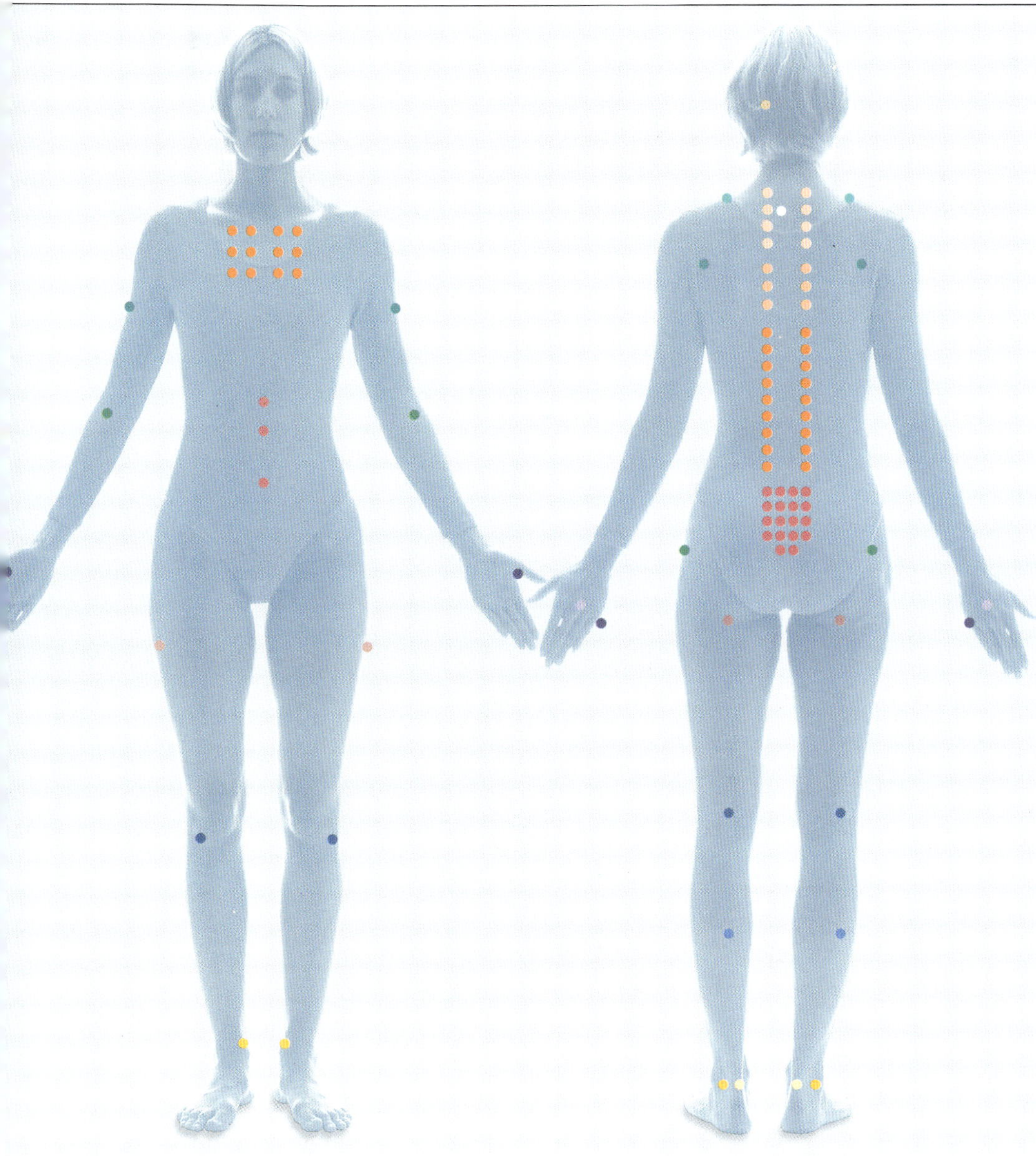

De dos

- Atténue fatigue, maux de tête et mal de dos
- Atténue maux de tête, problèmes de sinus, saignements de nez et raideur cervicale
- Fortifie cœur et poumons
- Facilite la digestion
- Stimule les organes génitaux et active l'élimination des résidus du métabolisme
- Soulage douleurs lombaires et menstruelles
- Soulage douleurs dorsales et jambes fatiguées
- Détend le corps tout entier
- Soulage douleurs lombaires, sciatique et jambes fatiguées
- Soulage douleurs lombaires, menstruelles et sciatique
- Atténue maux de tête, rhumes et problèmes de sinus
- Détend les épaules et soulage les maux de tête
- Détend et assouplit les épaules
- Atténue les tensions de la région lombaire
- Soulage les maux de tête
- Stimule l'énergie et calme la nervosité
- Soulage douleurs menstruelles, sciatique et douleurs dorsales

10 QUESTIONS ET RÉPONSES

Qu'est-ce que le massage ?

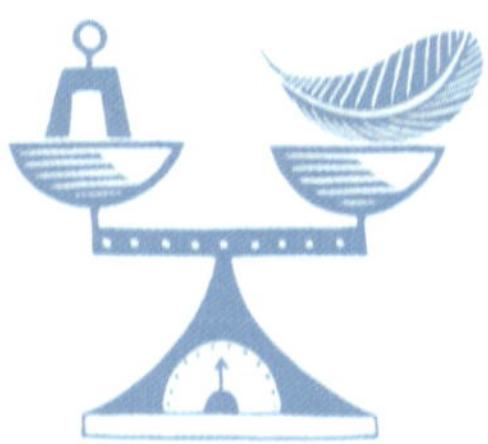

1

Q **Le massage du visage peut-il éliminer les rides ?**

R Pendant la journée, l'expression du visage se modifie en permanence, créant les lignes qui lui donnent sa personnalité. Si vos traits sont particulièrement marqués, cela peut être dû à une surexposition au soleil, à un manque de sommeil ou au tabac. Le massage ne peut pas faire des miracles, mais il améliore la circulation, et certaines huiles de massage nourrissent la peau. Pensez à boire de l'eau et à dormir suffisamment.

2

Q **Pourquoi le massage occidental ne fait-il aucune référence à l'énergie vitale ?**

R Jusqu'au XVIIe siècle, les médecins des pays occidentaux se basaient, pour établir leur diagnostic, sur les quatre humeurs (bile, atrabile, flegme et sang) dont le déséquilibre était supposé être à l'origine des maladies. Le développement de la pensée scientifique a éliminé cette référence au blocage des énergies humorales. Aujourd'hui, la médecine occidentale s'appuie uniquement sur l'examen clinique.

6

Q **Est-ce qu'un simple massage du dos peut aider à ouvrir les *chakra* ?**

R Oui et d'ailleurs le simple contact des mains en certains points de la colonne vertébrale (*voir pages 42-43*) procure une détente, et facilite la circulation d'énergie le long des *chakra*. Vous pouvez intégrer facilement cette pression statique des mains à la fin d'un massage du dos.

7

Q **Est-ce que le *shiatsu* soulage les maux de tête ?**

R Oui. Imaginez une ligne qui réunit six points, de l'arrière du crâne jusqu'au milieu du front en passant par le dessus de la tête. Avec un doigt, parcourez cette ligne d'arrière en avant en exerçant une pression continue chaque fois pendant trois secondes. Vers l'avant, le point qui est au niveau de la racine des cheveux est particulièrement important. Ce petit massage peut aider à soulager les maux de tête.

3

Q Je déteste que l'on me touche le ventre, dois-je renoncer au massage abdominal ?

R L'abdomen est une zone particulièrement sensible, votre question n'est donc pas étonnante. Cependant, c'est vraiment dommage de se priver de ce massage qui joue un rôle dans la relaxation émotionnelle. Essayez de pratiquer le massage abdominal en automassage, vous découvrirez ainsi combien il est agréable.

4

Q Le massage a-t-il une influence sur l'insomnie ?

R Oui et particulièrement s'il fait partie d'une séance de relaxation de fin de journée qui inclut une douche ou un bain suivi d'un massage du dos, de la nuque et des épaules. Le massage doit être à base de gestes doux et lents de façon à faire parvenir au cerveau la demande de mise en œuvre des mécanismes neurochimiques qui conduisent au sommeil.

5

Q Je pratique le yoga, est-ce que les points *marma* agissent sur mon niveau d'énergie ?

R Oui, beaucoup. Comme vous le verrez plus loin, pages 132-133, où des points *marma* importants sont indiqués, certains de ces points sont reliés aux *chakra* sur lesquels vous agissez en pratiquant des postures de yoga. Le yoga et les points *marma* participent à la circulation de *prana*, l'énergie vitale, dans tout le corps.

8

Q Je suis sensible au mal des transports, est-ce qu'il y a un point de *shiatsu* qui peut m'aider ?

R Oui, juste derrière les deux oreilles, à la base du crâne, il y a des points que vous pouvez presser pour calmer le mal des transports. L'intérêt est que vous pouvez facilement effectuer cette pression vous-même sans l'aide d'une personne extérieure.

9

Q Peut-on masser les enfants ?

R Oui, à condition que l'on soit attentif à leurs réactions. De plus, il faut qu'un des parents ou une personne responsable de l'enfant soit présent. Les enfants sont sensibles au toucher thérapeutique.

10

Q Peut-on masser quelqu'un qui ne se sent pas bien ?

R Non, il ne faut pas masser quelqu'un qui ne se sent pas bien, ni quelqu'un qui a de la fièvre ou est susceptible d'avoir une infection. Cela risquerait d'augmenter le stress de l'organisme.

2

LES PRÉPARATIFS

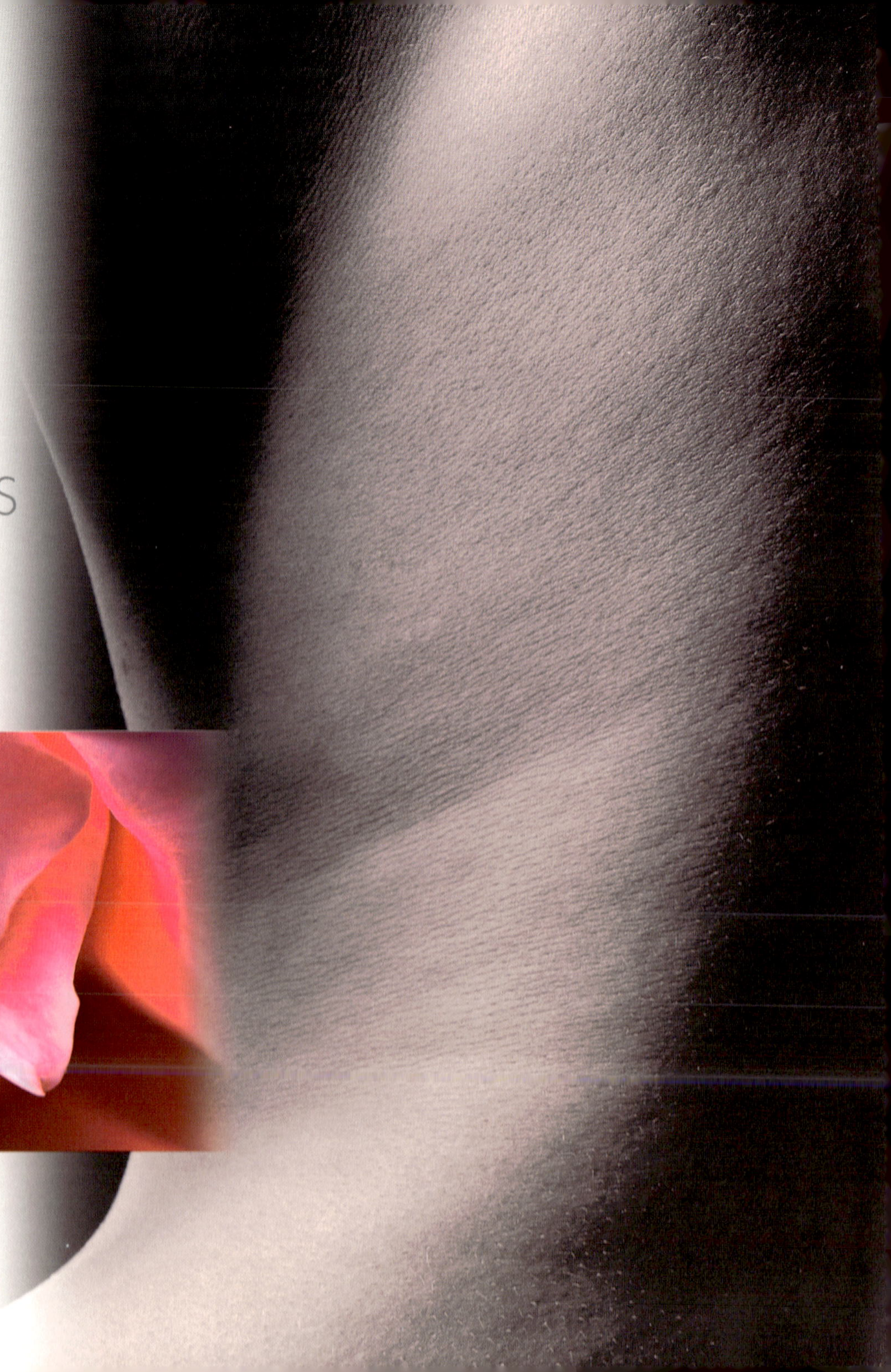

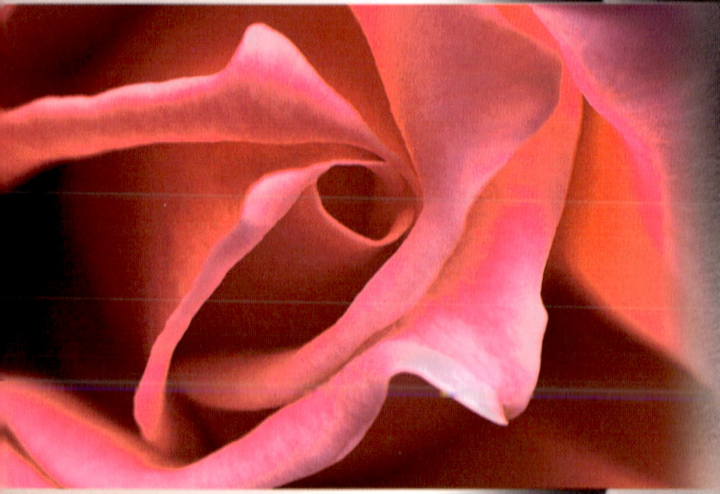

Le massage est une activité qui exige une certaine préparation. Vous devez commencer par vous mettre en condition physiquement et mentalement ; puis il faut organiser un espace de travail et rassembler quelques accessoires. Vous devez également connaître les précautions à prendre afin de ne pas accomplir de geste qui nuise à la personne que vous allez masser. Ce chapitre aborde les différents aspects de ces préparatifs.

Une des principales considérations à prendre en compte est l'endroit où vous aller effectuer les massages. Une pièce en désordre, la présence d'animaux domestiques, le téléphone qui sonne, autant d'éléments à éviter. Il n'est, en revanche, pas nécessaire d'avoir une pièce spécialement consacrée aux massages, à moins d'exercer la profession de masseur-kinésithérapeute ; un endroit calme conviendra parfaitement – un endroit où vous pourrez vous installer confortablement pour masser et où le sujet pourra se détendre. Une de mes amies masse dans la véranda située à l'arrière de sa maison – elle est à la fois entourée d'arbres et à l'abri des regards. La vue sur le jardin procure une détente immédiate. Elle installe son espace de massage, puis elle remet tout en place lorsqu'elle a terminé.

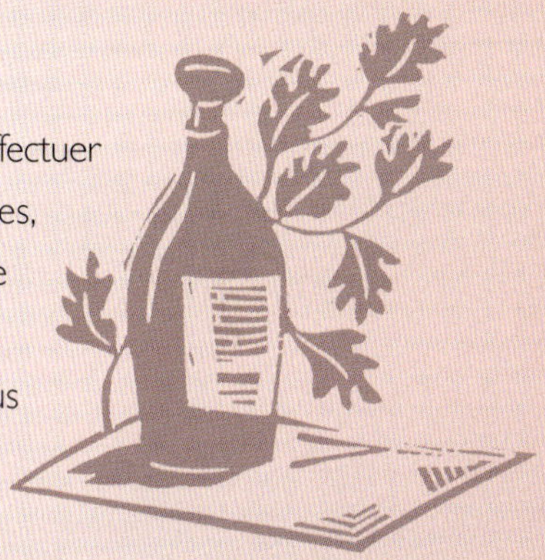

Une préparation attentive de votre espace de travail améliorera la qualité de votre prestation.

La préparation ne revêt pas seulement un aspect matériel, une mise en condition mentale est indispensable afin que le masseur soit suffisamment détendu pour prodiguer un massage efficace. Au cours du massage, une communication s'établit et un échange se produit entre la personne qui masse et celle qui est massée, si vous êtes stressé(e), le sujet le percevra et la qualité de votre toucher sera moins bonne. Si vous êtes fatigué(e), tendu(e), de mauvaise humeur, il vaut mieux que vous vous absteniez de masser. Prenez le temps de vous calmer et de vous détendre. Pendant que vous massez, vous ne devez pas non plus infliger de mauvaises positions à votre corps *(voir pages 24-25)*.

Dans un cadre professionnel, les massages sont effectués sur des tables conçues à cet effet. Si vous massez occasionnellement vos proches, il n'est pas nécessaire d'en acheter une. Vous pouvez faire allonger le sujet sur le sol, sur un futon ou sur un tapis ; vous travaillerez alors à genoux, à moins que vous ne possédiez une grande table disponible dans une pièce calme.

MASSER EN TOUTE SÉCURITÉ

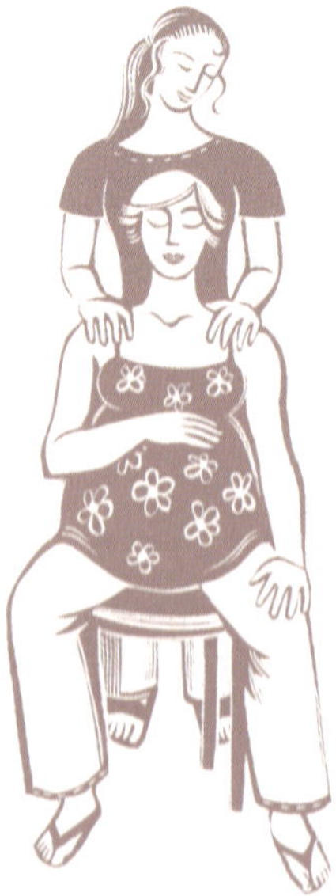

Les massages sont appréciés par les femmes enceintes, surtout pour soulager leurs douleurs dorsales en fin de grossesse.

Le massage est un traitement agréable, mais ce n'est pas une panacée et il y a même des circonstances où il est contre-indiqué. Pour le bien des personnes que vous massez, ayez toujours la notion de sécurité à l'esprit. Hippocrate, le père de la médecine occidentale, est supposé avoir dit : « D'abord ne pas nuire. » En respectant les principes de base suivants, vos massages seront sources de bienfaits.

Pour ne pas courir le risque de nuire à la personne que vous allez masser, il est important que vous preniez le temps de vérifier qu'aucun des critères énoncés page suivante ne lui correspond. Sinon, il faudrait que cette personne demande à son médecin si elle peut se faire masser sans problème. Lorsqu'il y a le moindre doute, et dans l'intérêt de vos proches, il vaut mieux vous abstenir. Vous aurez parfois l'intuition que le massage est à éviter, la prudence sera alors de règle et l'avis du corps médical déterminant. L'encadré de la page suivante est fait pour vous aider à pratiquer des massages qui soulagent sans risquer d'aggraver un problème existant.

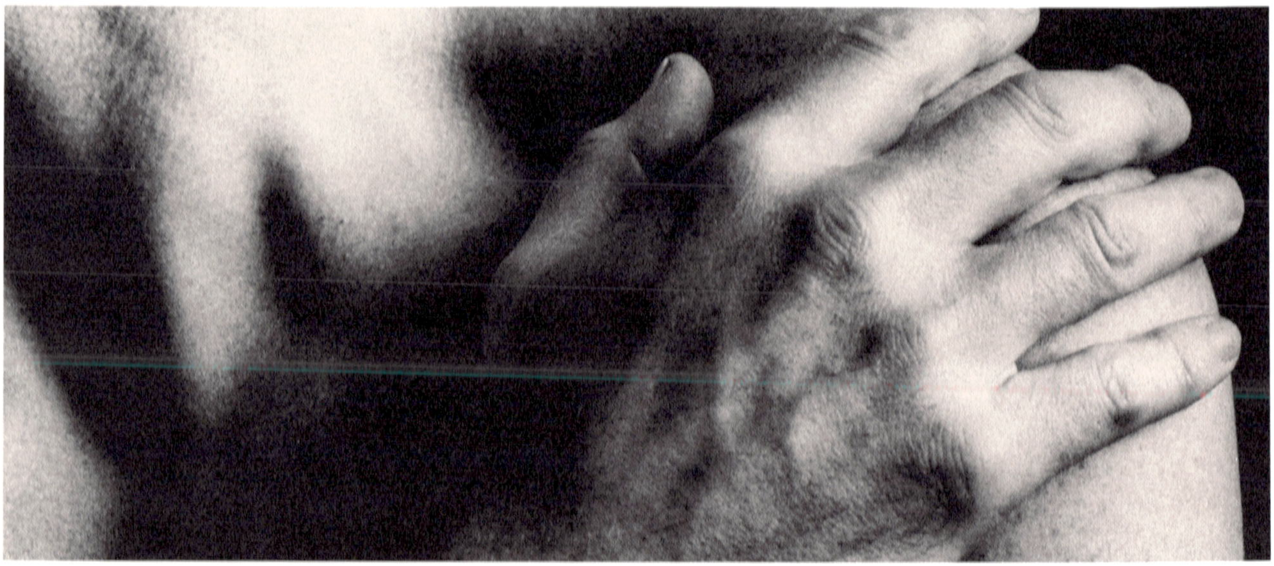

QUAND ÉVITER DE MASSER

Dans les circonstances suivantes, le massage est soit déconseillé, soit à effectuer en prenant certaines précautions.

Coupures, écorchures ou blessures Ne massez pas une peau qui présente des lésions – vous risquez de diffuser une infection ou de ralentir le processus de cicatrisation.

Ecchymoses Les zones présentant des meurtrissures ne doivent pas être massées ; le massage peut être douloureux, il peut augmenter l'hématome ou léser des petits vaisseaux superficiels.

Problèmes cutanés En présence d'eczéma, de psoriasis ou d'acné, il est préférable de s'abstenir de masser. On peut, en revanche, appliquer sur la peau une lotion ou un baume antiseptique ou apaisant.

Cicatrices récentes Il faut éviter la proximité des plaies et les cicatrices récentes, sous peine de ralentir la cicatrisation ou de provoquer la réouverture de la plaie. Par contre, lorsque la cicatrisation est achevée, le massage peut assouplir le tissu cicatriciel.

Brûlures et coups de soleil Le massage est contre-indiqué et de toute façon il serait douloureux. Il est possible d'appliquer un baume apaisant ; en cas de brûlure, demandez au préalable l'avis d'un médecin.

Personnes âgées La peau des personnes âgées est fragile, il faut la masser avec douceur.

Fractures Ne massez pas à proximité d'une fracture, vous risqueriez d'accentuer l'œdème.

Tuméfactions Lorsqu'une partie du corps présente une augmentation anormale de volume, il est recommandé de consulter un médecin qui en recherchera l'origine.

Blessures musculaires L'importance des blessures survenant lors de la pratique d'une activité sportive doit être évaluée par un professionnel de la santé.

Douleurs rhumatismales Il est conseillé de ne pas masser sans avis médical, car si le rhumatisme est inflammatoire le massage est à éviter.

Problèmes cardiaques Ne massez pas une personne atteinte d'insuffisance cardiaque sans avis médical préalable.

Hypertension Le massage peut faire beaucoup de bien à une personne hypertendue, dans la mesure où il a un effet relaxant, mais un avis médical est indispensable.

Insuffisance veineuse Le massage active la circulation veineuse, mais il ne faut pas exercer de pression sur les varices ni masser en cas de phlébite.

Cancer Un massage doux peut procurer une détente, mais il ne faut pas masser une zone soumise à la radiothérapie. Faites préciser par un médecin les parties du corps qui peuvent être massées.

Épilepsie On peut masser les personnes épileptiques, mais l'utilisation de certaines huiles essentielles et de certaines huiles de plantes est contre-indiquée. Renseignez-vous auprès d'un aromathérapeute.

Grossesse Limitez-vous à un massage doux du dos, des pieds, des mains, du cou et des épaules. Le massage abdominal est à effectuer avec précaution et les huiles essentielles ne doivent être utilisées qu'après avis d'un aromathérapeute.

ATTENTION

Le massage ne peut pas remplacer un traitement dispensé par un professionnel de la santé. En cas d'accident ou de blessure grave, il est impératif de consulter un médecin.

PRENDRE SOIN DE VOUS

C'est bien connu, ce sont les cordonniers les plus mal chaussés. Les masseurs-kinésithérapeutes qui passent leurs journées à détendre les autres pour améliorer leur bien-être n'ont parfois pas le temps de penser à eux. Si vous avez décidé d'apprendre à faire des massages, alors prenez d'emblée de bonnes résolutions et apprenez les postures qui vous permettront de ne pas avoir mal au dos lorsque vous pratiquez. Faites aussi des exercices pour assouplir et fortifier vos mains. Vous trouverez dans ces deux pages quelques bonnes idées pour vous aider.

PRÉPARER SON CORPS

Pour entretenir et améliorer votre souplesse, faites ces deux étirements avant de faire un massage, mais aussi à la suite de la séance.

1 Mettez-vous debout, pieds à l'écartement du bassin, bras le long du corps. Tendez les bras au-dessus de la tête, croisez les doigts et étirez-vous progressivement vers le haut. Ramenez lentement les bras à la position de départ, puis recommencez deux fois. Cet étirement détend les bras et le haut du dos.

2 Debout, pieds à l'écartement du bassin, penchez-vous lentement en avant en gardant le dos droit et continuez jusqu'à ce que vos mains atteignent le sol. Vous ressentez un étirement à l'arrière des jambes. Fléchissez légèrement les genoux avant de vous redresser. Recommencez deux fois. Cet étirement détend le bas du dos, les jambes et les bras.

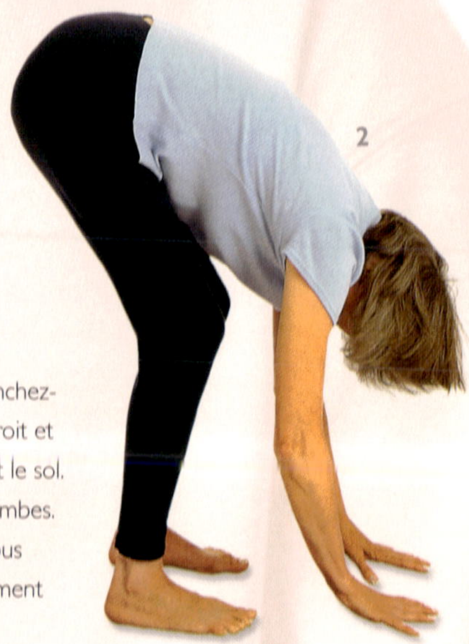
2

ASSOUPLIR SES MAINS

Ces petits exercices vous permettront de développer la force et la souplesse de vos mains.

1 Placez le talon d'une main dans la paume de l'autre et frictionnez vigoureusement la paume d'un côté à l'autre. Ce mouvement active la circulation réchauffe rapidement la main, et améliore sa sensibilité.

2 Amenez les mains devant la poitrine, joignez les bouts des doigts et pressez-les fermement les uns contre les autres sans que les paumes de mains soient en contact. Recommencez plusieurs fois cet étirement des doigts.

3 Pliez les doigts et accrochez vos deux mains ensemble, puis tirez les coudes vers l'extérieur. Recommencez plusieurs fois cet étirement qui fortifie les doigts tout en faisant travailler les muscles des bras.

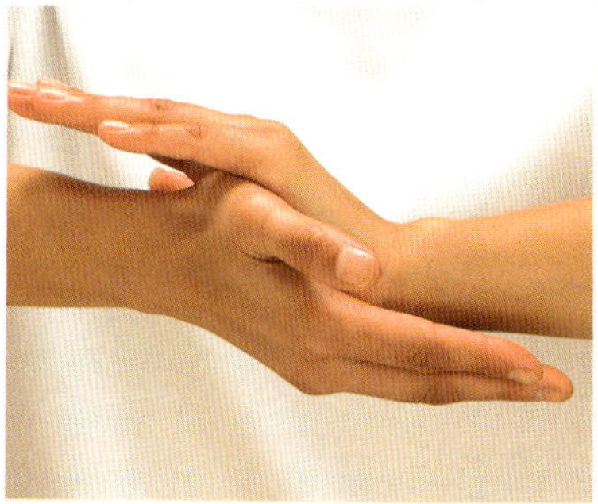

1

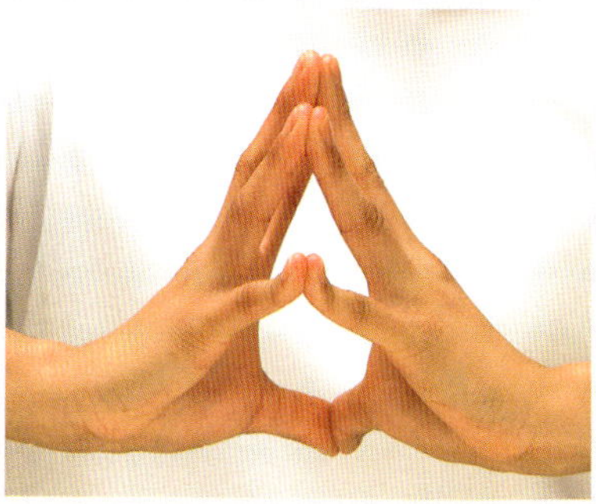

2

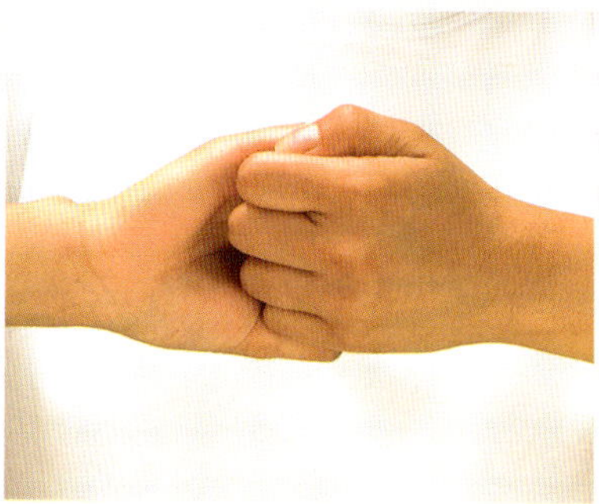

3

SE METTRE EN CONDITION

Cet exercice simple vous permettra de vous concentrer sur le massage que vous allez prodiguer, particulièrement si vous venez juste d'achever une journée de travail bien remplie. Un esprit calme permet de se concentrer sur ce que l'on fait.

1 Asseyez-vous confortablement sur une chaise, dos droit, bras détendus, mains sur les genoux, pieds à plat sur le sol. Respirez profondément trois fois, puis respirez normalement. Tendez les muscles des jambes et des pieds quelques secondes, puis relâchez.

2 Tendez les muscles des bras et des mains quelques secondes, puis relâchez. Tendez les abdominaux, puis relâchez. Tendez les muscles du cou et des épaules, puis relâchez. Pour terminer, tendez les muscles du visage, faites une grimace, puis relâchez. Respirez calmement. Prenez conscience que votre corps se détend et restez un moment immobile, calme et tranquille.

3 Pendant que vous massez, il est important que vous respiriez régulièrement et que vous observiez votre énergie. Si vous sentez que vous vous fatiguez, ralentissez le rythme du massage. Vous apprendrez progressivement à doser vos efforts et à utiliser efficacement vos ressources physiques.

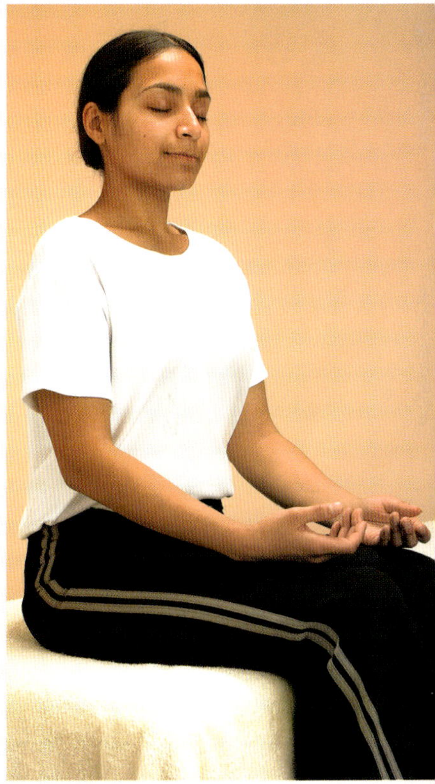

PRÉPARER LA SÉANCE

Consultez ci-dessous la liste des dernières choses à préparer avant le début du massage. La plupart des points sont relatifs au confort du sujet. Les autres suggestions concernent votre personne et le matériel que vous devez réunir afin de créer une ambiance agréable dans laquelle le massage se déroulera dans d'excellentes conditions.

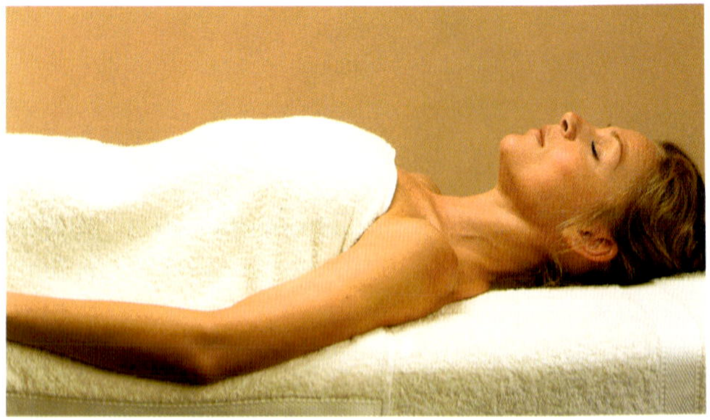

ULTIMES PRÉPARATIFS

Température ambiante

Lorsque le corps se détend, sa température baisse et, même en plein été, il est possible qu'une personne qui est massée se mette à frissonner et ait du mal à se détendre, il faut donc avoir à portée de la main une couverture légère. En cas de canicule, prévoyez, en revanche, un ventilateur, mais ne l'orientez pas directement sur la personne.

Environnement

La pièce que vous utilisez doit être impeccablement propre et bien rangée, à la fois pour l'hygiène et pour le plaisir des yeux.

Tapis de massage

Si le sujet est allongé au ras du sol, installez-le confortablement, par exemple, sur un futon ou sur un matelas en mousse. Recouvrez ce tapis de massage improvisé, ou la table de massage si vous travaillez debout, d'une grande serviette de bain qui rendra la surface plus souple et absorbera l'excédent d'huile de massage.

Serviettes et couverture

De grandes serviettes de toilette moelleuses seront très appréciées. Il faut au moins une grande serviette de bain, deux grandes serviettes de toilette et deux petites. Ne mélangez pas les serviettes que vous utilisez pour le massage avec votre linge de toilette ; pour éliminer les taches d'huile, il faut laver les serviettes de massage à haute température. Afin que le sujet n'ait pas froid, couvrez-le de serviettes de toilette, posez une couverture légère par-dessus et ne découvrez que la partie du corps que vous allez masser.

Coussins et autres supports

Deux petits coussins plats seront utiles pour placer sous la tête, sous les genoux ou sous la région lombaire du sujet ; sous les genoux, vous pouvez remplacer le coussin par une serviette de toilette roulée.

Intimité

De grâce, éteignez les téléphones portables, éloignez les animaux domestiques et interdisez même l'entrée de la pièce à toute personne.

Tous vos accessoires doivent être d'une propreté irréprochable et organisez-vous pour avoir tout ce dont vous avez besoin à portée de la main.

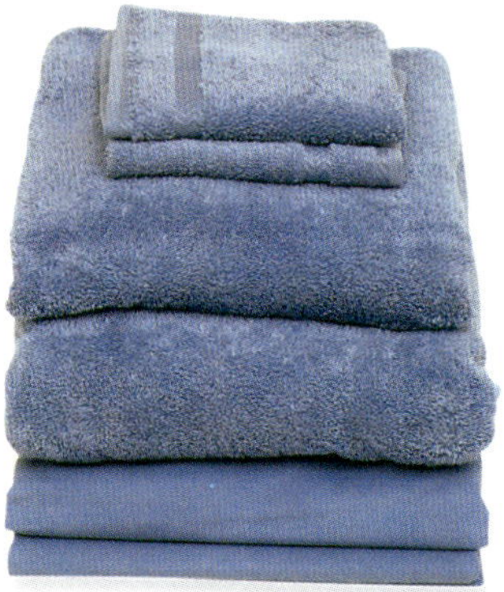

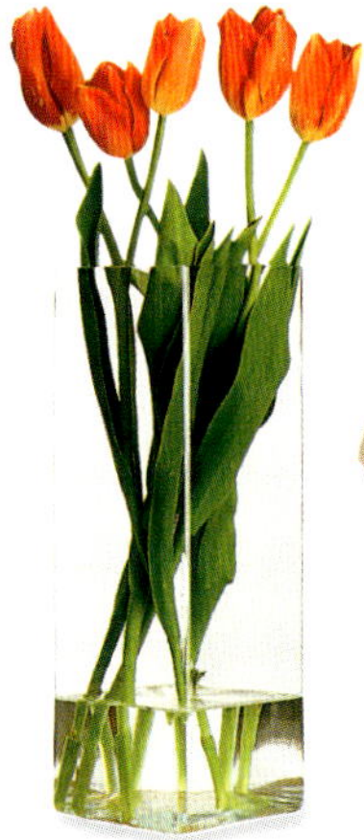

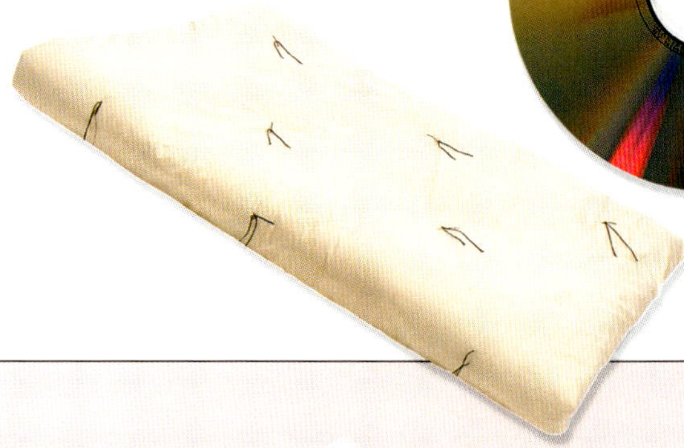

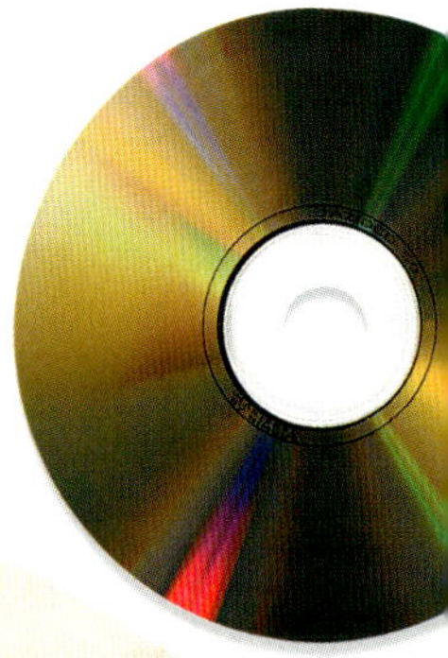

Musique

Ce doit être de préférence une musique douce qui constituera un discret fond sonore, tout en sachant que c'est un choix très personnel, certaines personnes préférant la quiétude du silence.

Vêtements

Privilégiez des vêtements légers, car vous allez vous activer et avoir chaud, l'idéal consiste à porter un tee-shirt et un pantalon en coton.

Mains et ongles

Lavez-vous consciencieusement les mains avec un bon savon antiseptique. Insistez bien entre les doigts et au niveau des ongles ; vos mains doivent être d'une propreté irréprochable. Pour masser, il faut avoir des ongles coupés court, pour d'évidentes raisons d'hygiène mais également pour ne pas risquer de griffer le sujet. Il vaut mieux éviter le vernis à ongles, car il se produit parfois des réactions surprenantes et inesthétiques avec les huiles essentielles.

Bijoux

Ne gardez ni bague, ni bracelet, ni montre ; ils pourraient vous gêner au cours du massage et si de l'huile s'accumule sous une bague cela compromettra la propreté de vos mains.

Lingettes

Procurez-vous, en parapharmacie ou dans une grande surface, des lingettes imprégnées d'une solution antiseptique. Vous apprécierez de les avoir à portée de la main, si le sujet veut se rafraîchir les pieds avant le massage, si vous voulez ôter un excédent d'huile de vos mains ou si vous voulez vous les nettoyer entre un massage des pieds et celui d'une autre partie du corps.

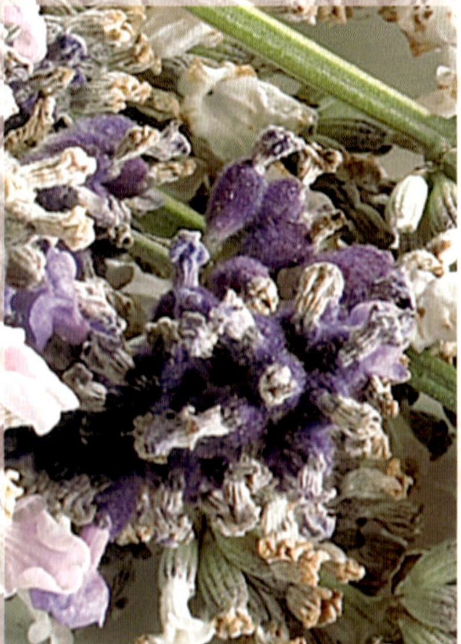

CHOISIR UNE HUILE DE BASE

Le rôle d'une huile utilisée pour masser est de nourrir la peau et de faciliter le glissement des mains, afin que les gestes soient fluides. Les meilleures huiles de base sont des huiles végétales pures, car elles ne provoquent pas de réaction cutanée. Les huiles issues du pétrole, comme la vaseline, sont déconseillées parce qu'elles sont trop glissantes et créent sur la peau une barrière imperméable qui l'empêche de respirer.

Choisissez de préférence des huiles végétales issues de l'agriculture biologique, obtenues par pression à froid. Ce qui signifie qu'elles sont riches en vitamines et en minéraux solubles. La plupart des huiles que l'on trouve dans les grandes surfaces ont été obtenues par pression à chaud et sont par conséquent pauvres en éléments nutritifs.

Lorsque vous préparez une huile de massage, sachez que 3 cl seront suffisants pour masser une partie du corps, comme les jambes et les pieds. Pour un massage général, il faudra préparer 5 cl d'huile de massage.

SÉLECTION D'HUILES VÉGÉTALES

Amande douce Huile nourrissante, riche en acides gras essentiels, tout indiquée pour les peaux sèches.

Noyau d'abricot Huile riche en acide gras gamma-linoléique, aux propriétés nourrissantes et régénérantes, convient à la peau du visage.

Tournesol Huile riche en vitamine E, de texture légère, à utiliser pour le massage général.

Pépins de raisin Huile légère et non grasse, recommandée pour les peaux à bonne élasticité.

Jojoba Cire liquide, semblable au sébum sécrété par la peau, convient à tous les types de peau.

HUILES VÉGÉTALES SPÉCIALES

Vous ne les trouverez que chez les diffuseurs d'huiles essentielles.

Camélia Huile légère et non grasse qui laisse un film soyeux sur la peau, recommandée pour le massage des mains et des ongles.

Noix de kukui Huile riche, émolliente et très nourrissante, indiquée pour les peaux sèches et abîmées.

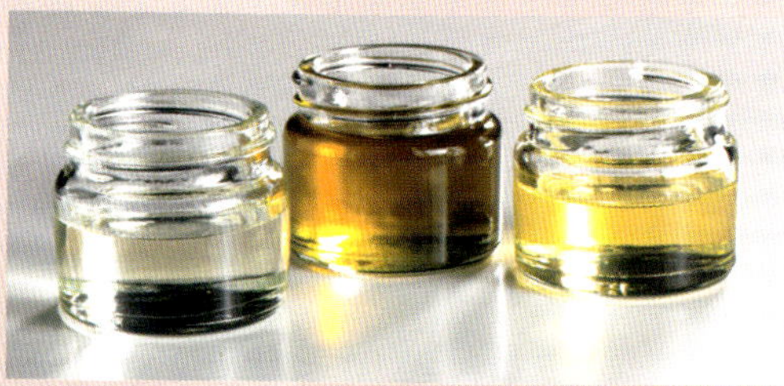

ONGUENT

Vous pouvez facilement épaissir une huile de base pour la transformer en un onguent, plus facile à appliquer sur certaines parties du corps comme les talons.

1 Pour préparer environ 60 g d'onguent, versez 5 cl d'huile végétale et 10 g de cire d'abeille ou de beurre de coco dans un récipient en verre supportant la chaleur.

2 Placez le récipient au bain-marie pour mélanger la cire ou le beurre avec l'huile végétale. Transvasez dans un petit pot en verre (c'est à ce stade que vous pouvez incorporer des huiles essentielles, pas plus de 16 gouttes).

3 Réfrigérez pour faire prendre le mélange, puis placez l'onguent à température ambiante pour qu'il soit souple et facile à utiliser. Vous pouvez le conserver 6 semaines.

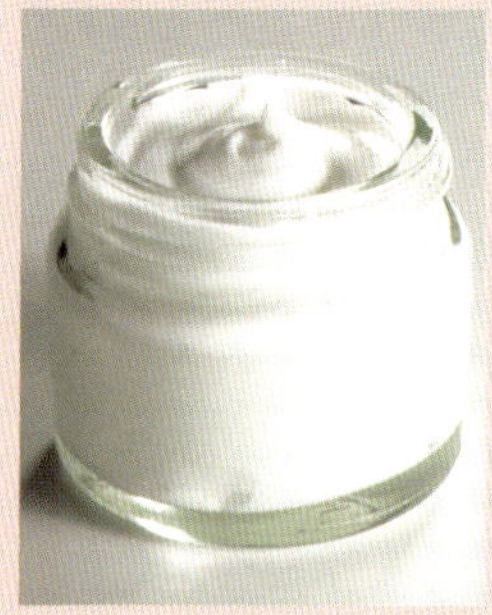

Huiles essentielles pour les soins de la peau

Incorporez à 60 g d'onguent :

8 gouttes de lavande (apaisante) ;

4 gouttes d'arbre à thé (antiseptique) ;

4 gouttes de myrrhe (cicatrisante).

HUILE AROMATIQUE

Vous pouvez préparer une huile aromatique en faisant macérer des plantes fraîches ou séchées. L'idéal est que vous utilisiez des plantes que vous faites pousser dans votre jardin. La peau bénéficiera des propriétés des plantes si vous appliquez l'huile obtenue en massage.

Préparer une huile de macération à chaud

1 Coupez une bonne poignée de plantes fraîches, lavande ou romarin par exemple, et rincez les feuilles et les fleurs. À défaut de plantes fraîches, utilisez 75 g de plantes séchées.

2 Mettez les plantes dans un récipient en verre supportant la chaleur et recouvrez-les complètement d'une huile végétale, comme le tournesol. Mettez un couvercle sur le récipient et placez-le au bain-marie.

3 Laissez dans le bain-marie frémissant environ 1 heure, en veillant à ce que l'ébullition ne soit pas trop forte. Laissez refroidir, filtrez et transvasez dans un flacon en verre teinté. Vous pouvez conserver cette huile de macération à l'abri de la lumière pendant 3 mois.

10 QUESTIONS ET RÉPONSES

Les préparatifs

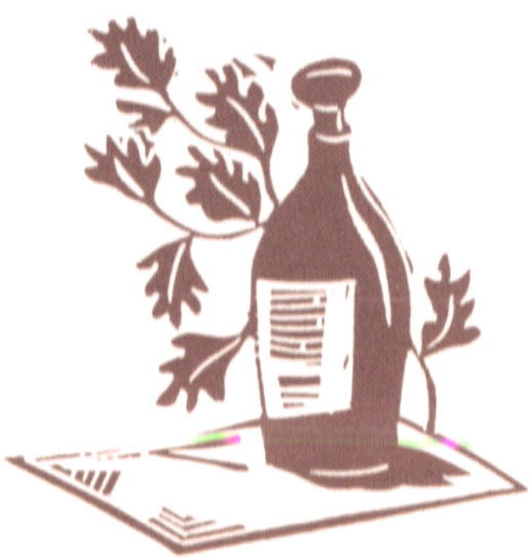

1

Q **J'ai une parente qui est grabataire. Est-ce que je peux la masser ?**

R Commencez par lui masser les mains. Mettez une serviette sur le lit pour ne pas tacher la literie et asseyez-vous près d'elle. Le contact de vos mains sur sa peau lui procurera du réconfort. Si elle apprécie le massage des mains, essayez de vous occuper de son visage. Commencez par le rafraîchir avec de l'eau de rose, puis procédez au massage.

2

Q **Peut-on masser sans risque une personne âgée, et si oui de quelle façon ?**

R Le massage des personnes âgées est tout à fait indiqué. De plus, si la personne en question passe beaucoup de temps assise, un massage des jambes et des pieds sera bon pour stimuler la circulation sanguine et le drainage lymphatique. Les manœuvres doivent être fermes mais douces et attentives aux réactions du sujet. Voir pages 110-111 la séance spécialement conçue pour les personnes âgées.

6

Q **Quelle est la différence entre une huile essentielle et une huile aromatique ?**

R Les huiles essentielles sont des huiles volatiles extraites par distillation des plantes aromatiques. Utilisez-les en petite quantité et avec précaution, car elles sont extrêmement fortes. Les huiles aromatiques obtenues par macération de plantes sont plus douces et moins concentrées. Les huiles essentielles ont un arôme puissant, les huiles aromatiques sont plus douces et moins agressives.

7

Q **Je n'aime pas le contact de l'huile sur ma peau, qu'est-ce qu'on peut utiliser d'autre pour masser ?**

R On peut masser avec une lotion pour le corps. Cependant, elle pénètre rapidement et ne facilite pas le massage ; de plus, la plupart des lotions contiennent des produits chimiques et des conservateurs. Essayez une huile de base moins courante, comme l'huile de camélia, traditionnellement utilisée au Japon, elle laisse un film soyeux sur la peau, les ongles et les cheveux.

3

Q J'ai la peau des mains très sèche, est-ce que je dois mettre de l'huile dessus avant de faire un massage ?

R Oui, particulièrement après vous être lavé les mains. Imprégnez-vous les mains d'une huile comme l'huile d'amande douce et faites-la pénétrer. Si vous avez l'intention d'effectuer régulièrement des massages, il est important que vous commenciez par prendre soin de vos mains.

4

Q Qu'est-ce que je peux faire si la personne que je masse sent des pieds ?

R Utilisez une lingette imprégnée d'une solution antiseptique avant de lui masser les pieds. Il est recommandé de se doucher avant de se faire masser, surtout lorsqu'il fait chaud et que l'on transpire. On peut conseiller à une personne qui sent des pieds de boire une plus grande quantité d'eau pour faciliter la détoxication de son organisme.

5

Q Qu'est-ce que je dois faire si je veux masser le visage d'une personne qui a du fond de teint ?

R Soit vous lui demandez de se démaquiller, soit vous appliquez de l'huile de jojoba avec un coton à démaquiller. L'huile de jojoba est un excellent démaquillant qui débarrasse les pores du fond de teint. Lorsque la peau est nettoyée, vous pouvez la rafraîchir avec de l'eau de rose.

8

Q J'ai un CD de bruits de la nature (vent, eau, etc.), est-ce que je peux le mettre en fond sonore ?

R Il vaut mieux éviter les bruits d'eau, car ils peuvent donner envie d'aller aux toilettes à la personne que vous masser et l'empêcher de se détendre. En revanche, un environnement sonore bucolique – des chants d'oiseaux – sera très bien.

9

Q Comment ai-je intérêt à m'habiller pour faire des massages ?

R Les vêtements en coton sont très bien parce qu'ils permettent à la peau de respirer.. Un tee-shirt ample vous assurera une grande liberté de mouvement et un pantalon confortable vous permettra de prendre toutes sortes de positions.

10

Q De combien de serviettes de toilette ai-je besoin ?

R Deux grandes serviettes de bain pour couvrir le corps, plus deux ou trois petites qui serviront de support pour la tête et les genoux. Cela devrait suffire.

3

MASSAGE DU DOS

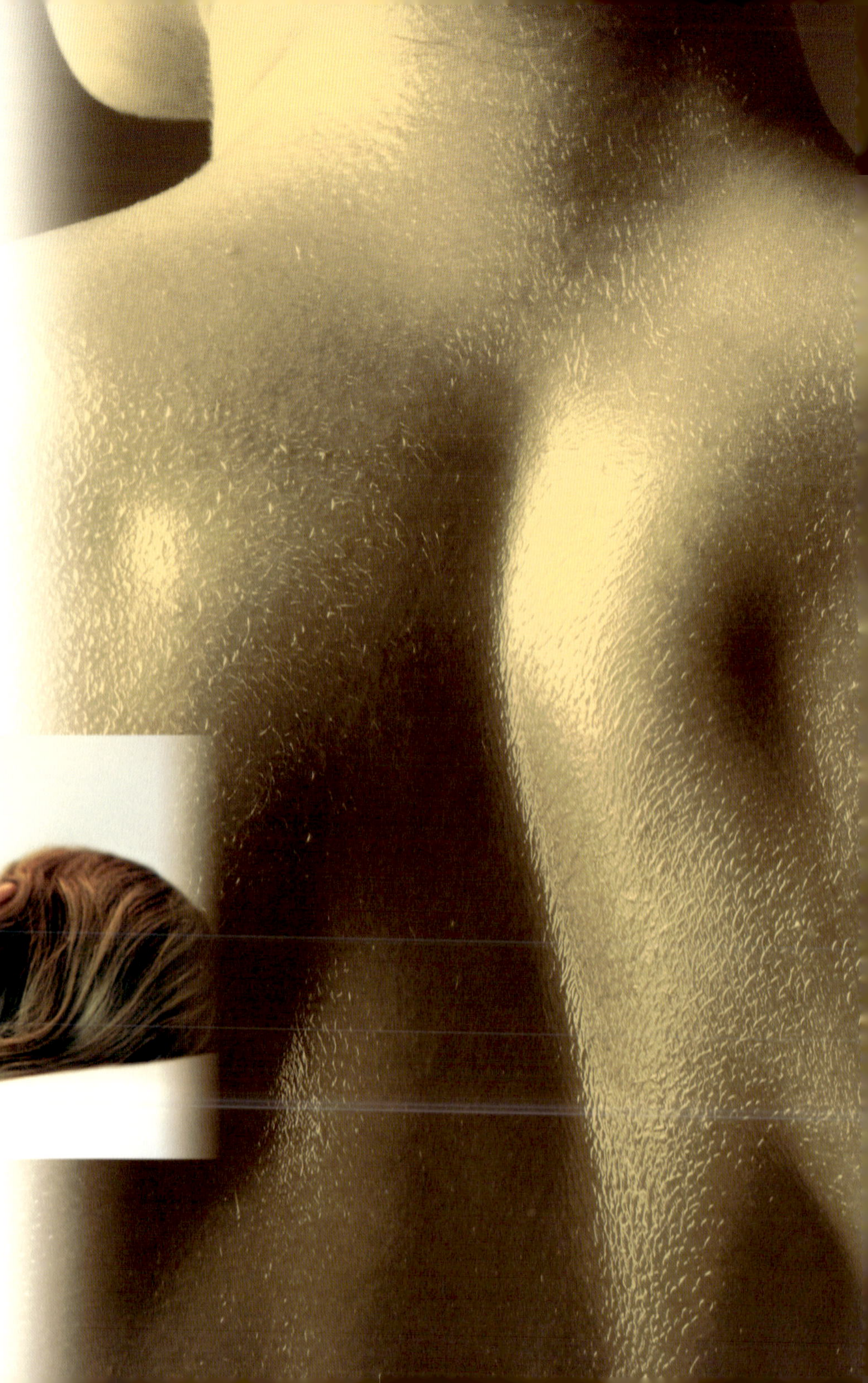

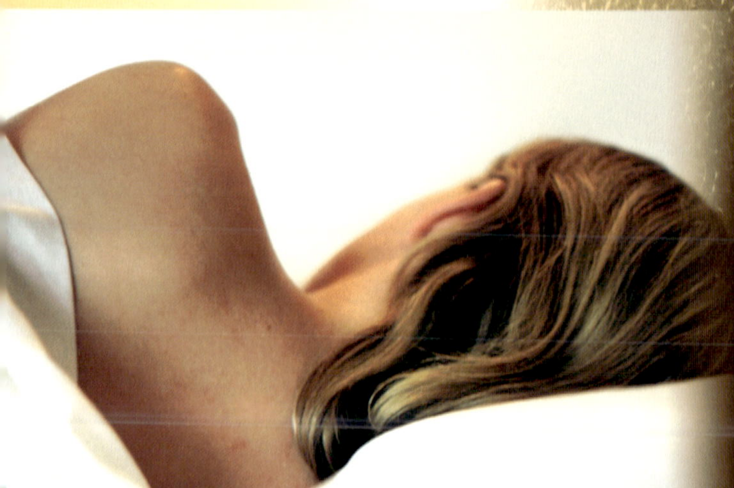

Faire ses premières expériences de massage en massant le dos d'une personne est une bonne idée, parce que cette partie du corps est relativement grande et qu'elle comporte des groupes musculaires que l'on sent bien sous les mains. Vous pouvez appliquer les différentes manœuvres que vous avez apprises en variant le rythme et l'intensité de la pression exercée. Le sujet devrait ressentir rapidement l'effet de votre massage et se détendre sous vos doigts. La plupart des manœuvres exigent que vous utilisiez toute la surface des mains pour masser. Progressivement, vos mains se réchauffent, leur sensibilité s'accroît et vous percevez mieux les différences de texture, de souplesse et de température de la zone sur laquelle vous intervenez.

Se faire masser le dos est très agréable et procure une profonde détente. Le sujet est allongé à plat ventre sur un tapis de massage recouvert d'une serviette de bain. Il est important qu'il soit confortablement installé, surtout si c'est la première fois qu'il se fait masser et a besoin d'être mis en confiance. Le massage du dos est particulièrement bienvenu en fin de journée pour éliminer le stress accumulé, il peut également aider à lutter contre l'insomnie. Il procure une telle détente qu'il n'est pas rare qu'une personne s'assoupisse lorsqu'on lui masse le dos.

Les muscles du dos sont reliés à la colonne vertébrale, l'axe osseux du corps. Le massage des muscles, la partie charnue du dos, permet d'entretenir la mobilité et la souplesse de la colonne vertébrale. Nous passons beaucoup de temps assis, au travail, en voiture ou en train, à la maison devant la télévision, souvent dans une position qui n'est pas bonne pour le dos, ce qui est à l'origine de tensions et de douleurs. Lorsque nous avons des activités physiques, jardinage ou bricolage par exemple, nous nous apercevons de notre manque de souplesse. Le massage du dos soulage de façon très efficace ces tensions et ces douleurs et c'est un bon moyen de prévention de problèmes ultérieurs plus graves.

Se faire masser le dos est un bon moyen d'éliminer le stress accumulé au cours de la journée.

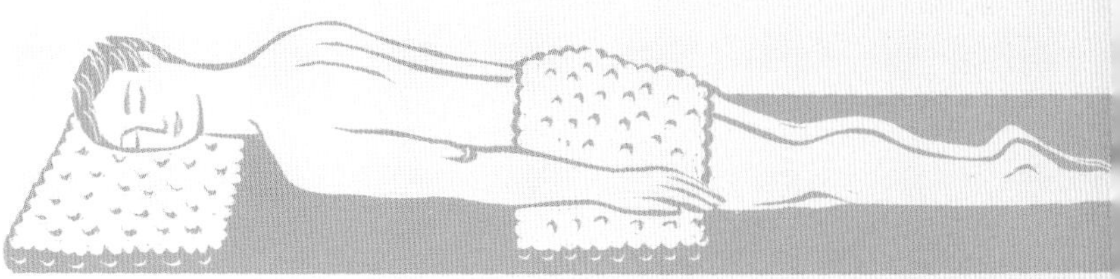

LE DOS : ANATOMIE ET PROBLÈMES

ANATOMIE DU DOS

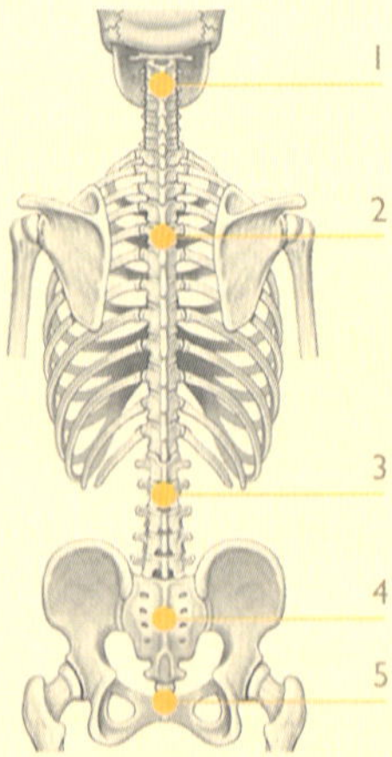

1 Vertèbres cervicales
2 Vertèbres dorsales
3 Vertèbres lombaires
4 Sacrum
5 Coccyx

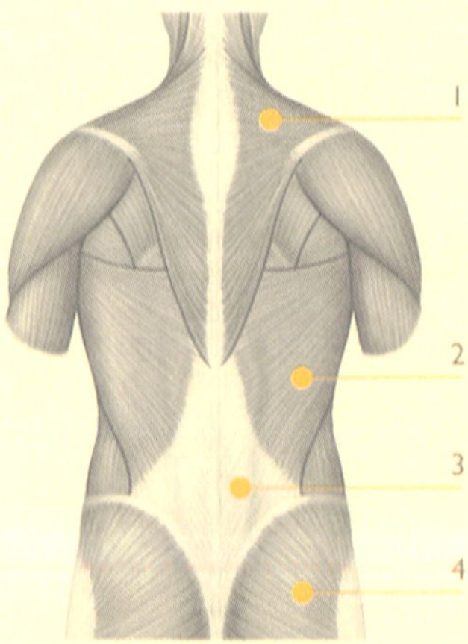

1 Trapèze
2 Grand dorsal
3 Ilio-costal
4 Grand fessier

Sur l'axe osseux que constitue la colonne vertébrale viennent se fixer d'importants groupes musculaires. Lorsqu'une personne est allongée à plat ventre, on peut voir se dessiner ses vertèbres, ses omoplates, ainsi que certains groupes musculaires superficiels.

La colonne vertébrale

Elle comprend quatre parties :

- **7 vertèbres cervicales** Elles correspondent au cou et supportent le poids de la tête.
- **12 vertèbres dorsales** Elles sont reliées aux côtes et forment la partie médiane de la colonne vertébrale.
- **5 vertèbres lombaires** Elles forment la courbure lombaire et sont situées entre la colonne dorsale et le sacrum.
- **Sacrum et coccyx** Le sacrum est un os triangulaire formé de cinq vertèbres soudées et relié aux os iliaques ; le coccyx est formé de trois ou quatre vertèbres soudées, il constitue la partie inférieure de la colonne vertébrale.

Les muscles dorsaux

D'importants groupes musculaires s'insèrent sur le squelette du dos et le recouvrent. Le massage agit principalement sur les muscles superficiels. Un plan musculaire profond est occupé par des petits muscles posturaux qui longent la colonne vertébrale et assurent sa cohésion. Les principaux muscles concernés par le massage sont :

- **Trapèze** Ce muscle de l'épaule est tendu de la base du crâne à l'omoplate. C'est lui que vous pétrirez pour détendre les épaules.
- **Grand dorsal** La souplesse de ce grand muscle qui recouvre le dos doit être entretenue pour que le tronc conserve toute sa mobilité.
- **Grand fessier** C'est le muscle principal de la fesse. Il est souvent le siège de tensions, particulièrement chez les personnes qui ont des problèmes lombaires.
- **Ilio-costal** Vous pouvez appliquer de petites pressions avec les pouces de part et d'autre des vertèbres pour masser et détendre ces muscles posturaux profonds qui occupent les gouttières paravertébrales et participent à la plupart des mouvements du tronc.

Les problèmes de dos soulagés par le massage

● **Douleurs et contractures musculaires** Le massage soulage les douleurs et contractures dorsales bénignes. En cas de douleur ou de raideur importante et/ou persistante, il est conseillé de consulter un médecin.

● **Douleurs lombaires** Pour les soulager, vos pouvez effectuer des pétrissages et exercer des pressions. Attention, toute douleur importante doit faire l'objet d'une consultation médicale.

● **Stress et tensions** Le massage du dos procure une détente corporelle et mentale, contribuant ainsi à atténuer le stress et les tensions, particulièrement lorsqu'il est effectué en fin de journée.

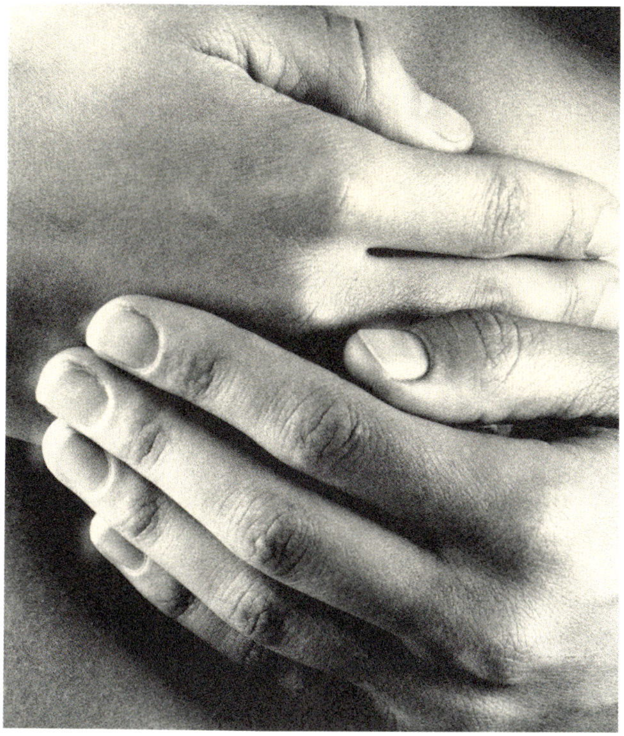

HUILE AROMATIQUE POUR LE MASSAGE DU DOS

En utilisant la méthode indiquée page 29, préparez une huile aromatique avec une bonne poignée de feuilles fraîches de menthe poivrée et de romarin ou 45 g d'un mélange de ces deux herbes séchées. La menthe poivrée contient du menthol, qui calme la douleur et active la circulation. Le romarin, qui est tonique et améliore la circulation, réchauffe les muscles.

HUILES ESSENTIELLES POUR LE MASSAGE DU DOS

Vous pouvez préparer une huile de massage en incorporant des huiles essentielles à une huile de base. En raison de la forte concentration des huiles essentielles, ne dépassez pas les proportions mentionnées ci-dessous. Dans une petite bouteille en verre teinté, ajoutez à 2 cl d'huile de base les huiles essentielles suivantes : 6 gouttes de lavande et 4 gouttes d'eucalyptus. La lavande est apaisante et soulage les douleurs musculaires. Rafraîchissant et tonifiant, l'eucalyptus active la circulation.

GROSSESSE

Le massage du dos est très apprécié des femmes enceintes, il doit être composé de manœuvres douces qui calment et réchauffent. Vous vous placez derrière la personne qui est assise sur une chaise. Voir pages 112-113 la séance spécialement conçue pour les femmes enceintes. N'utilisez pas d'huile aromatique ni d'huiles essentielles pour masser une femme enceinte sans avis préalable d'un aromathérapeute ou d'un autre professionnel de la santé.

Le contact attentif et apaisant des mains atténue le stress et les tensions.

COMMENT MASSER LE DOS

1 : pour échauffer et détendre les muscles

Cette première partie du massage a pour but de réchauffer les muscles et de détendre l'ensemble du dos. Prenez votre temps pour effectuer ces manœuvres qui préparent à un massage plus en profondeur des muscles à l'étape suivante. Plus le sujet sera détendu, plus vous pourrez exercer de pressions efficaces. Vos mains prennent le temps de s'accoutumer à la forme et à la texture du dos, et le sujet s'habitue au contact de vos mains. Si vous adoptez un rythme rapide, le massage a un effet tonifiant, en revanche, si vous effectuez des manœuvres lentes, le massage calme et détend.

À NOTER

Il faut que les mains soient suffisamment imprégnées d'huile pour que leur mouvement soit fluide, mais un excès d'huile les rendra trop glissantes. Commencez par enduire vos mains de 5 ml d'huile.

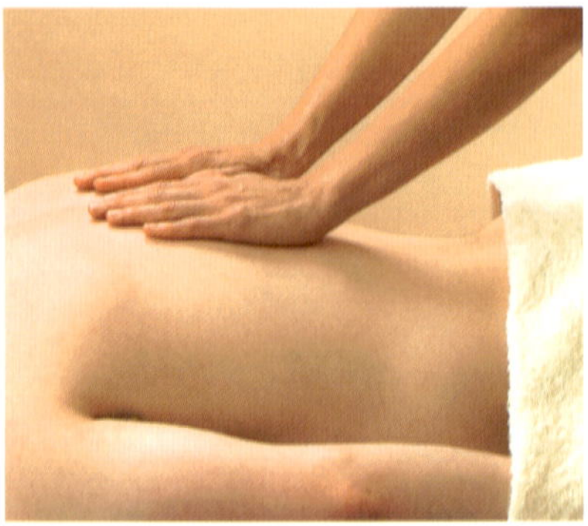

1 Placez-vous à droite du sujet et posez les deux mains à plat sur le bas de son dos, de part et d'autre de la colonne lombaire. Faites des pressions glissées profondes en remontant vers les épaules et redescendez par les côtés. Recommencez plusieurs fois. Observez la température du dos, est-il chaud ou froid ?

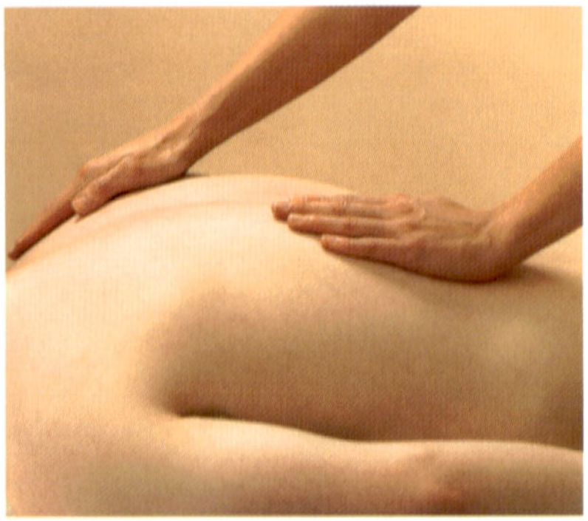

2 Placez la main droite sur l'épaule droite et la main gauche sur le bas du dos. Massez le côté droit de haut en bas et le côté gauche de bas en haut, et ramenez les mains à leur position de départ. Faites ce mouvement alterné plusieurs fois. Vous devez sentir le dos se détendre sous vos mains.

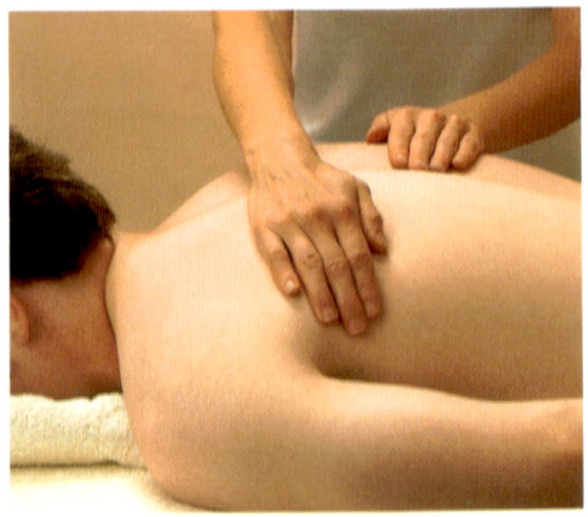

3 Posez les mains à la base du dos, perpendiculaires à la colonne vertébrale, une main sur chaque côté du dos. Vous allez effectuer des pressions glissées transversales en effectuant un mouvement de va-et-vient alterné des mains, en remontant jusqu'au épaules et en redescendant jusqu'au sacrum. Ce mouvement va réchauffer tout le dos.

ATTENTION

Si le dos est froid et raide, n'hésitez pas à passer du temps sur les étapes 1 à 3 pour le détendre. Pour la manœuvre de l'étape 5, soulevez bien les doigts et exercez une pression ferme et régulière.

Vos mains doivent s'accoutumer à la forme et à la texture du dos du sujet.

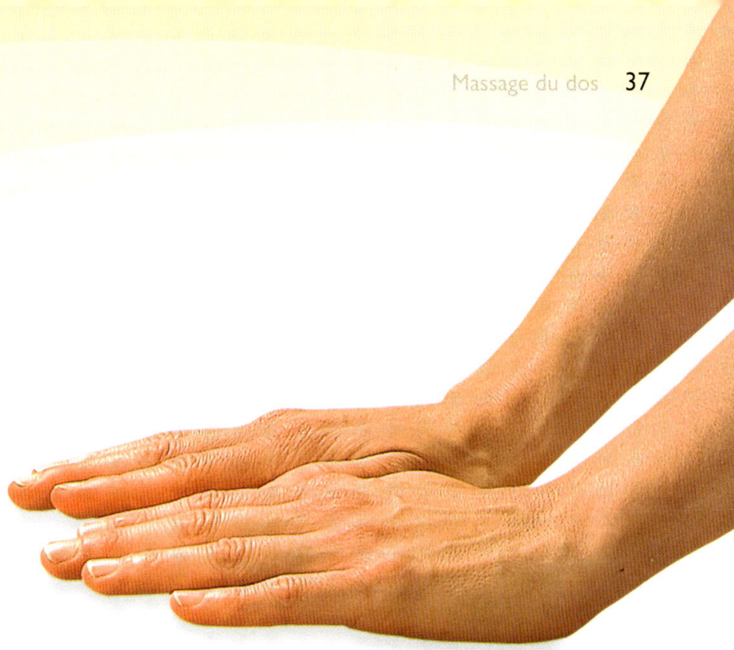

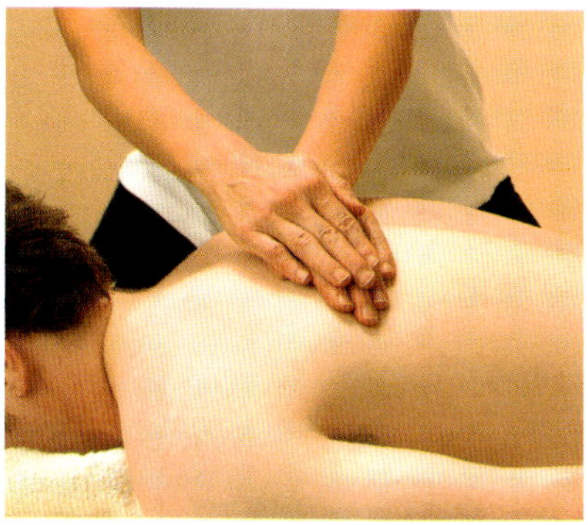

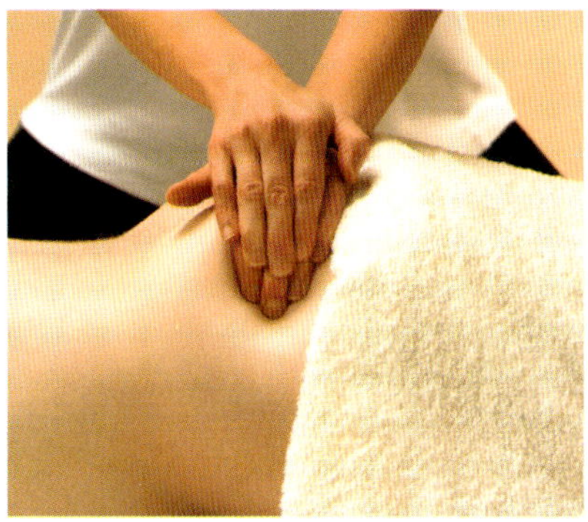

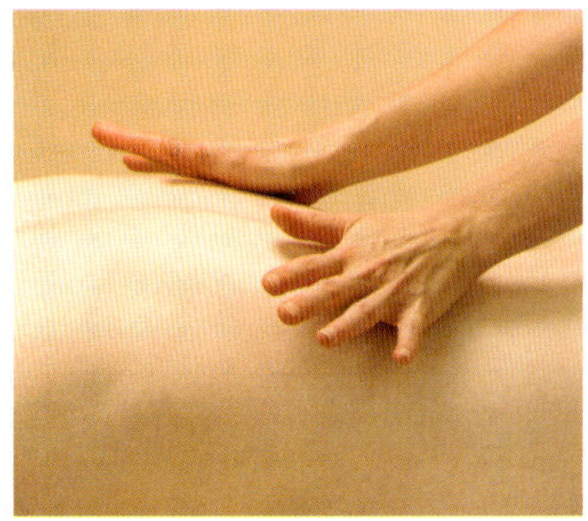

4 Placez-vous à la hauteur des épaules du sujet. Posez la main droite sur la main gauche et massez le haut du dos en déplaçant vos mains en huit. La superposition des deux mains permet d'exercer des pressions plus fermes, mais qui ne doivent pas être douloureuses pour le sujet. Vous devez sentir les omoplates bouger sous vos mains. Gardez le dos droit, mais utilisez le poids de votre corps pour intensifier la pression exercée.

5 Replacez-vous à la hauteur des hanches du sujet et faites des pressions circulaires sur les muscles des fesses, toujours avec les deux mains superposées. Massez d'abord la fesse gauche, puis la fesse droite. Le mouvement doit être lent, et la pression progressive et non douloureuse pour le sujet. Recommencez plusieurs fois.

6 Posez les deux mains parallèles, avec les doigts soulevés en éventail, à la base du dos, et faites une série de pressions alternées et rapides de chaque côté de la colonne vertébrale en remontant jusqu'aux épaules. Redescendez sur les côtés. Recommencez deux fois en redescendant lentement la dernière fois.

COMMENT MASSER LE DOS

2 : pour tonifier les muscles

Après avoir réchauffé le dos, vous allez passer à des manœuvres plus énergiques, comme le pétrissage et les percussions. Leur but est d'activer la circulation sous la peau et d'avoir un effet tonique et revigorant. Le sujet doit sentir la chaleur se diffuser sous vos mains et cela va faciliter sa détente. Vous allez inévitablement découvrir des zones de tension, peut-être au niveau des épaules. Commencez par les masser en douceur et augmentez progressivement la fermeté de vos pressions en surveillant les réactions du sujet. Le massage dans son ensemble ne doit pas être douloureux, mais une pointe de douleur est possible avant que les tensions soient éliminées.

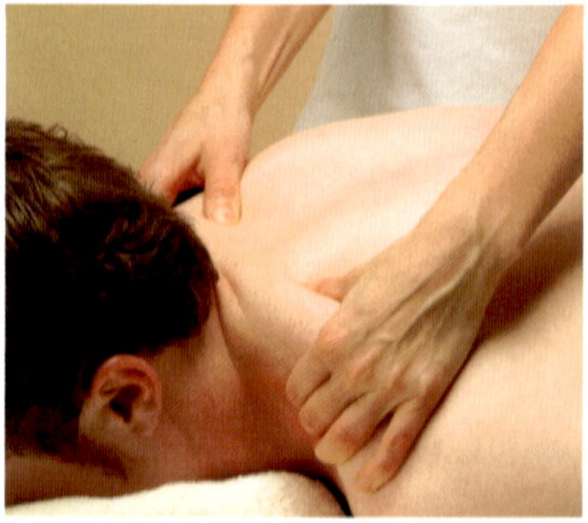

1

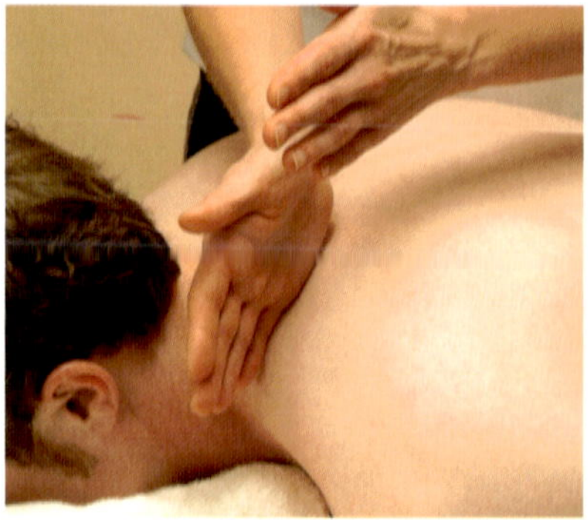

2

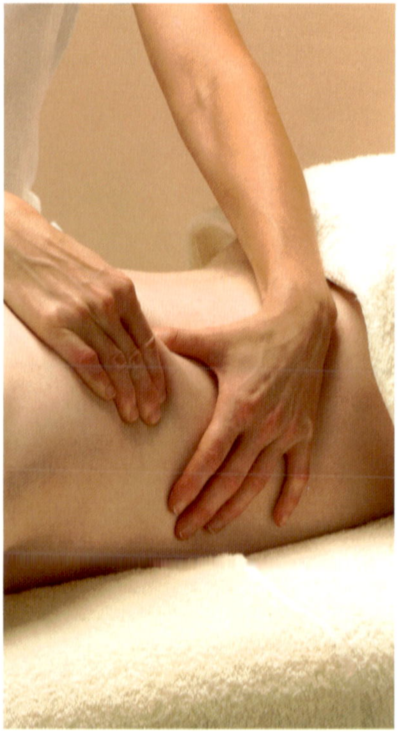

3

1 Placez-vous près des épaules du sujet, posez une main sur chaque épaule et faites un pétrissage des trapèzes. Si leur tension est importante, commencez doucement et intensifiez progressivement la pression. Comme vous massez les deux trapèzes simultanément, le pétrissage de chaque muscle est effectué avec une seule main. Continuez pendant quelques minutes en pensant à garder le dos droit et sachez utiliser le poids de votre corps.

2 En restant à proximité des épaules, faites en alternant les deux mains des percussions sur le trapèze gauche, puis sur le droit. Pour faire cette manœuvre qui rappelle le mouvement d'un hachoir, il est indispensable de garder les poignets souples. Le contact avec la peau doit être à la fois rapide et léger, il a pour but de libérer les toxines accumulées dans les fibres musculaires et d'activer la circulation pour les éliminer. Continuez pendant une vingtaine de secondes de chaque côté, puis terminez par des pressions glissées à effet calmant.

3 Effectuez un pétrissage des côtés du dos en commençant par celui qui est le plus éloigné de vous. Progressez de l'épaule jusqu'au sommet de la hanche en passant par les côtés de l'abdomen. Passez par-dessus les fesses et pétrissez le côté le plus proche de vous, en remontant vers l'épaule. Passez par-dessus le dos et parcourez le même « circuit » deux fois de plus. Si le sujet ressent des chatouilles, votre pétrissage doit être plus ferme.

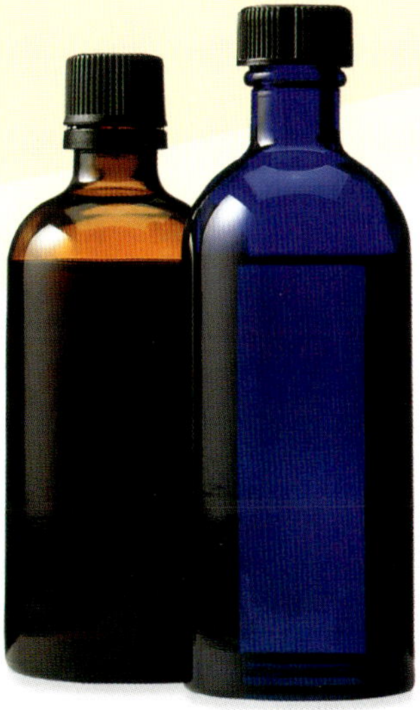

À NOTER

Assurez-vous que vous avez assez d'huile pour continuer à masser le dos. Vous pouvez éventuellement en étaler une petite quantité directement sur la peau.

Surveillez les réactions du sujet à ce massage en profondeur.

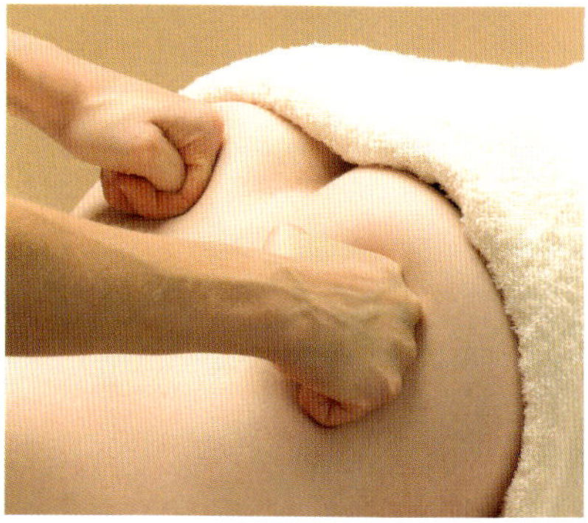

4

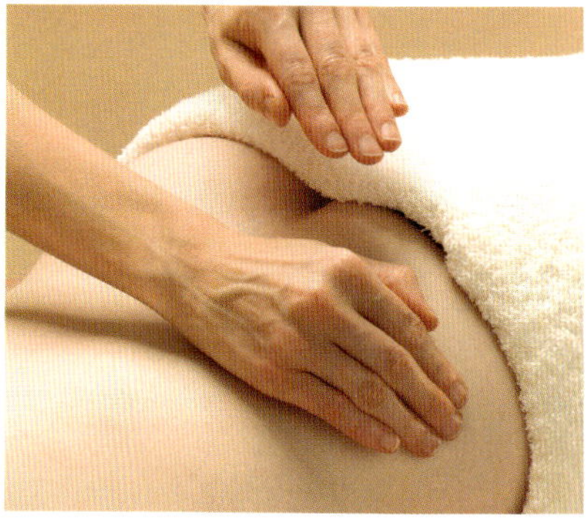

5

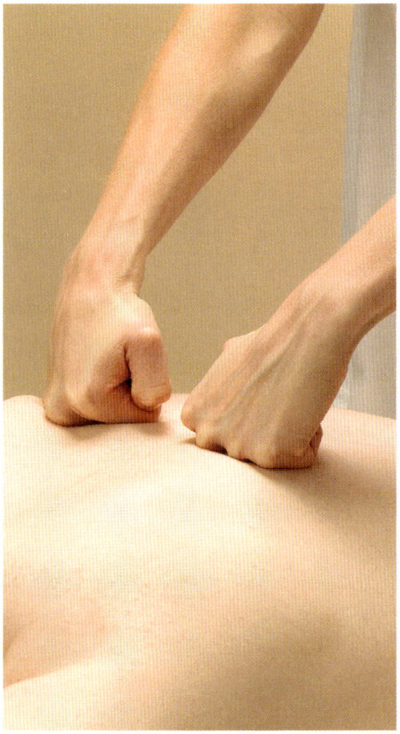

6

4 Placez-vous à la hauteur des hanches du sujet, et appliquez une pression ferme sur chaque fesse avec les poings fermés, que vous déplacez latéralement ; la peau doit être suffisamment imprégnée d'huile pour que le mouvement soit fluide. Utilisez le poids de votre corps et vérifiez que la pression n'est pas trop forte pour le sujet ; l'importance des tensions présentes dans cette zone surprend toujours.

5 Mettez vos mains en coupe et tapotez la zone des fessiers en un mouvement léger et rapide. Cette technique active la circulation ; la manœuvre doit stimuler sans être douloureuse, elle facilite l'élimination des tensions. Continuez pendant une vingtaine de secondes, puis terminez par des pressions glissées dont l'effet doit être calmant.

6 En restant à proximité de la hanche droite du sujet, fermez à nouveau les poings et placez-les à la base du dos de part et d'autre de la colonne vertébrale. Vous allez exercer une pression continue, lente et ferme, en remontant le long des gouttières paravertébrales. Ce massage profond doit être effectué avec précaution. Lorsque vous atteignez les épaules, faites glisser les mains vers l'extérieur et revenez à la position de départ en longeant les côtés du torse. Recommencez deux fois. Le secret pour ne pas se fatiguer tout en exerçant une pression efficace est de garder les bras tendus et de basculer progressivement en avant, à partir des genoux, si on s'agenouille pour masser.

COMMENT MASSER LE DOS

3 : en effectuant des pressions localisées

La dernière phase du massage du dos est un massage localisé à base de pressions exercées avec les pouces et les autres doigts. Le dos étant maintenant plus souple, il est possible d'appréhender des points de tension situés plus en profondeur. L'approche doit être attentive, la pression être appliquée progressivement et relâchée également en douceur. Lorsque vos mains rencontrent un point de tension, relâchez la pression et exercez-la à nouveau lentement et progressivement.

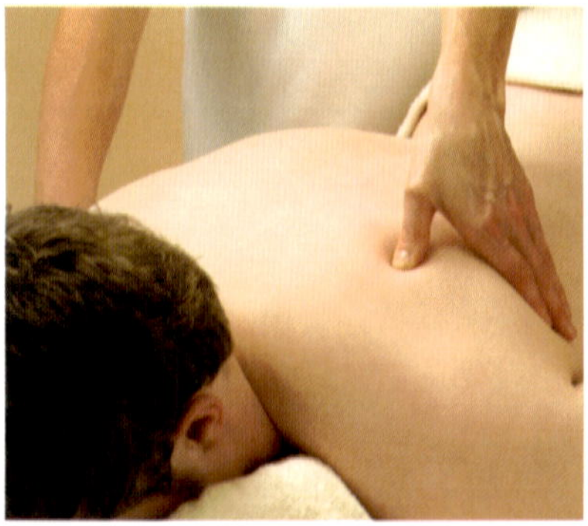

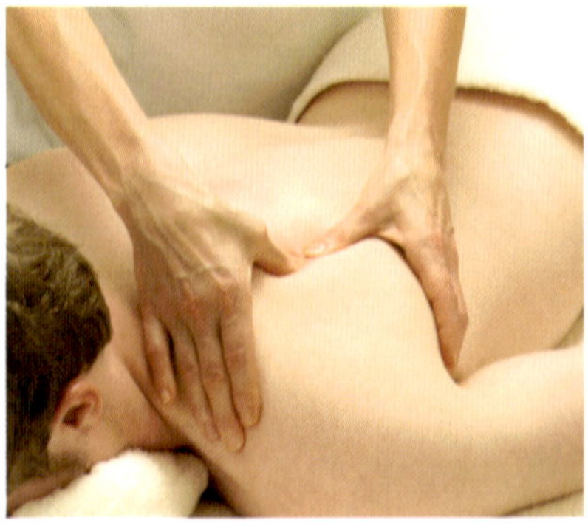

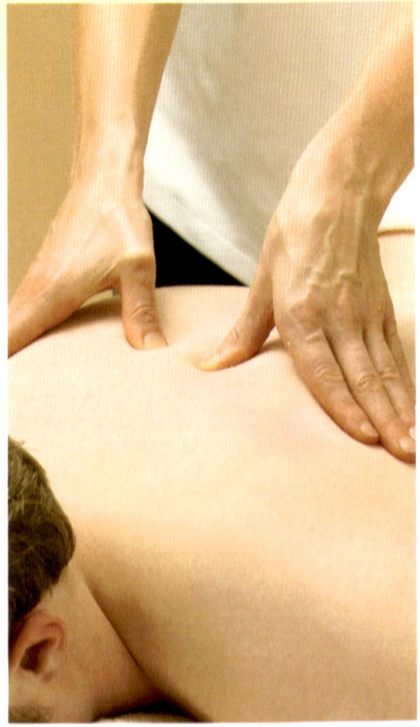

1 Placez-vous à droite du sujet et, en prenant appui sur une main, faites de petites pressions circulaires avec le pouce de l'autre main en suivant le contour des omoplates. Elles ont une forme à peu près triangulaire et leur contour est assez facile à suivre. Faites la première série de pression autour de l'omoplate gauche, puis continuez autour de l'omoplate droite. Concentrez-vous sur votre massage afin de bien sentir les points de tension et les contractures sous votre pouce.

2 En restant à droite du sujet, entourez son épaule gauche avec vos deux mains, pouces en contact contre le bord de l'omoplate. Exercez une pression avec les deux pouces afin qu'ils passent sous le rebord de l'omoplate. Tenez quelques secondes, relâchez et recommencez deux fois. Pour appliquer la même manœuvre autour de l'épaule droite, il faut vous déplacer pour vous mettre à gauche du sujet. Cette pression détend efficacement les épaules.

3 Placez-vous à la hauteur des hanches du sujet, et posez vos deux pouces à la base de sa colonne vertébrale. Vous allez faire une série de pressions circulaires en remontant le long des gouttières paravertébrales. Chaque petit cercle doit avoir une amplitude d'environ 2 cm, puis vous déplacez les pouces de 2 cm et vous recommencez jusqu'à ce que vous atteigniez les épaules. Revenez à la position de départ en faisant des pressions glissées sur les côtés du tronc. Faites une seconde série de pressions.

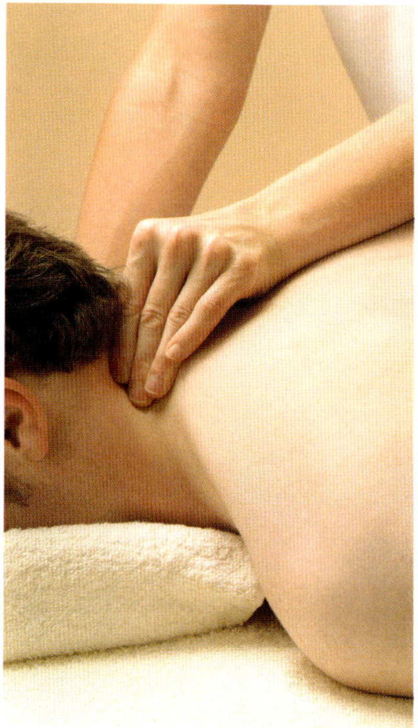

À NOTER

Pendant un massage, il est important de ne pas interrompre la continuité du contact. Pensez à laisser une main sur la peau du sujet, même quand vous changez de position.

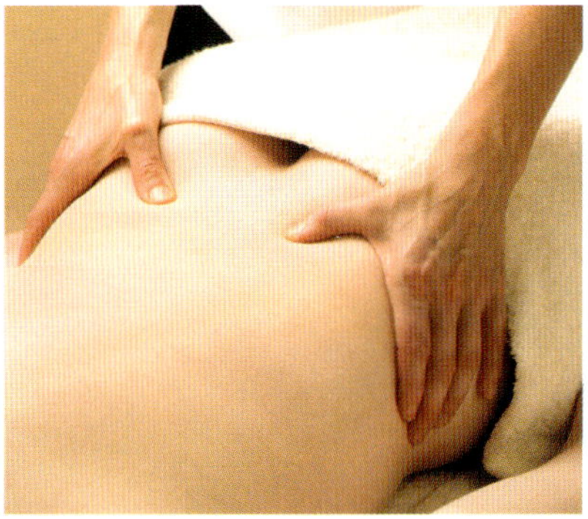

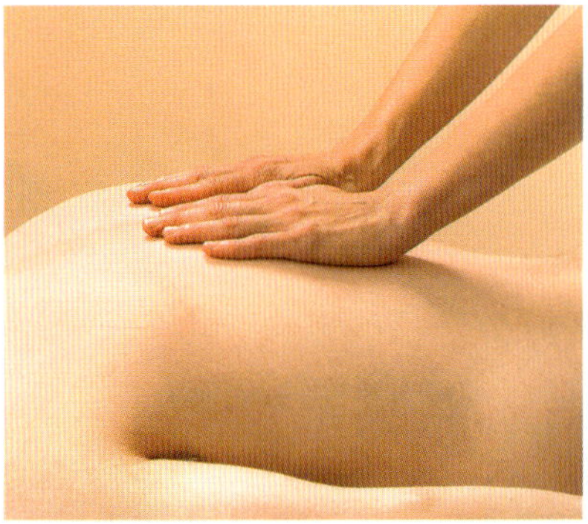

4 Placez-vous à la hauteur des épaules du sujet. Si vous êtes à sa droite, prenez appui sur votre bras droit et effectuez avec les doigts de la main gauche des petits mouvements de pétrissage sur la nuque en remontant jusqu'à la racine des cheveux, puis en redescendant. Vous sentez sous vos doigts les vertèbres cervicales qui supportent la tête et les muscles posturaux qui travaillent très dur.

5 Placez-vous à la hauteur des hanches du sujet et recherchez avec vos mains le sommet du sacrum, l'os triangulaire qui est à la base de la colonne vertébrale. Vous sentez à la surface du sacrum 3 ou 4 paires de fossettes, de plus en plus rapprochées vers le bas. Effectuez de simples pressions avec les pouces à chaque niveau jusqu'à ce que vous atteigniez l'extrémité inférieure de la colonne vertébrale.

6 Pour terminer, reprenez la même manœuvre que vous avez effectuée au tout début du massage du dos. Placez les deux mains parallèles sur la région lombaire et faites des pressions glissées profondes en remontant vers les épaules et en redescendant par les côtés. Vous devez sentir que le dos est plus chaud, plus détendu et plus souple. Recommencez plusieurs fois et quittez le contact du dos en douceur.

ÉQUILIBRER L'ÉNERGIE

Dans la tradition indienne, la colonne vertébrale est le chemin qu'emprunte l'énergie cosmique pour se diffuser dans le corps. Cette énergie est très puissante et sa force doit être atténuée lorsqu'elle circule dans le corps humain, un peu comme l'électricité qui passe par un transformateur avant d'alimenter les prises électriques des appartements. Les *chakra* jouent le rôle de transformateurs et de régulateurs de tension, leur fonction est illustrée par la couleur qui leur est attribuée. Le violet, le bleu et le vert sont des couleurs froides aux fréquences de vibration rapides, alors que le jaune, l'orange et le rouge sont progressivement plus chauds et plus lents.

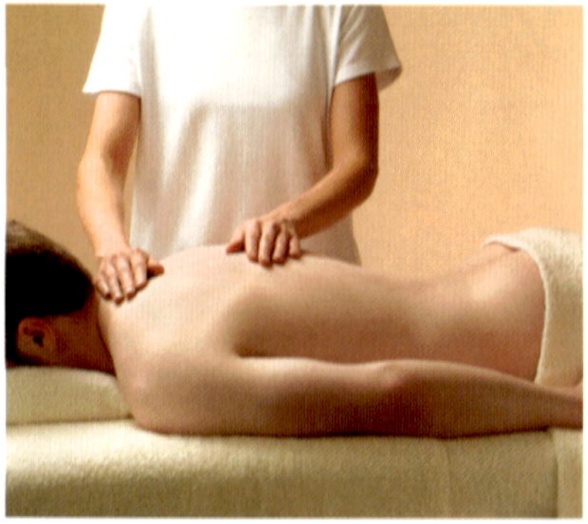

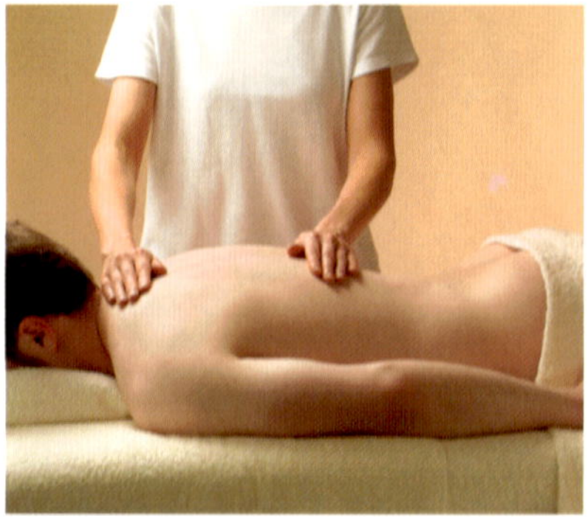

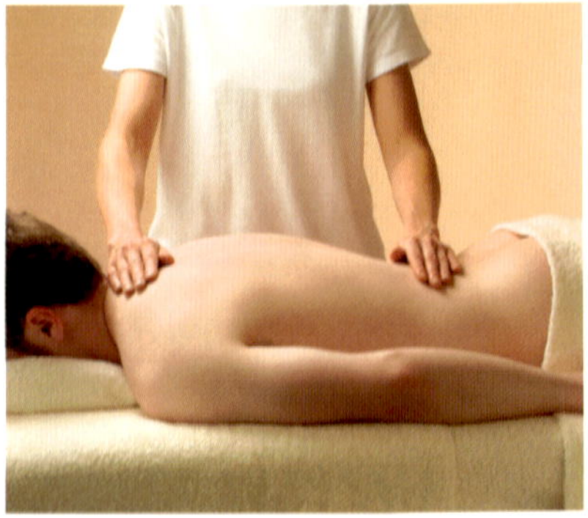

1 Posez doucement la main droite sur la nuque du sujet et la main gauche à la hauteur de son cœur – au milieu des omoplates. Gardez la position quelques minutes en ayant tous les deux une respiration calme et détendue. Votre main droite est à l'emplacement du *chakra* de la gorge, dont la couleur est le bleu, et votre main gauche est sur le *chakra* du cœur, dont la couleur est le vert. Le sujet et vous-même pouvez visualiser ces deux couleurs en ces points.

2 Laissez la main droite à la même place et déplacez la main gauche vers la base de la cage thoracique pour la poser au niveau du plexus solaire, dont la couleur est le jaune. C'est un centre d'énergie très important, lié à l'énergie du Soleil. Il fournit l'énergie de la vie à la fois au corps et à l'esprit. Le sujet et vous-même pouvez visualiser cette énergie de couleur dorée en ce point et respirer dans sa luminosité étincelante.

3 Laissez encore la main droite à la même place, déplacez la main gauche vers le bassin et posez-la sur le sacrum, emplacement du *chakra* sacré, dont la couleur est l'orange. Ce *chakra* vital est chaud et plein d'énergie. Il est lié aux organes génitaux et à la fertilité. Visualisez cette zone baignée de lumière orange.

LES DÉTAILS DE LA SÉANCE

Cette séance composée de gestes simples permet de sentir l'énergie au niveau des points de passage que sont les *chakra* simplement en posant les mains en certains points du corps. Il s'agit uniquement d'un contact, il n'y a ni massage ni pression. Cette séance peut suivre un massage du dos ou être effectuée seule. Le sujet est allongé à plat ventre, avec la tête sur un coussin plat. Couvrez-le avec des serviettes de toilette et une couverture. Placez-vous à sa droite, debout ou à genoux, selon qu'il est sur le sol ou sur une table.

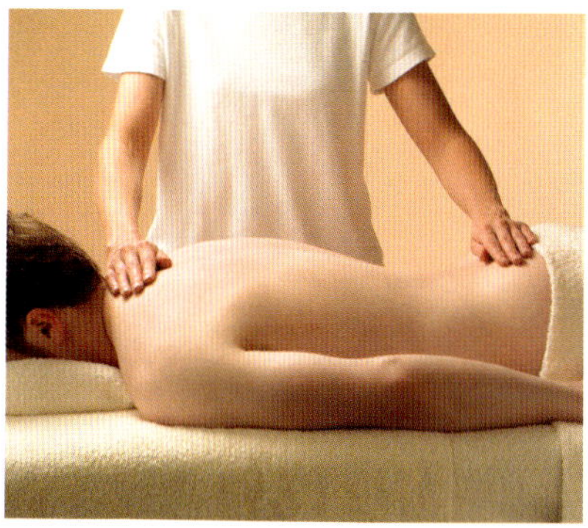

4 Laissez toujours la main droite à la même place, déplacez la main gauche vers le coccyx, c'est l'emplacement du premier *chakra*, dont la couleur est le rouge – la couleur la plus chaude – vous pourrez sentir la chaleur sous votre main. Ce *chakra* symbolise l'action, le mouvement, la survie. Le sujet et vous-même pouvez visualiser cette couleur tonique à cet emplacement.

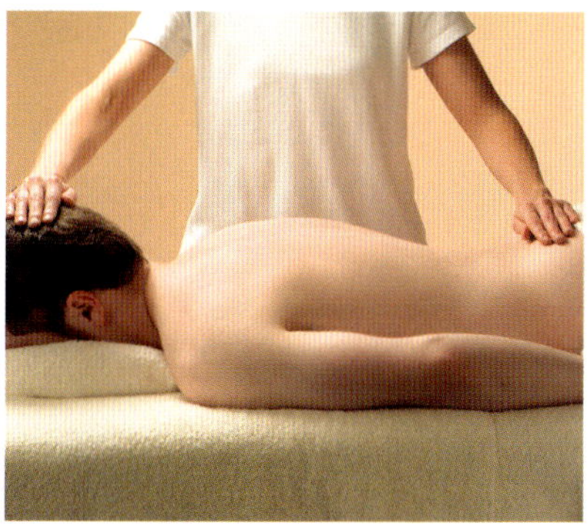

5 Maintenant, c'est la main gauche qui reste immobile et la main droite qui se déplace jusqu'à l'arrière du crâne, à l'aplomb du front, emplacement du *chakra* du troisième œil, dont la couleur est l'indigo, la couleur du ciel à la tombée de la nuit. C'est le *chakra* de la créativité.

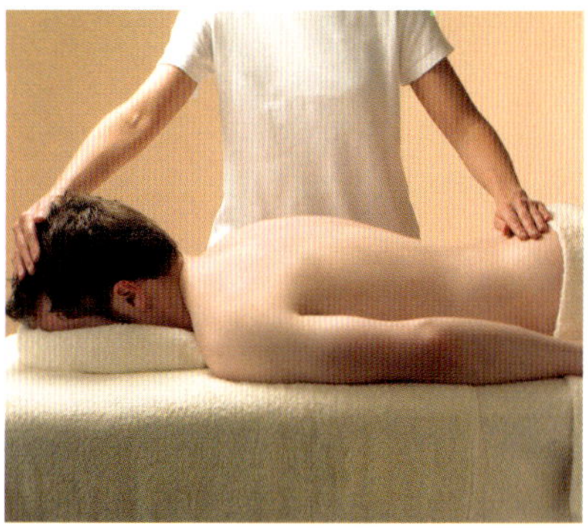

6 Laissez encore la main gauche à la même place et déplacez la main droite jusqu'au sommet du crâne, emplacement du septième *chakra*, le point de connexion avec la force vitale de l'énergie cosmisque – sa couleur est le violet. Vous avez une main sur le premier *chakra* et l'autre sur le dernier, vous avez entre vos mains toutes les couleurs de l'arc-en-ciel réparties le long de la colonne vertébrale. Restez un moment immobile, puis soulevez doucement les mains.

10 QUESTIONS ET RÉPONSES

Massage du dos

1

Q **Je me suis froissé un muscle du dos en faisant du jardinage, est-ce qu'un massage me soulagera ?**

R Un petit massage deux ou trois fois par jour pendant quelques jours devrait atténuer progressivement la douleur. Il faut commencer par des pressions circulaires qui réchauffent la zone douloureuse, puis passer à des pétrissages dont on intensifie progressivement la pression. L'huile aromatique de romarin et de lavande *(voir page 29)* peut être utile parce que ces plantes calment la douleur.

2

Q **J'ai une amie un peu ronde, qui n'aime pas s'allonger à plat ventre, comment puis-je lui masser le dos ?**

R Elle peut s'asseoir sur un tabouret et s'appuyer sur un coussin posé sur une table. Vous pouvez alors vous placer derrière elle pour la masser. Vous resterez debout pour lui masser les épaules, mais vous devrez vous mettre à genoux pour masser la région lombaire. Vous devriez parvenir sans problème à adapter le massage du dos à cette installation du sujet.

6

Q **Est-ce qu'il vaut mieux masser le dos le soir ?**

R Ce massage est le bienvenu tout au long de la journée. Cependant, si vous avez affaire à quelqu'un qui a du mal à s'endormir alors, effectivement, peut-être qu'un massage du dos le soir l'aidera à trouver plus facilement le sommeil.

7

Q **Comment faire la différence entre une douleur et la sensation douloureuse créée par une pression ?**

R Quand vous effectuez des gestes précis – des pressions circulaires ou du pouce – demandez au sujet ce qu'il ressent. Une zone tendue ou congestionnée sera douloureuse, mais la douleur doit s'atténuer progressivement. Si en un point précis, le contact provoque une douleur vive, ce peut être le signe d'une blessure et il faut alors prendre immédiatement un avis médical.

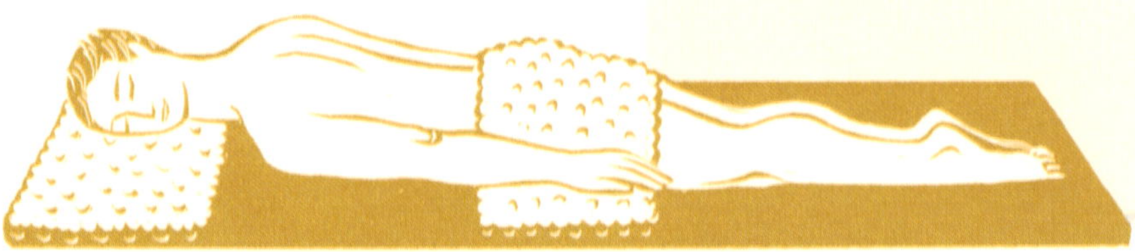

3

Q Mon ami ne veut pas se laisser masser les fesses, qu'est-ce que je peux faire ?

R Nous avons vu que le massage de la zone des fessiers aidait à détendre la région lombaire. Une fois que la personne qui se fait masser a compris que celle qui la massait ne s'intéressait pas du tout à son apparence physique, en général, ses réticences disparaissent. Cependant, vous vous devez de respecter la volonté de votre ami et vous ne devez pas insister.

4

Q Mon amie est tellement menue que je n'arrive pas à faire des pétrissages sur le côté de son buste, que dois-je faire ?

R Je crois qu'il faut vous contenter de faire des pressions glissées – ce qui est très agréable – car si vous n'arrivez pas à saisir suffisamment de chair et de muscles vos pétrissages risquent de se transformer en pincements.

5

Q Je rééquilibre l'énergie d'une personne qui s'endort au cours de chaque séance, est-ce que ça pose un problème ?

R Aucun. Continuez la séance, visualisez les couleurs et l'énergie de votre sujet sera rééquilibrée, même s'il s'est endormi. Il ou elle se réveillera détendu/e et en pleine forme.

8

Q J'ai une crème qui est supposée chauffer la peau et détendre les muscles, est-ce que je peux l'utiliser pour masser le dos ?

R Non, c'est tout à fait déconseillé. Ces crèmes contiennent une forte concentration de menthol, elles dégagent beaucoup de chaleur et il faut limiter leur usage aux zones peu étendues. Elles ont de plus une odeur très forte qui s'imposerait si on les utilisait en massage.

9

Q Quelle est la fréquence recommandée pour un massage du dos ?

R Essayez d'effectuer un massage de 45 minutes, deux ou trois fois par semaine, et voyez comment réagit votre sujet.

10

Q Peut-on masser le dos des personnes âgées ?

R Oui, à condition bien entendu de ne pas exercer de pression trop forte, car les personnes âgées ont les os plus fragiles et la peau plus fine. Quelle que soit la partie du corps que vous massez, faites-le avec précaution.

4

MASSAGE DES JAMBES ET DES PIEDS

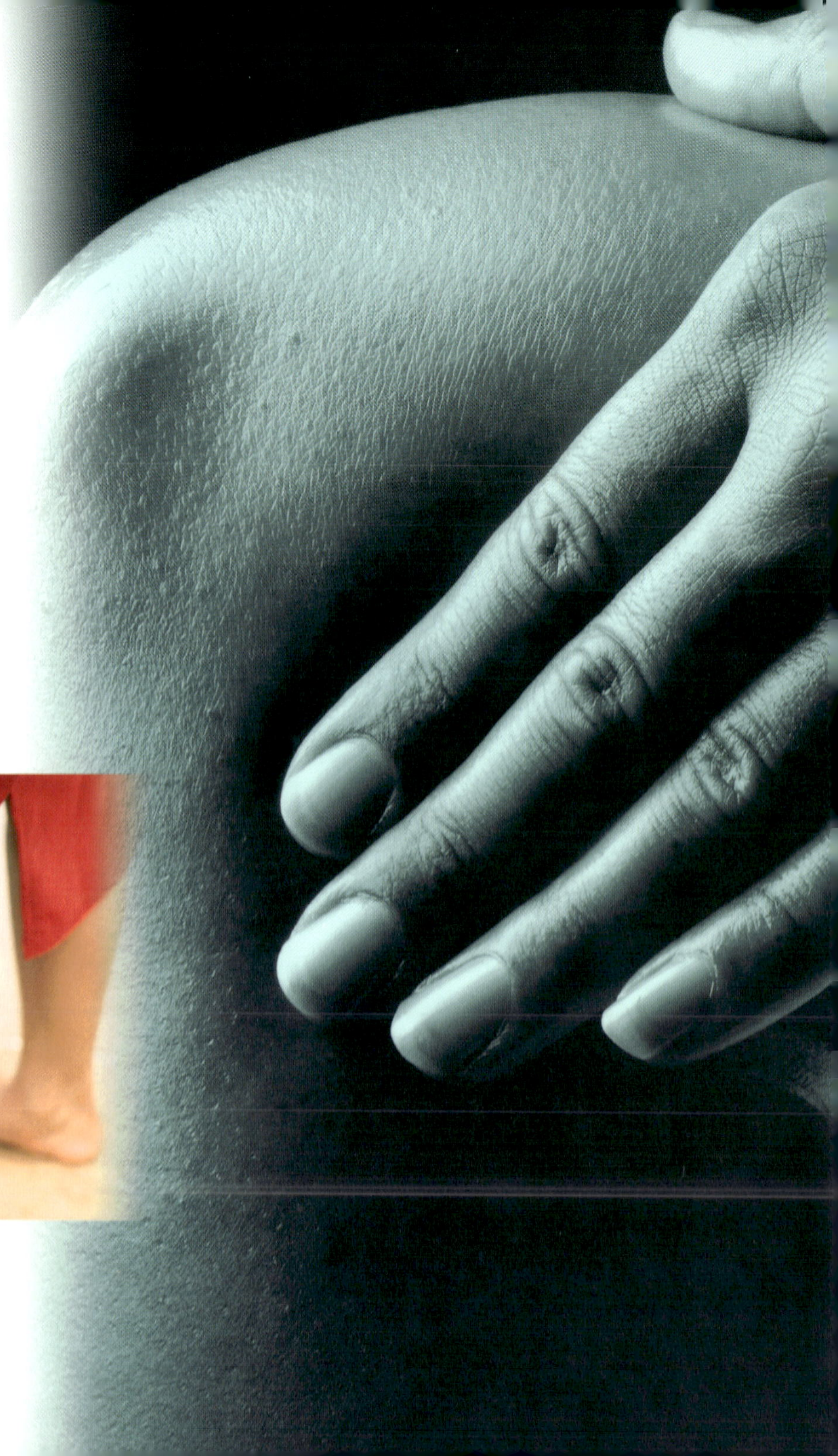

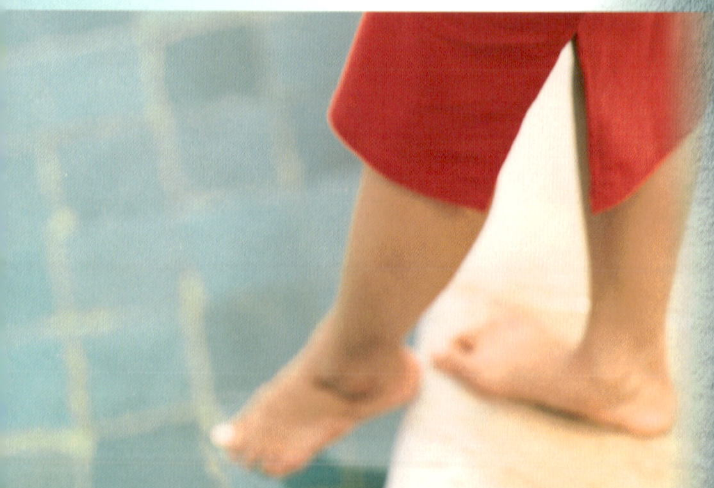

Les membres inférieurs travaillent dur ; toute la journée, ils ont à supporter le poids de notre corps, c'est pourquoi les muscles des jambes sont particulièrement sujets à la douleur et au manque de souplesse. Masser les jambes de quelqu'un exige de la part du masseur une certaine dépense d'énergie, surtout si le sujet est un homme, car ses muscles sont plus gros et plus développés et donc plus difficiles à assouplir. En revanche, les muscles d'une femme sont moins développés, plus petits, et il faut les masser en appliquant une pression plus légère.

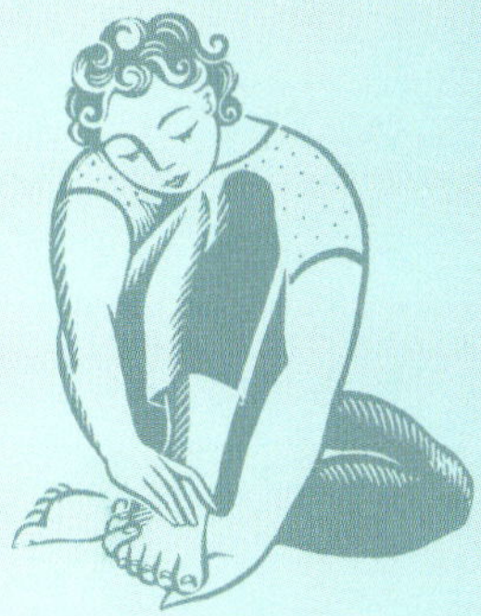

Des jambes et des pieds régulièrement massés sont toniques, souples et forts.

Les soins concernant les jambes et les pieds sont un classique du thermalisme et de la balnéothérapie ; ils sont utilisés pour éliminer la cellulite et redonner du tonus à la peau. On peut très facilement mettre au point des soins proches de ceux dispensés dans les stations thermales et les appliquer chez soi afin de stimuler la circulation sanguine, effectuer un drainage lymphatique et améliorer le tonus musculaire. Pour donner un résultat, le traitement doit être mis en œuvre deux à trois fois par semaine. Il est tout à fait possible d'apprendre à se masser soi-même, mais un automassage n'est jamais aussi efficace qu'un massage prodigué par quelqu'un d'autre.

Masser les pieds est un art utile à connaître. Ce massage est facile à faire, il prend peu de temps et peut être auto-administré. La technique décrite dans ce chapitre peut constituer une séance de massage à elle seule ou être ajoutée à un massage des jambes pour constituer un massage général des membres inférieurs. Les pieds sont en permanence soumis à de fortes contraintes ; on dit qu'au cours d'une vie ils parcourent le trajet aller-retour de la Terre à la Lune, ils méritent donc d'être l'objet de soins attentifs. Selon la réflexologie, ils sont l'aboutissement des canaux énergétiques qui sillonnent le corps et on peut en massant des zones précises soigner tout le corps ; la médecine ayurvédique et le massage pratiqué en Asie y placent des points de pression. Inclure dans le massage du pied la pression de certains points permet de dispenser un soin plus complet.

Il faut toujours être attentif aux réactions de la personne massée. Si le massage et la pression des points sont corrects, le sujet ne doit pas ressentir d'inconfort mais un soulagement de ses tensions.

ANATOMIE DE LA JAMBE

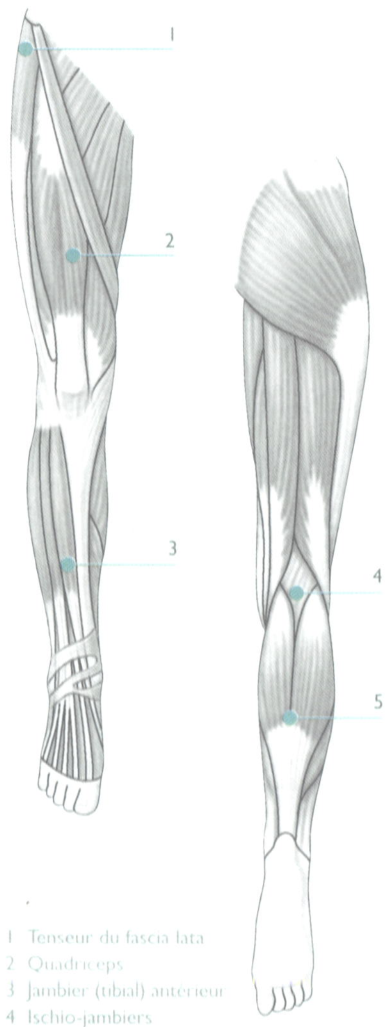

1 Tenseur du fascia lata
2 Quadriceps
3 Jambier (tibial) antérieur
4 Ischio-jambiers
5 Soléaire et jumeaux

LES JAMBES : MUSCLES ET PROBLÈMES

Particulièrement souples et élastiques, les muscles des jambes permettent de nombreux mouvements. Les principales zones à masser sont les suivantes :

Les muscles antérieurs

● **Quadriceps** Ce faisceau musculaire regroupe quatre muscles qui permettent de tendre la jambe (extension du genou) et de fléchir la cuisse (flexion de la hanche). Essentiels pour la marche et la station debout, ils supportent en grande partie le poids du corps. Une faiblesse de ce groupe musculaire se manifeste par la difficulté à tendre la jambe ou à fléchir la cuisse. Ces muscles peuvent se masser en profondeur et se prêtent particulièrement bien aux pétrissages.

● **Tenseur du fascia lata** Ce muscle vertical est tendu de l'os iliaque (bassin) au tibia. Il longe l'extérieur de la cuisse, permet de fléchir le genou et d'incliner le tronc sur le bassin. Son massage énergique agit sur le gros intestin et améliore, notamment, la constipation. Le massage oriental situe des points de pression importants dans cette zone de la cuisse.

● **Jambier antérieur** Ce muscle antérieur de la jambe permet de soulever le pied en fléchissant la cheville. Les sauts répétitifs effectués lors d'une séance d'aérobic ou le port de chaussures inadaptées peuvent le rendre douloureux. Des pressions exercées le long de la zone de tension calment la douleur.

Les muscles postérieurs

● **Ischio-jambiers** Au nombre de trois, les ischio-jambiers sont les muscles de l'arrière de la cuisse. Muscles de la marche et de la course, ils servent à fléchir le genou et à tendre la cuisse. On peut leur appliquer différentes manœuvres de massage, dont les pressions glissées profondes, le pétrissage et les percussions, afin d'activer la circulation et d'éliminer les toxines. Chez les femmes, ces muscles sont souvent recouverts d'une couche de graisse qui peut se transformer en cellulite. Chez les hommes qui font de l'exercice physique, ces muscles sont souvent tendus et difficiles à assouplir.

● **Soléaire et jumeaux** Muscles de la marche, de la course et du saut, ils forment le mollet et se terminent par le tendon d'Achille. Pétrissages, percussions et vibrations permettent de les échauffer et de les assouplir, avant ou après une activité sportive.

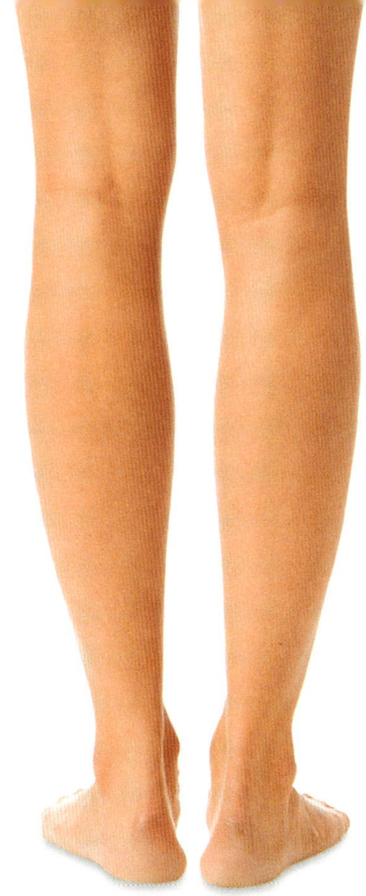

Prendre soin de ses jambes est une bonne prévention contre les problèmes circulatoires, notamment les varices.

Les problèmes les plus fréquents

● **Cellulite** Ce sont surtout les femmes qui ont de la cellulite et principalement sur les hanches et les cuisses, là où la peau manque de tonus et présente un aspect de peau d'orange. Le massage peut aider à éliminer la cellulite, à condition d'être pratiqué régulièrement et au moins deux fois par semaine, mais il faut parallèlement modifier son alimentation, en privilégiant les fruits frais, les légumes et les céréales, et en évitant les aliments riches en graisse. De plus, il faut essayer de boire environ 2 litres d'eau par jour et de limiter la consommation de boissons contenant de la caféine.

● **Raideur musculaire** Elle peut être due à une blessure légère, telle que l'élongation ou le froissement d'un muscle, mais ne massez pas une personne ressentant une forte douleur ou présentant une limitation de mouvement, et conseillez-lui d'aller voir un médecin. Pour échauffer un muscle raide ou tendu, commencez par des effleurages avant de passer à des manœuvres plus énergiques, comme le pétrissage. Il est parfois efficace d'alterner pressions légères et pressions profondes pour assouplir les muscles contractés.

● **Mauvaise circulation** Elle se manifeste par des membres froids, lourds et durs au toucher. Lorsque l'on masse les jambes, la pression s'exerce toujours du pied vers l'aine, pour faciliter le retour du sang veineux vers le cœur. Commencez par réchauffer le membre par des mouvements d'effleurage rapides et fermes avant de masser plus en profondeur.

HUILE POUR MASSER LES JAMBES

En utilisant la formule indiquée page 29, préparez une huile aromatique avec deux parts égales de romarin et de feuilles de myrte. Ces plantes stimulent la circulation et soulagent la douleur.

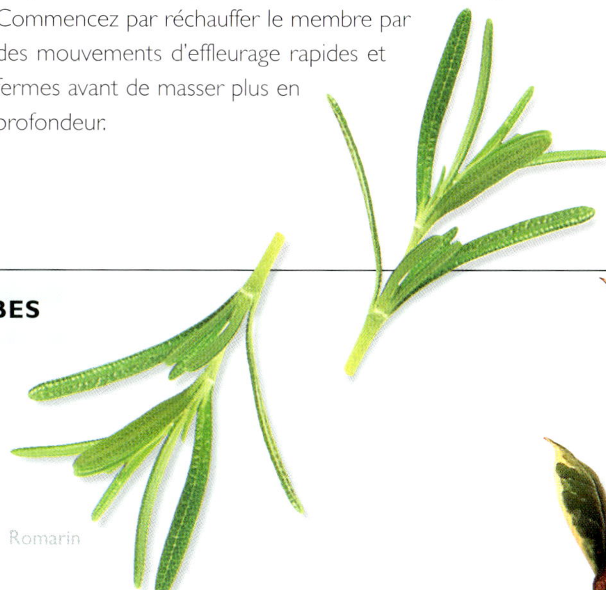

Romarin

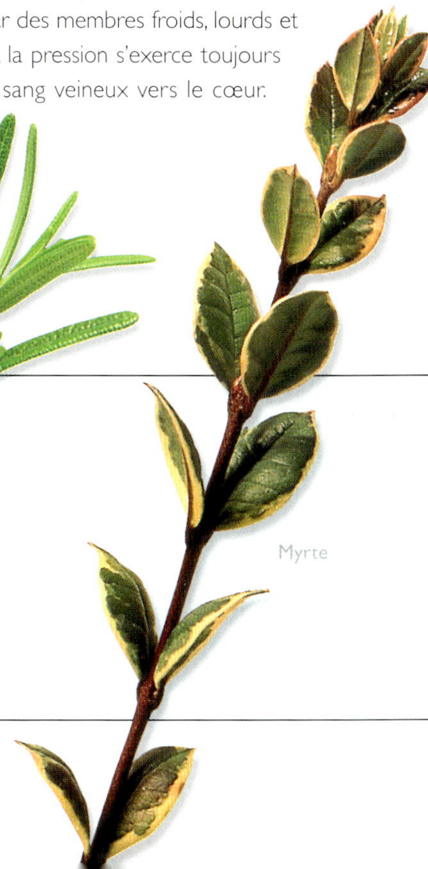

Myrte

COMMENT MASSER LES JAMBES

Face antérieure

Pour le massage de la face antérieure des membres inférieurs, le sujet doit être allongé sur le dos. Pour que sa position soit confortable, placez un petit coussin plat ou une serviette de bain pliée sous sa tête et sous ses genoux pour détendre la région lombaire. Prévoyez également une petite couverture ou une serviette de bain pour recouvrir les jambes et ne découvrez que la jambe massée.

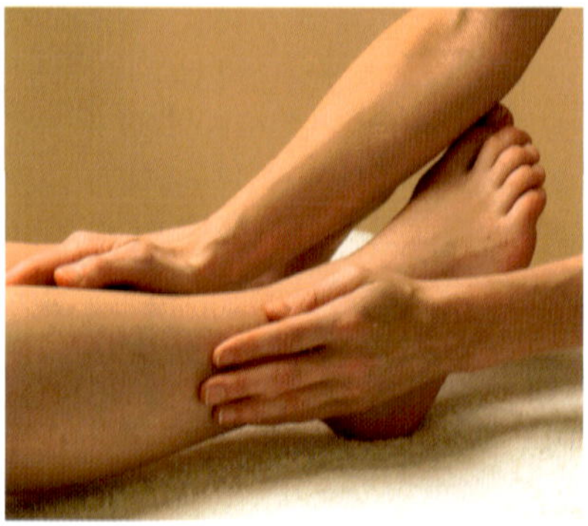

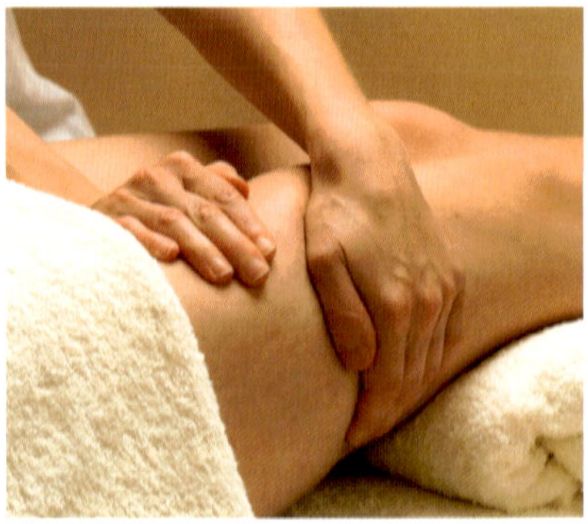

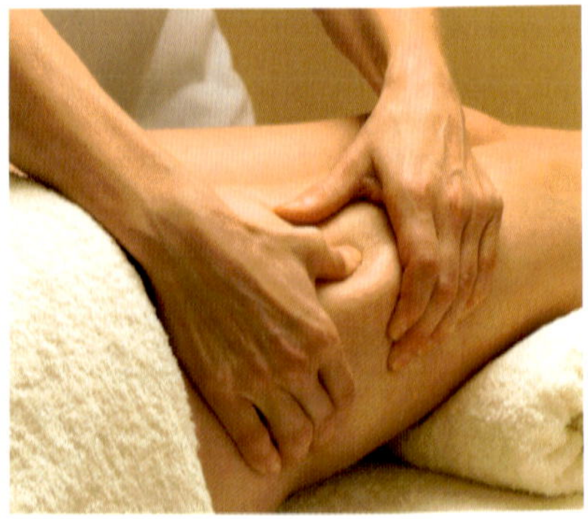

1 Placez vos deux mains de part et d'autre de la cheville et faites des pressions glissées en remontant le long de la jambe, allégez la pression au niveau du genou et exercez à nouveau une pression ferme le long de la cuisse. Ramenez vos mains à la position de départ en effleurant la cuisse, puis la jambe. Effectuez plusieurs fois ce massage en exerçant toujours une pression ferme de la cheville vers l'aine. Les pressions lentes sont relaxantes, les pressions rapides sont toniques. Cette première étape active la circulation.

2 Placez-vous maintenant du côté opposé à la jambe que vous massez. Posez une main à l'extérieur de la cuisse et l'autre à l'intérieur, doigts orientés dans la même direction. Imprimez à vos mains un mouvement de va-et-vient sur le sommet de la cuisse, c'est-à-dire sur le quadriceps. Les mouvements lents sont calmants et les mouvements rapides sont stimulants.

3 Vous allez ensuite pétrir les muscles de la cuisse en suivant leur trajet et en partant du genou. Commencez par la face antéro-externe de la cuisse en déplaçant vos mains du genou vers la hanche. Massez ensuite de la rotule au haut de la cuisse et terminez par l'intérieur de la cuisse ; allégez votre manœuvre en haut de la cuisse en raison de la présence de ganglions lymphatiques.

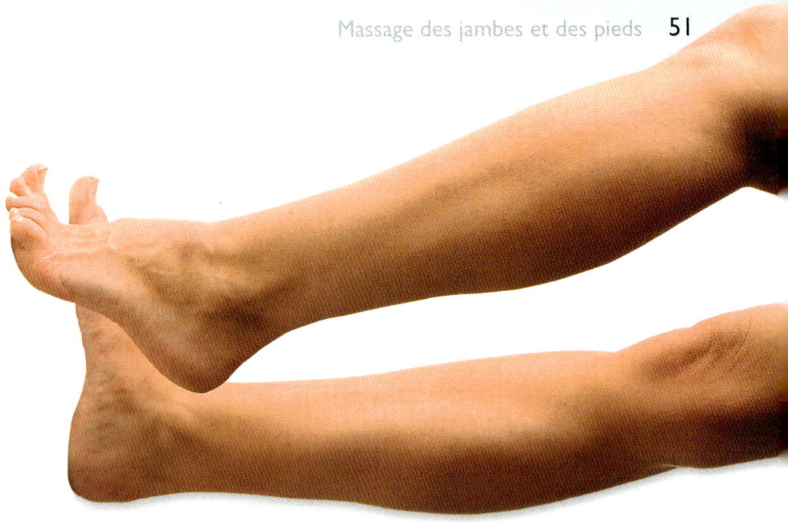

ATTENTION

Évitez d'appuyer sur la rotule, cela peut être douloureux.

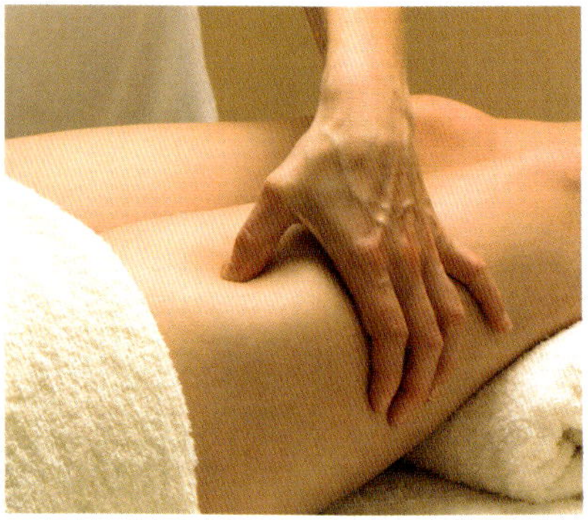

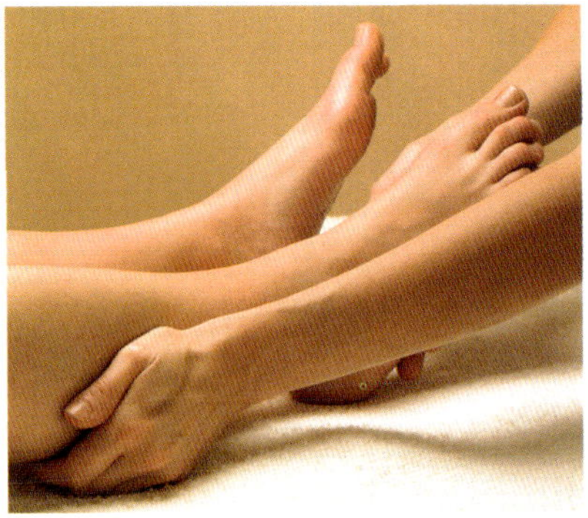

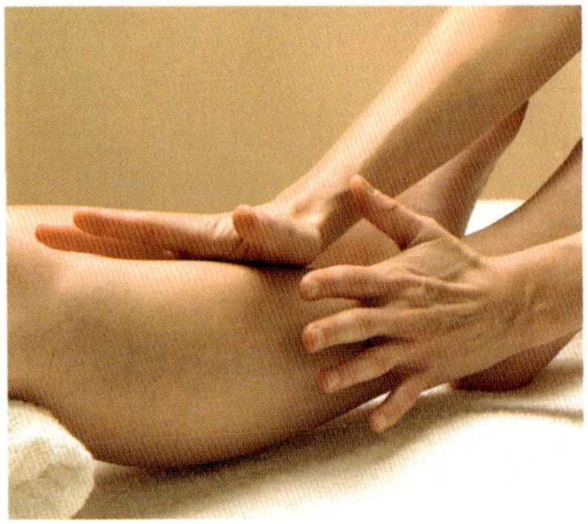

4 Vous allez maintenant exercer des pressions en vous inspirant des techniques de massage orientales. Commencez à l'extérieur de la hanche et appuyez fermement avec le pouce pendant 3 secondes, puis relâchez. Déplacez le pouce de 3 cm et renouvelez la pression, en progressant en ligne vers le genou. Faites de même sur le dessus de la cuisse, en allant vers la rotule et terminez par l'intérieur de la cuisse. Des pressions circulaires douces appliquées sur le pourtour de la rotule facilitent le processus de détoxication.

5 Replacez-vous devant les pieds et posez une main de chaque côté de la cheville. En pétrissant les muscles, remontez jusqu'au genou, puis ramenez les mains vers la cheville sans interrompre le contact, mais sans exercer de pression. Recommencez plusieurs fois ce massage qui réchauffe et détend les muscles, notamment le jambier antérieur qui occupe la partie antéro-externe de la jambe.

6 Une main de chaque côté de la cheville, faites des frictions rapides et alternées en remontant le long de la jambe, puis ramenez les mains vers la cheville. Cette manœuvre tonique active la circulation. Recommencez au moins trois fois et terminez en redescendant lentement vers la cheville, puis soulevez les mains. Couvrez la jambe massée et passez à l'autre. Demandez ensuite au sujet de se mettre à plat ventre pour le massage de l'arrière des jambes.

COMMENT MASSER LES JAMBES

Face postérieure

Le sujet se retourne et se met à plat ventre pour le massage de la face postérieure des membres inférieurs, prenez le temps de l'installer confortablement en laissant sous sa tête un petit coussin plat ou une serviette de bain pliée et en plaçant sous ses chevilles une serviette de toilette roulée pour détendre la région lombaire. Comme pour la face antérieure, ne découvrez que la jambe massée. Cette partie du massage des jambes tonifie les muscles et active le drainage lymphatique.

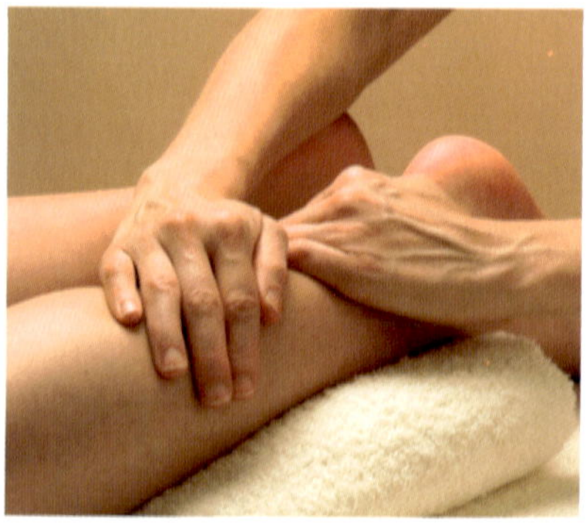

1

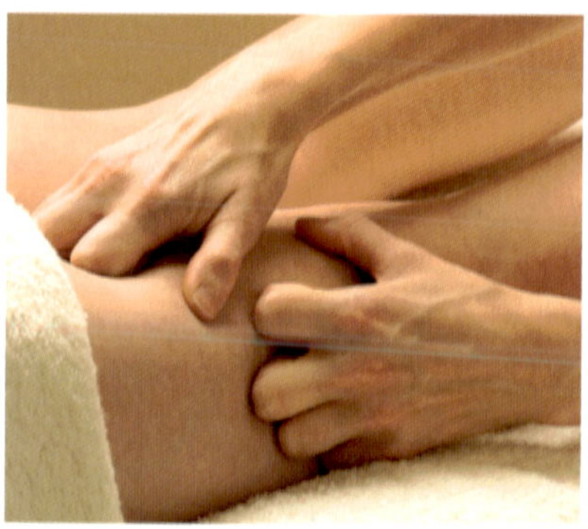

2

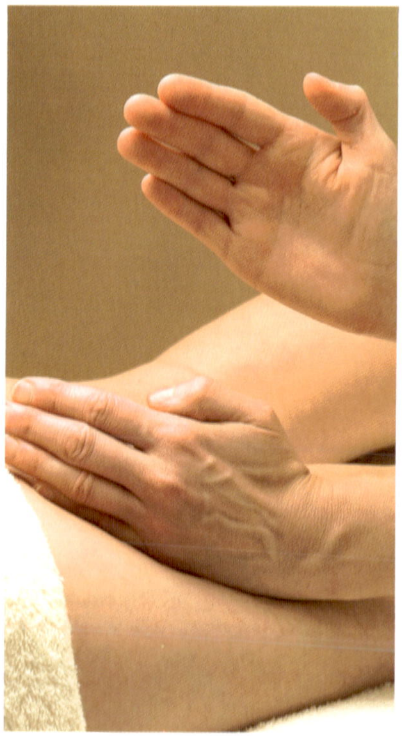

3

1 Placez les deux mains parallèles, mais orientées dans la direction opposée, au-dessus du talon. Faites des pressions glissées profondes sur le mollet, allégez la pression au niveau du genou, et reprenez les pressions glissées profondes sur la cuisse. Ramenez les mains à la position de départ en descendant en effleurage sur les côtés de la jambe. Recommencez plusieurs fois. Les pressions rapides réchauffent la jambe.

2 Fermez les mains, sans serrer les poings, et faites des pressions circulaires lentes sur tout l'arrière de la cuisse avec les articulations des phalanges, en vérifiant que la pression n'est pas douloureuse. Cette manœuvre aide à éliminer les toxines fixées sur les fibres musculaires et assouplit les muscles. L'utilisation d'une huile est conseillée pour effectuer ce massage, par exemple l'huile aromatique dont la formule est indiquée page 49. L'huile lubrifie la peau et facilite le déplacement des mains qui peuvent alors exercer une pression plus efficace.

3 Placez-vous perpendiculairement à la cuisse que vous massez, tenez les deux mains en l'air parallèles, et imprimez-leur un mouvement de va-et-vient vertical, en gardant le poignet souple. Grâce à ce mouvement, faites des percussions rapides et légères sur tout l'arrière de la cuisse, en partant du genou, et redescendez par les côtés. Massez ainsi les muscles de l'arrière de la cuisse et vérifiez que la manœuvre reste agréable. Terminez par des pressions glissées légères.

ASSOCIER LES PIEDS

Le massage des jambes commence par la face antérieure, le sujet étant allongé sur le dos. Ensuite, il se met à plat ventre pour le massage de la partie postérieure. Le massage des pieds est soit un massage en lui seul, soit inclus dans une séance plus longue de massage de tout le membre inférieur.

ATTENTION

N'exercez AUCUNE pression sur la partie variqueuse d'une veine, seuls des effleurages sont possibles. En revanche, masser au-dessus et en dessous activera la circulation.

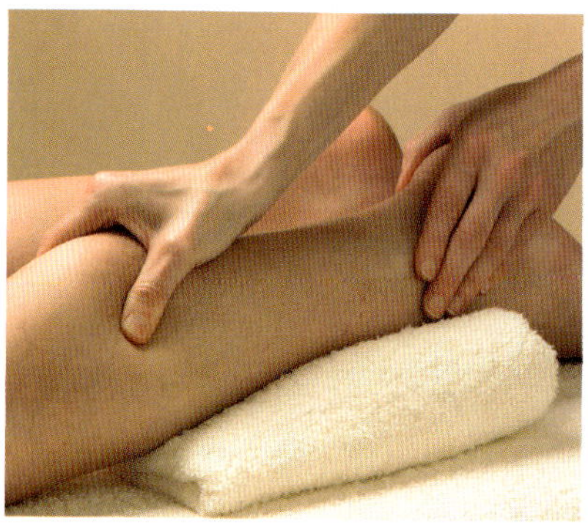
4

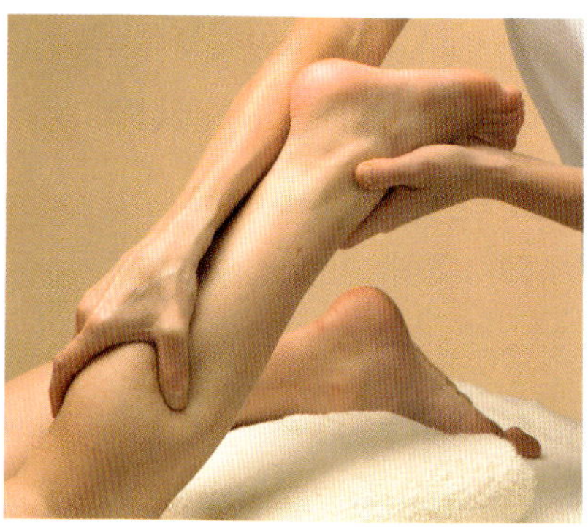
5

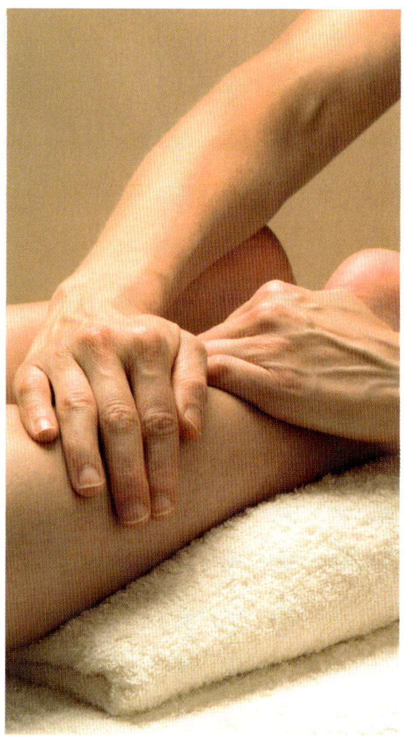
6

4 Replacez-vous devant les pieds, immobilisez la jambe d'une main et pétrissez les muscles du mollet entre le pouce et les autres doigts de l'autre main. Si les muscles sont très contractés, commencez par un massage lent jusqu'à ce qu'ils commencent à s'assouplir, vous pouvez alors augmenter l'intensité de la pression.

5 Passez une main sous la cheville, soulevez la jambe, pliez-la à 45° et faites reposer le pied sur votre main pour maintenir la position. Avec l'autre main, exercez des pressions le long du mollet, de la cheville au genou Cette manœuvre de drainage facilite l'élimination des toxines accumulées dans cette zone. Recommencez plusieurs fois cette série de pressions le long du mollet.

6 En commençant à la cheville, faites des effleurages *(voir page 13)* de tout le membre inférieur jusqu'au sommet de la cuisse, puis revenez à la cheville en effleurant les côtés de la jambe. Recommencez plusieurs fois. Vous remarquerez que les jambes sont maintenant plus chaudes et les muscles plus souples qu'au début. Le massage a activé la circulation, la peau a changé de couleur, elle est plus rose. Demandez au sujet de vous décrire ses réactions. Couvrez la jambe massée et procédez au massage de la face postérieure de l'autre jambe.

ANATOMIE DU PIED

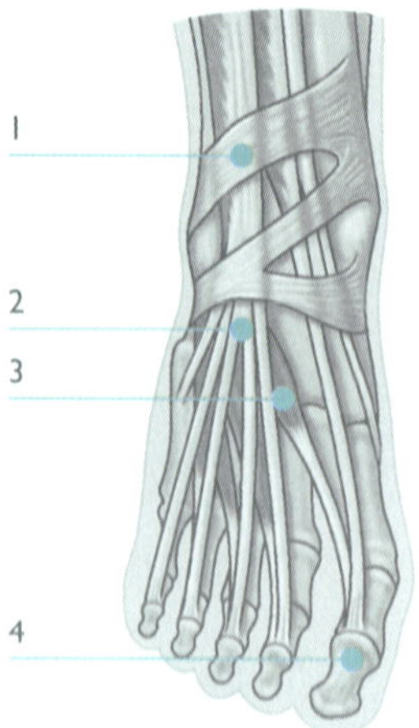

1 Ligament
2 Tendons
3 Muscles
4 Os

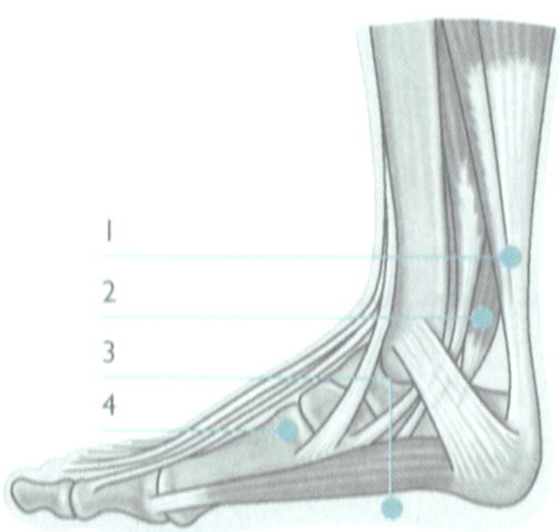

1 Tendon d'Achille
2 Muscles
3 Voûte plantaire
4 Os

LE PIED ET SES PROBLÈMES

Le pied est constitué d'un grand nombre d'os et de muscles qui assurent une multitude de mouvements nous permettant de tenir debout et de marcher. Certains muscles du pied sont minuscules et leurs modes d'insertion variés sur la charpente osseuse autorisent un grand nombre de mouvements de flexion et d'extension. Ils créent une plate-forme stable sur laquelle s'équilibre le poids du corps lors de la marche et de la course.

Dans certaines traditions de vision globale du corps, le pied est considéré comme un point de jonction où convergent tous les canaux d'énergie. En réflexologie, par exemple, on peut se soigner entièrement en agissant sur le pied, parce que l'énergie en provenance des différentes parties du corps aboutit au pied. On peut représenter sur le pied une carte correspondant à l'ensemble de l'organisme ; par exemple, en agissant sur le gros orteil, on peut soulager les douleurs de la nuque et de la tête. La réflexologie est une discipline en elle-même, pratiquée par des thérapeutes ; cependant, on peut inclure la pression de certains points dans le déroulement d'une séance de massage pour en augmenter l'efficacité. C'est une façon de faciliter l'élimination des toxines.

Les problèmes de pied et leur solution

● **Peau sèche** De trop nombreuses personnes s'occupent peu de leurs pieds dont la peau est sèche et déshydratée. Pour le bien-être de vos pieds, essayez ce soin très simple : plongez-les dans une bassine d'eau chaude pendant une dizaine de minutes. Ensuite frictionnez-les avec une poignée de sel de mer fin. Rincez-les et séchez-les soigneusement, puis massez-les avec un lait corporel nourrissant.

● **Talons craquelés** Une peau sèche et craquelée peut même en venir à saigner, ce qui entraîne une gêne importante. Allez voir un pédicure, mais vous pouvez également essayer ce mélange d'huiles essentielles : ajoutez à 2 cl d'huile d'amande douce 4 gouttes d'huile essentielle de myrrhe et 6 gouttes d'huile essentielle d'encens. Pour nourrir la peau, massez les talons avec cette préparation deux fois par jour. Le meilleur moment est après avoir pris un bain ou une douche, l'eau chaude ayant assoupli la peau. L'huile sera absorbée plus facilement et le traitement agira plus vite.

● **Mycoses** Il s'agit d'infections qui affectent la peau ; dues à des champignons microscopiques, elles nécessitent un traitement antimicrobien. Pour lutter contre l'infection et soigner la peau, essayez de prendre deux fois par jour un bain de pieds dans de l'eau chaude additionnée de 4 gouttes d'huile essentielle d'arbre à thé.

● **Pieds froids ou douloureux** Pour activer la circulation, plongez les pieds 10 à 15 minutes dans de l'eau chaude additionnée d'une cuillerée à café de moutarde en poudre. Séchez-vous bien les pieds et massez-les en vous inspirant du massage décrit pages 56-57.

Produits pour le massage des pieds

Pour que le massage du pied soit réellement efficace, il est conseillé d'utiliser un produit de massage approprié. Vos doigts se déplaceront plus facilement sur les petites surfaces à masser si la peau est lubrifiée.

● **Talc** Beaucoup de praticiens pratiquant la réflexologie l'utilisent. On l'emploie lorsque le sujet ne souhaite pas que l'on enduise ses pieds d'huile, mais il ne faut pas que la peau soit sèche. Le talc donne un aspect soyeux à la peau.

● **Huiles de base** Pour les pieds dont la peau est très sèche, il faut utiliser une huile de base nourrissante, par exemple : de l'huile d'amande douce, de noix de macadamia, de passiflore ou d'avocat ; elles sont riches en vitamines et en acides gras essentiels qui facilitent la régénération de la peau.

● **Baume pour les pieds** Vous pouvez en fabriquer un vous-même. Versez dans un récipient en verre résistant à la chaleur 5 cl de votre huile de base préférée et ajoutez 10 g de cire d'abeille ou de beurre de coco. Placez le récipient dans une casserole d'eau frémissante et mélangez jusqu'à ce que la cire fonde. En utilisant des maniques, sortez le récipient du bain-marie et versez le liquide dans une petite bouteille propre. Laissez refroidir. Ce baume nourrissant est excellent pour masser les pieds.

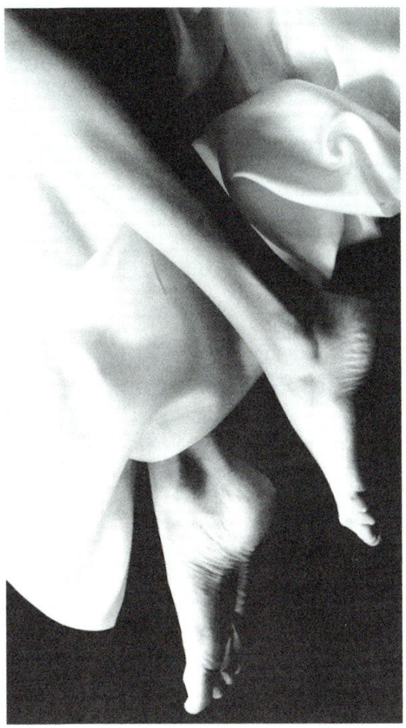

RÉFLEXOLOGIE PLANTAIRE

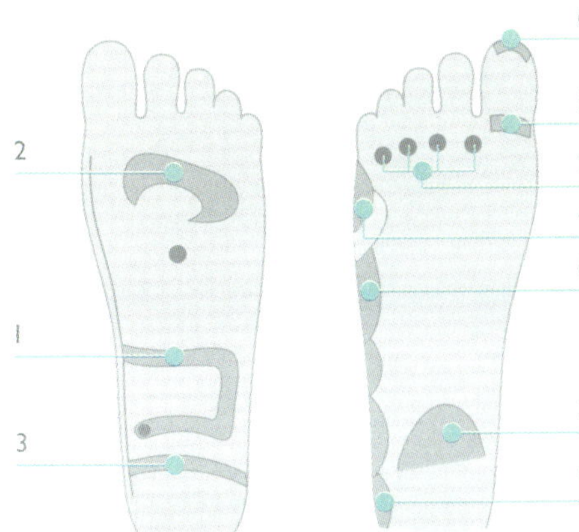

1 Système digestif
2 Poumons
3 Nerf sciatique
4 Épaule
5 Nuque
6 Tête
7 Système lymphatique
8 Bras
9 Genou

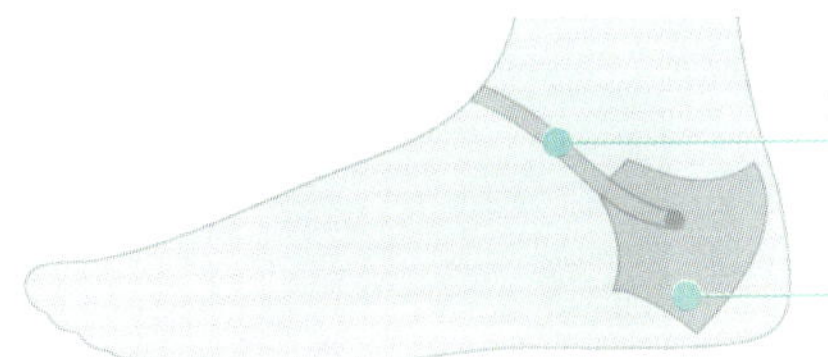

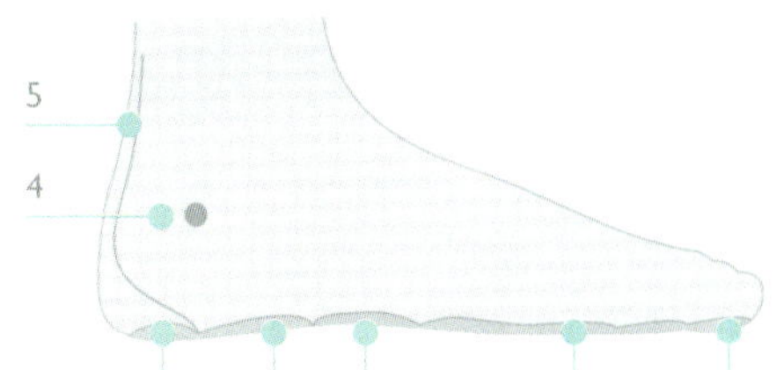

1 Bassin
2 Trompes de Fallope
3 Colonne vertébrale
4 Prostate/utérus
5 Utérus/rectum

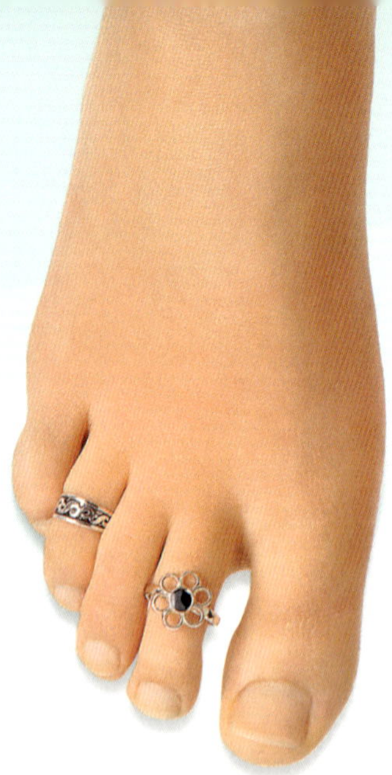

COMMENT MASSER LES PIEDS

Pour le massage des pieds, le sujet peut être soit allongé sur le dos, soit installé dans un fauteuil ; dans le second cas, vous devez vous asseoir sur un tabouret et faire reposer le pied que vous massez sur vos genoux. L'intensité et la durée du massage dépendront des circonstances, le massage du pied peut facilement être pratiqué en automassage. Comme pour le massage des jambes, pendant que vous massez un pied, couvrez l'autre. Pour masser, utilisez la crème ou l'huile de massage de votre choix.

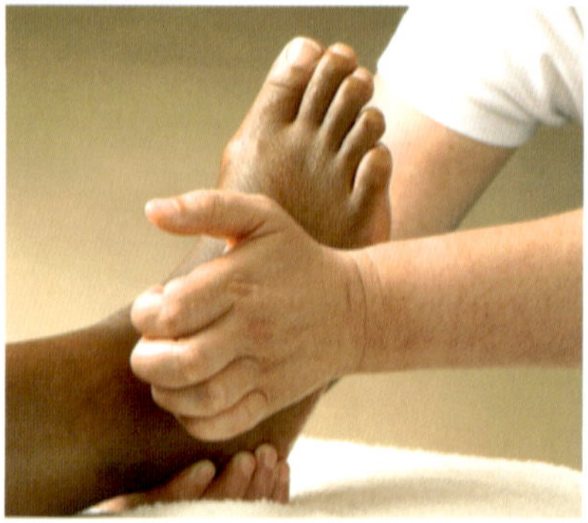

1 Pour soutenir et immobiliser le pied que vous allez masser, placez une de vos mains sous le talon. Avec l'autre main, faites des effleurages circulaires sur la face supérieure du pied pour le réchauffer et le détendre. Vous sentez sous la main le contact des os allongés du pied. Observez si le pied est chaud ou froid, raide ou souple. Si votre effleurage circulaire est rapide, il est stimulant, s'il est lent, il détend et soulage.

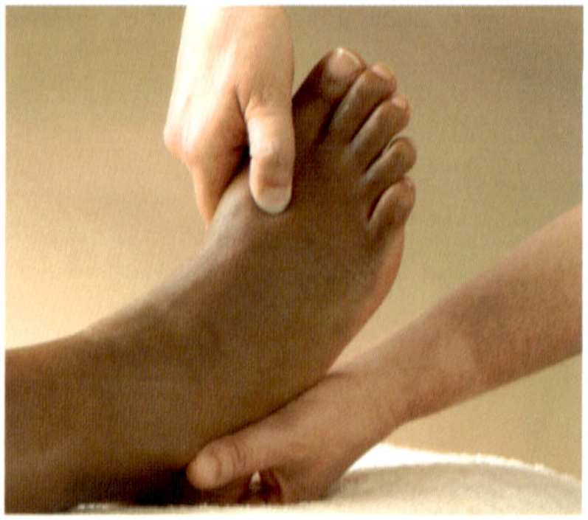

2 Faites ensuite des pressions linéaires avec le pouce toujours sur la face supérieure du pied, entre les tendons, de la base des orteils jusque vers le milieu du pied. Faites ainsi quatre lignes de pression en vérifiant qu'elles ne sont pas douloureuses pour le sujet. La sensibilité de cette zone n'est pas surprenante car elle est reliée au système lymphatique. Faites trois séries de pressions linéaires.

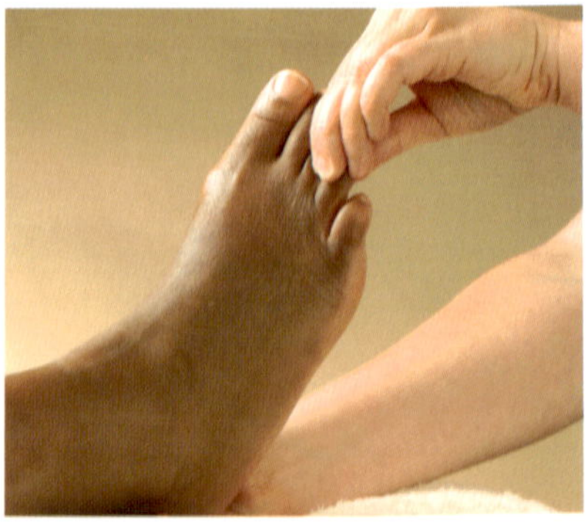

3 En commençant par le gros orteil, massez avec soin chaque orteil, l'un après l'autre. Massez sur le pourtour de l'ongle, puis faites des pressions sur les côtés jusqu'à la base de l'orteil. Si les orteils sont froids, massez-les jusqu'à ce qu'ils se réchauffent. Vous pouvez étirez légèrement chaque orteil à la fin du massage.

ATTENTION

N'exercez pas de pression sur les points anormalement sensibles. Évitez également les zones infectées, irritées ou enflammées, les verrues par exemple.

MASSER LES PERSONNES ÂGÉES

Le massage des pieds est un soin apprécié des personnes âgées à mobilité réduite. Elles peuvent le recevoir en restant confortablement assises. Ce massage active la circulation dans les jambes, ce qui est d'une grande utilité pour des personnes qui passent la plus grande partie de la journée en position assise. Lorsque vous massez une personne âgée, n'exercez pas de pressions fortes et soyez attentif à ses réactions.

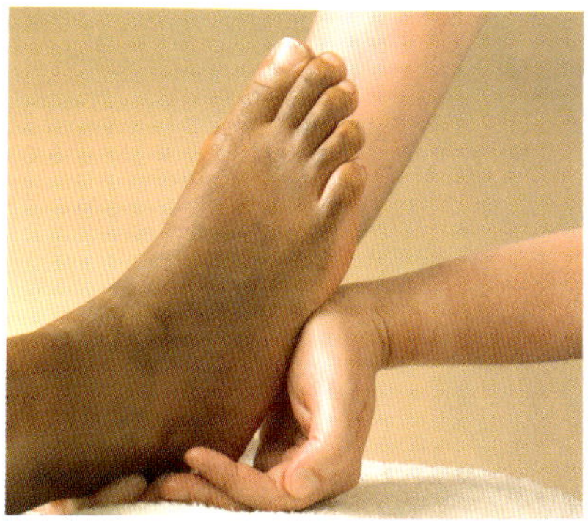

4 Avec la base de la main, faites des pressions circulaires sur la plante du pied. Vous pouvez exercer une pression assez forte, surtout au niveau de la voûte plantaire. La détente procurée par cette partie du massage est très agréable. Sous l'effet des pressions, les articulations se libèrent, les os bougent. Ce qui fait particulièrement du bien à des pieds qui étaient serrés dans des chaussures étroites.

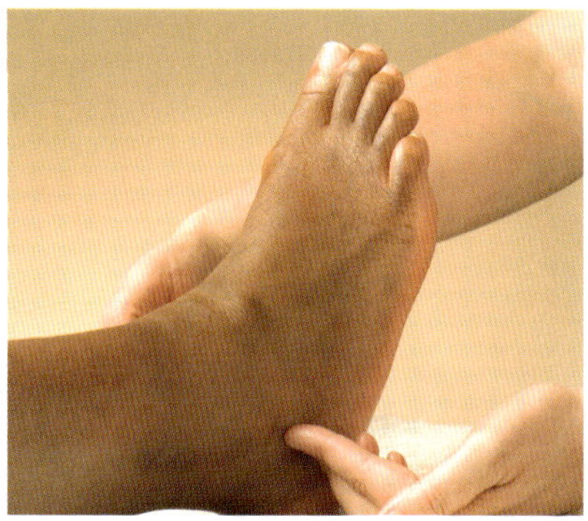

5 Vous allez ensuite exercez une pression douce sur deux points importants. Appliquez le majeur de chaque main de chaque côté de la cheville, à mi-chemin entre le talon et la malléole – la saillie osseuse de la cheville. Appuyez doucement pendant trois secondes, relâchez et recommencez deux fois.
La pression de ces points, communs à la réflexologie et au massage énergétique originaire d'Asie, soulage la douleur, stimule l'élimination et les organes génitaux.

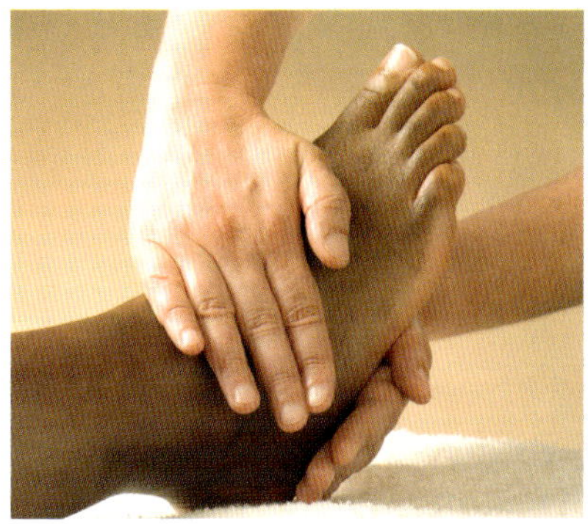

6 Pour terminer, prenez le pied en sandwich entre vos deux mains et exercez une série de pressions en allant des orteils vers la cheville ; allégez la pression lorsque vous revenez vers les orteils. Cette manœuvre active la circulation et diffuse les effets du massage dans tout le corps. La dernière fois que vous revenez vers les orteils, quittez progressivement et lentement le contact du pied. Couvrez-le et massez l'autre pied.

10 QUESTIONS ET RÉPONSES

Massage des jambes et des pieds

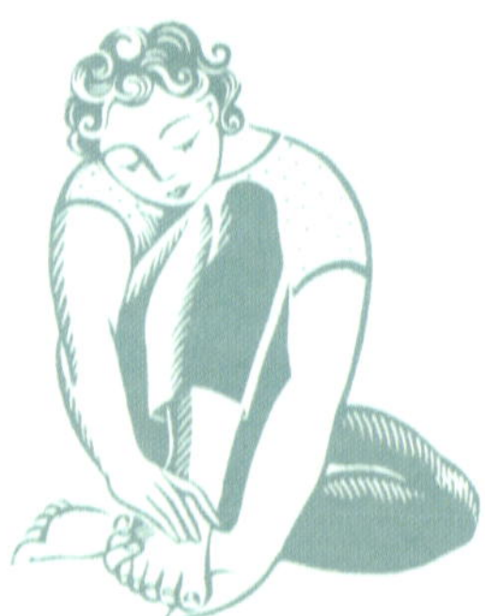

1

Q **Je suis debout toute la journée, mes pieds gonflent, le massage me ferait-il du bien ?**

R Oui, vous pouvez même essayer de vous faire vous-même le massage expliqué pages 56-57. Pour faciliter la circulation dans les jambes, essayez de porter des bas de contention. De retour chez vous, asseyez-vous un quart d'heure avec les jambes surélevées pour drainer les jambes ; ensuite, massez-vous les pieds. Si vous prenez l'habitude de faire tout cela, vous verrez que vos pieds gonfleront moins.

2

Q **Si quelqu'un s'est blessé en faisant du sport, est-ce qu'on peut le masser ?**

R Tout dépend de la gravité du problème. S'il s'agit simplement d'un muscle froissé, un massage doux détendra et assouplira le muscle. Si la personne souffre beaucoup ou a des difficultés à marcher, la blessure risque d'être sérieuse et il est souhaitable qu'en première instance elle consulte un professionnel de la santé.

6

Q **Je n'aime pas faire des percussions sur les jambes, quelle autre technique puis-je utiliser ?**

R Commencez, comme c'est indiqué page 52, à vous exercer à faire le mouvement sans être en contact avec la jambe. Mains en l'air, doigts parallèles, imprimez-leur un mouvement alterné et rythmé de va-et-vient vertical. Le mouvement doit être aussi léger qu'un battement d'ailes. Si vous n'aimez toujours pas utiliser cette technique, faites des tapotements alternés avec les mains en coupe.

7

Q **Le massage des jambes est-il bon pour les sportifs ?**

R Oui, et les athlètes aiment se faire masser les jambes avant l'effort pour augmenter l'afflux de sang dans les muscles.

3

Q Comment puis-je améliorer l'aspect de mes cuisses ?

R Il s'agit d'un problème courant. Le massage seul ne réussira pas à améliorer la situation, vous devez surveiller votre régime alimentaire. Le café, le sucre et les aliments à pauvre valeur nutritive favorisent l'installation de graisse sous la peau. Privilégiez les aliments frais, les jus de fruits naturels et surtout buvez beaucoup d'eau. Et sachez qu'une bonne nuit de sommeil améliore toutes les fonctions corporelles.

4

Q J'ai une infection sous l'ongle du gros orteil, que puis-je faire ?

R Les infections qui se logent sous les ongles ne sont pas faciles à traiter. Essayez de prendre deux fois par jour un bain de pied chaud additionné de 15 g de sel. Séchez le pied et appliquez le mélange d'huiles essentielles dont la composition suit. Ajoutez à 2 cl d'huile d'amande douce 5 gouttes d'huile d'arbre à thé et 5 gouttes d'huile de myrrhe. Utilisez un coton-tige pour faire pénétrer le plus possible sous l'ongle.

5

Q Peut-on masser les pieds d'une femme qui est enceinte ?

R Oui et, en général, les femmes enceintes apprécient beaucoup le massage des pieds, surtout au cours des derniers mois de la grossesse lorsqu'elles ont les jambes lourdes et les pieds douloureux. Le massage doit être doux et fluide et il ne faut pas utiliser d'huiles essentielles, à moins que leur usage n'ait été préconisé par un aromathérapeute ou un phytothérapeute.

8

Q Comment puis-je améliorer l'aspect de mes jambes ?

R Sous la douche, frictionnez-vous les jambes avec une poignée de sel fin pour activer la circulation. Après vous être séché les jambes, appliquez le mélange d'huiles essentielles dont la composition suit. Ajoutez à 2 cl d'huile d'amande douce 3 gouttes d'huile de cyprès et 4 gouttes d'huile de romarin. Massez-vous les cuisses tous les jours avec ce mélange. Il faut continuer pendant un mois pour obtenir un résultat visible.

9

Q Ma mère a tendance à avoir les pieds et les jambes qui enflent, puis-je la masser ?

R Elle doit d'abord consulter son médecin traitant pour identifier l'origine du problème. S'il n'émet pas d'avis défavorable, vous pouvez alors la masser.

10

Q La peau de mes jambes est très sèche, qu'est-ce que je peux faire ?

R Massez-vous avec de l'huile d'amande douce ou de l'huile d'avocat. Riches en vitamines, elles nourriront et hydrateront votre peau.

5

MASSAGE DES BRAS ET DES MAINS

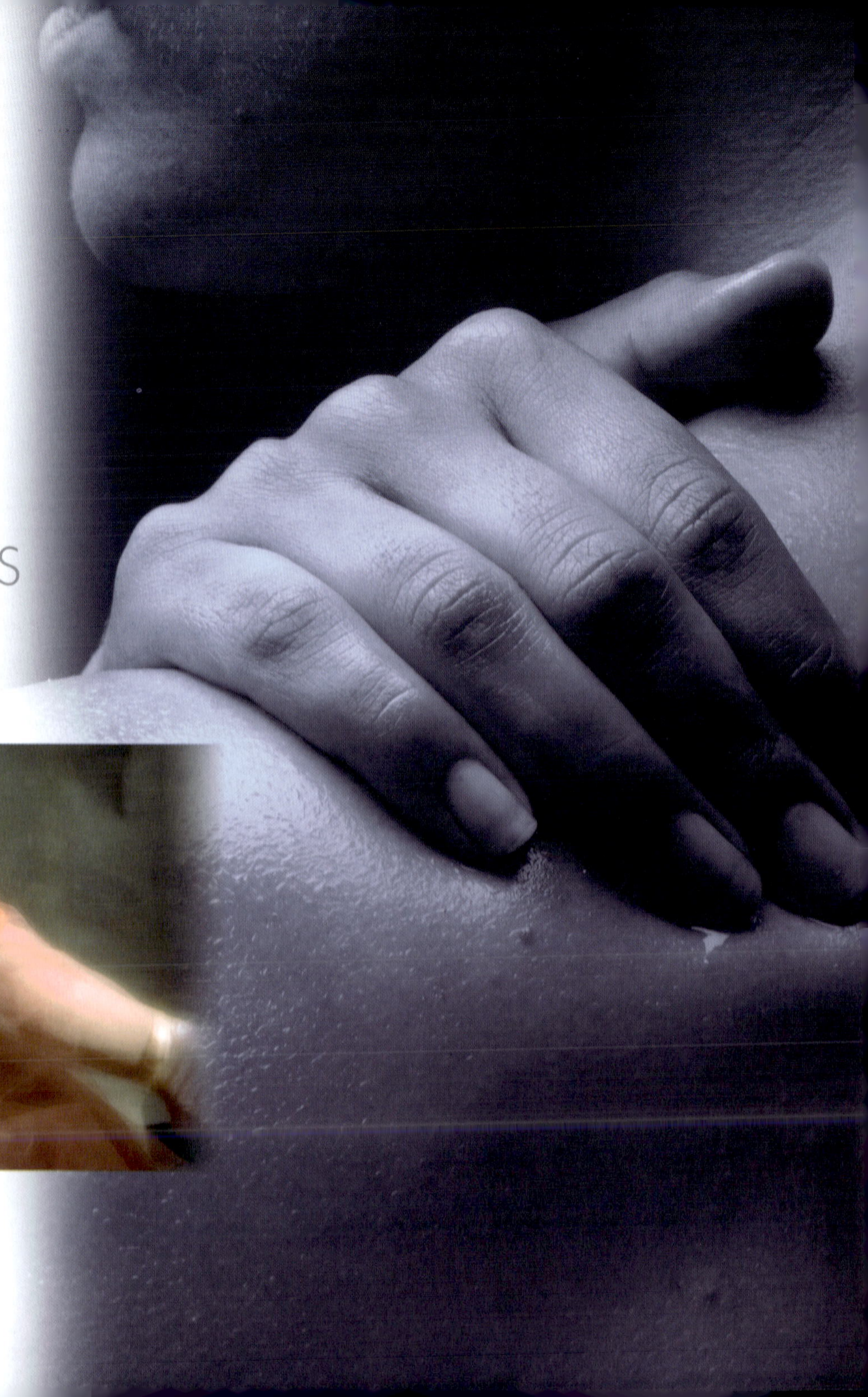

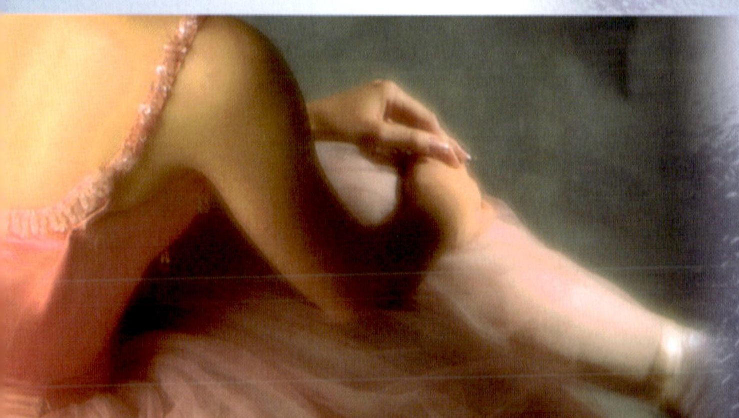

Contrairement aux membres inférieurs, et notamment à leur face postérieure qui offre d'importantes masses musculaires à masser, les membres supérieurs comportent des zones charnues réduites. On peut parfois effectuer des pressions glissées et des pétrissages d'une seule main. De plus, la personne massée a plus de difficulté à détendre les bras que les jambes ; parfois, elle a même tendance à soulever le bras pour « aider » le masseur. Pour lutter contre cette tension involontaire, secouez doucement le bras que vous allez masser jusqu'à ce qu'il soit complètement détendu.

Avec les bras et les mains, nous contrôlons notre environnement immédiat. Nous touchons avec le bout des doigts, nous saisissons avec les mains et appréhendons le contour des choses en bougeant les bras. Des milliers de fois par jour, grâce aux mouvements de nos bras, nous soulevons, tournons, tordons, poussons, tirons… Nous effectuons des actions aussi diverses que soulever et porter des poids ou enfiler une aiguille. Les roboticiens ont bien du mal à créer des machines capables de reproduire des mouvements aussi précis et perfectionnés que ceux que nous accomplissons grâce aux multiples combinaisons du travail de nos muscles, tendons et ligaments.

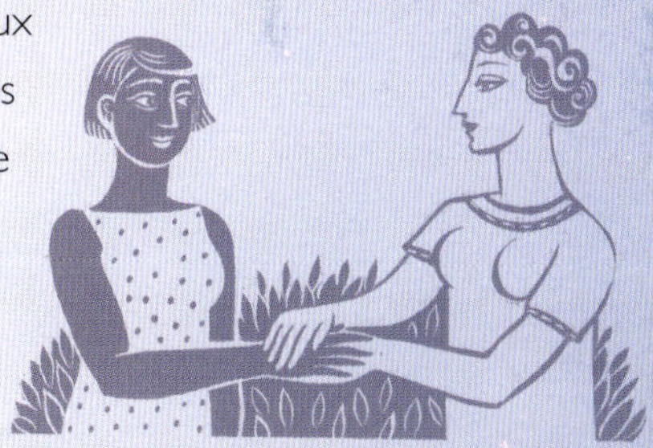

Le massage des petits muscles et des petites articulations des bras et des mains est à base de pressions glissées et de pétrissages.

Nous en demandons parfois trop à nos membres supérieurs ; par exemple, les mouvements répétitifs que nous sommes amenés à effectuer dans le cadre de notre travail en raison de l'automatisation des tâches peuvent entraîner des troubles musculo-squelettiques (TMS) – tendinites, inflammations de bourses séreuses, compressions de nerfs. Le poignet et la main sont les localisations les plus fréquentes parce que nous sommes de plus en plus nombreux à travailler sur un clavier d'ordinateur, mais les musiciens professionnels et particulièrement les pianistes sont également concernés. Le massage des bras et des mains aide à lutter contre le stress émotionnel et soulage temporairement la douleur, qui reviendra si sa cause n'est pas éliminée. Une personne qui est atteinte de troubles musculo-squelettiques doit consulter un médecin qui l'orientera éventuellement vers un masseur-kinésithérapeute.

ANATOMIE DU BRAS

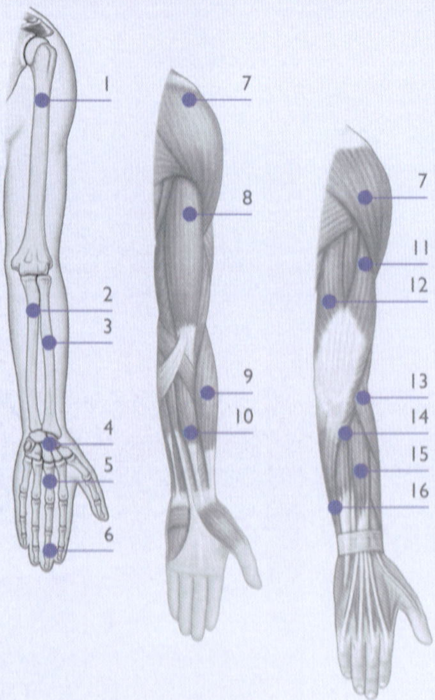

1 Humérus
2 Cubitus (ulna)
3 Radius
4 Carpe
5 Métacarpe
6 Phalanges
7 Deltoïde
8 Biceps
9 Long supinateur (brachio-radial)
10 Fléchisseur radial du carpe
11 Vaste latéral
12 Long triceps
13 Long extenseur radial du carpe
14 Extenseur du petit doigt
15 Extenseur des doigts
16 Extenseur ulnaire du carpe

LES BRAS : ANATOMIE ET PROBLÈMES

Les deux principaux mouvements effectués par les bras sont des flexions et des extensions. Nous plions et étendons les bras presque en permanence, en combinant ces deux mouvements avec des rotations et des torsions.

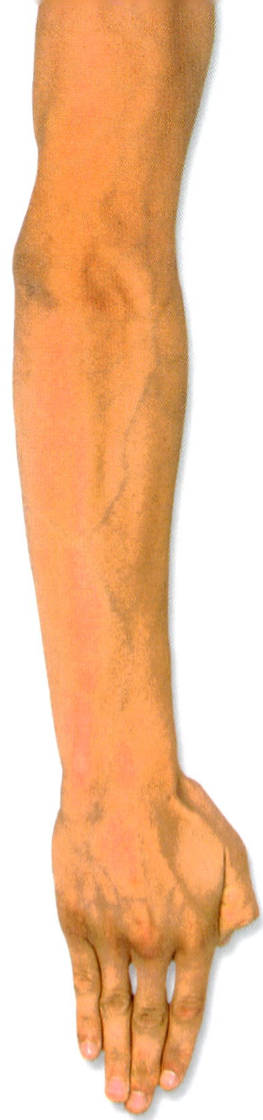

Les os du bras

- **Humérus** Il constitue le squelette du bras. Il s'articule, en haut, avec la ceinture scapulaire pour former l'épaule et, en bas, avec le cubitus pour former le coude.
- **Radius et cubitus** Le radius est à l'extérieur de l'avant-bras et le cubitus à l'intérieur. Le mode d'articulation de ces deux os permet à l'avant-bras d'effectuer, en plus de la flexion sur le bras, des mouvements de rotation sur lui-même qui, combinés à la préhension effectuée par les doigts, sont d'une très grande utilité dans les activités quotidiennes.
- **Poignet** L'articulation qui unit l'avant-bras à la main est très complexe : elle permet des mouvements de flexion, extension et torsion dans toutes les directions. Lorsque vous massez un bras, il est indispensable que le poignet soit soutenu, pour qu'il n'y ait pas de tension au niveau de l'articulation.

Les muscles du bras

Lorsque les pouces sont tournés vers l'extérieur, les muscles visibles de la face antérieure du bras et de l'avant-bras sont le *biceps* et les *fléchisseurs*. Ces muscles permettent de soulever, porter et tenir des objets.

Les muscles visibles de la face postérieure sont le *deltoïde*, qui enveloppe l'épaule, le *triceps*, à l'arrière du bras, et les *extenseurs*, à l'arrière de l'avant-bras. Ces muscles servent à pousser, pour écarter quelque chose, par exemple pousser une porte battante. L'ensemble des muscles, ligaments et tendons du bras rendent possible un nombre impressionnant de mouvements.

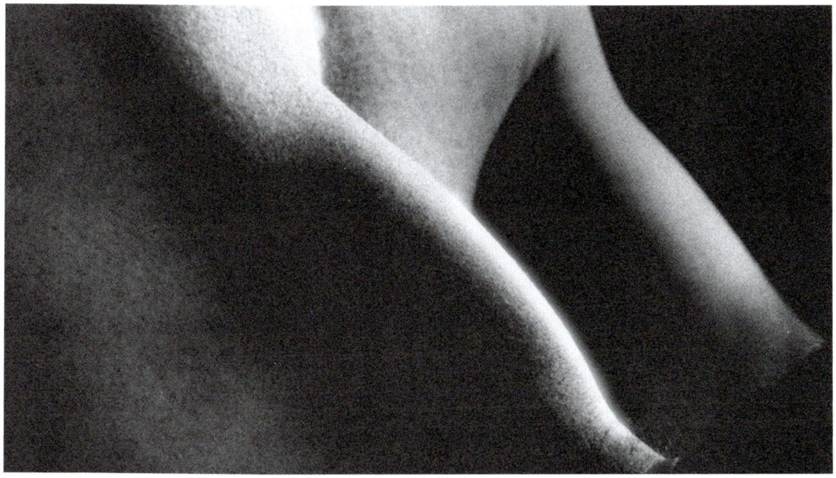

Les problèmes les plus fréquents

● **Contractures musculaires** Les contractures des muscles des bras sont fréquentes ; elles affectent en particulier les personnes qui ont un mode de vie sédentaire et qui entreprennent un jour de faire du bricolage, du jardinage ou de pratiquer un sport. Le massage assouplit les muscles tendus mais, si la douleur est importante, il est conseillé d'aller voir un médecin.

● **Troubles musculo-squelettiques** Ces problèmes causés par des mouvements répétitifs sont améliorés par le massage ; s'ils sont importants ils nécessitent un suivi médical. Notez la localisation du trouble et recherchez quel est le mouvement qui en est la cause – il est souvent lié à une activité professionnelle.

● **Fatigue musculaire** Elle peut survenir après un effort physique, par exemple après avoir porté un jeune enfant. Le massage du bras sera alors le bienvenu pour détendre et soulager les muscles fatigués et douloureux.

● **Mauvaise circulation** Le premier effet du massage est d'activer la circulation et de réchauffer la zone massée. Si le bras est froid lorsque vous commencez à agir sur lui, ne massez pas en profondeur tant qu'il ne s'est pas réchauffé sous vos mains.

● **Rhumatismes** Qu'ils soient dégénératifs ou inflammatoires, les rhumatismes se manifestent par une raideur articulaire entraînant une restriction des mouvements. Le massage doit être effectué en excluant toute pression forte et il ne faut pas masser une articulation enflammée – douloureuse, gonflée ou rouge.

Huile de massage pour les bras

Ce mélange active la circulation, réchauffe les bras et assouplit les muscles contractés. Les quantités indiquées permettent de masser les deux bras deux fois. Laissez passer quelques jours entre deux séances de massage.

1 Versez dans une bouteille en verre teinté 2 cl d'une huile neutre – huile de tournesol ou de pépins de raisin. Ajoutez les huiles essentielles suivantes : 3 gouttes de romarin, 4 gouttes de gingembre et 3 gouttes de lavande.

2 Fermez la bouteille et agitez-la vigoureusement pour bien mélanger les huiles essentielles avec l'huile de base. Le mélange est prêt à être utilisé.

ATTENTION

Le mélange ci-dessus ne convient ni aux femmes enceintes ni aux personnes souffrant d'épilepsie.

COMMENT MASSER LES BRAS

Pour le massage des membres supérieurs, le sujet doit être allongé sur le dos avec un petit coussin plat sous la tête et recouvert d'une couverture légère. Placez une serviette de toilette pliée sous le bras que vous massez. Si le sujet est allongé sur un lit bas, agenouillez-vous à côté du lit pour être à la hauteur du bras. Avant le massage, appliquez environ 5 ml d'huile de massage ou d'une huile de base neutre sur le bras.

ENCHAÎNER LES MASSAGES

Lorsque vous avez terminé de masser un bras et avant de passer à l'autre, couvrez le bras massé puis massez le second bras. Lorsque vous aurez appris le massage des mains *(voir pages 68-69)*, vous enchaînerez les deux massages, en massant un bras et la main correspondante, avant de passer au second bras.

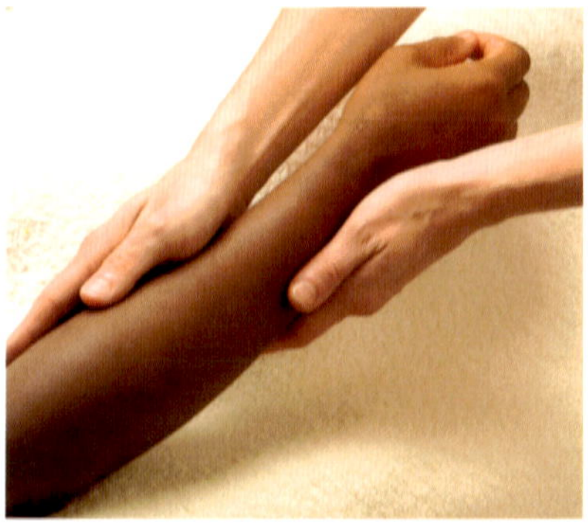

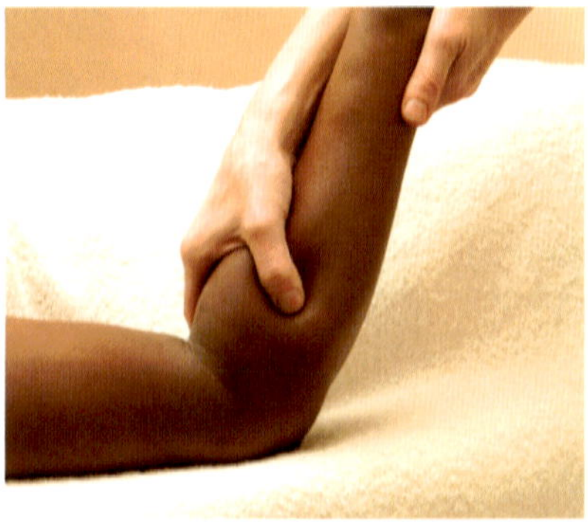

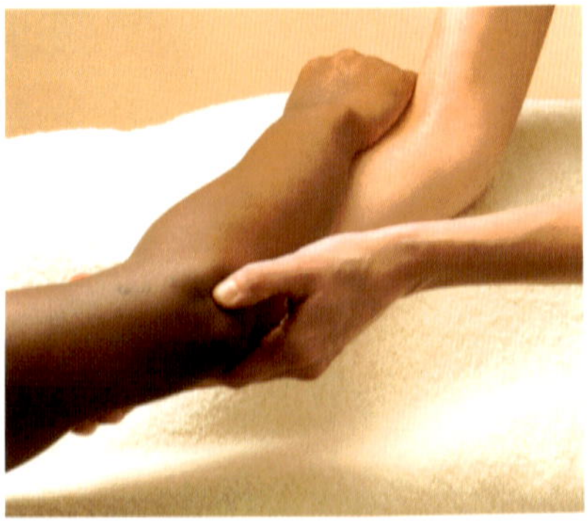

1 Placez une main sous le poignet pour soutenir le bras. Avec l'autre main, faites des pressions glissées du poignet jusqu'en haut du bras et retour vers le poignet. Adoptez un rythme régulier, sachant que le massage lent est relaxant et que le massage rapide est stimulant. Exercez une pression plus forte lorsque vous remontez le long du bras pour faciliter le retour du sang veineux vers le cœur. Faites ainsi plusieurs séries de pressions glissées.

2 Pliez le bras du sujet pour soulever son avant-bras puis, en maintenant toujours le poignet, pétrissez les muscles de l'avant-bras en progressant du poignet vers le coude et en faisant des pressions glissées pour revenir vers le poignet. Massez ainsi plusieurs fois les fléchisseurs et les extenseurs. Assouplissez progressivement les points douloureux que vous rencontrez sous vos doigts en veillant à ce que le massage ne soit jamais désagréable.

3 Placez maintenant une main sous le coude et, avec le pouce de l'autre main, faites une série de pressions circulaires tout autour du coude. Soyez attentif aux réactions du sujet lorsque vous effectuez ces pressions car il y a souvent des points douloureux dans cette zone. Si tel est le cas, relâchez la pression, puis appliquez une pression progressive et relâchez à nouveau. Terminez par des pressions glissées.

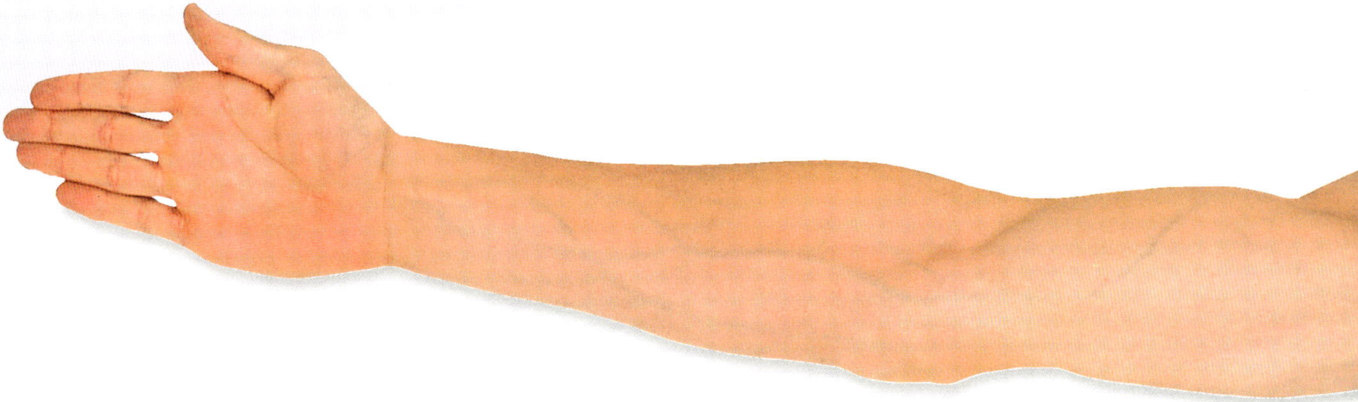

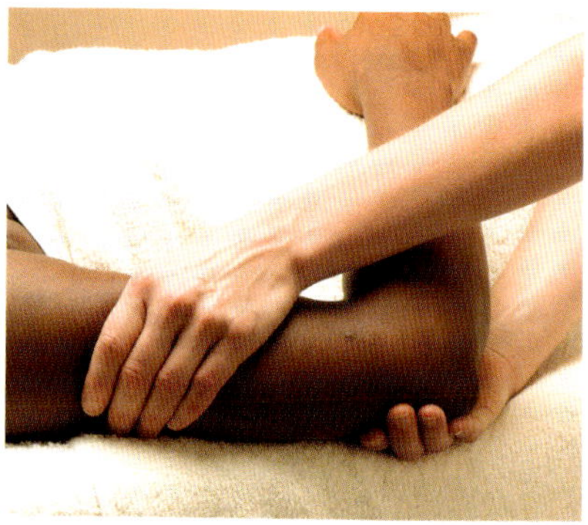

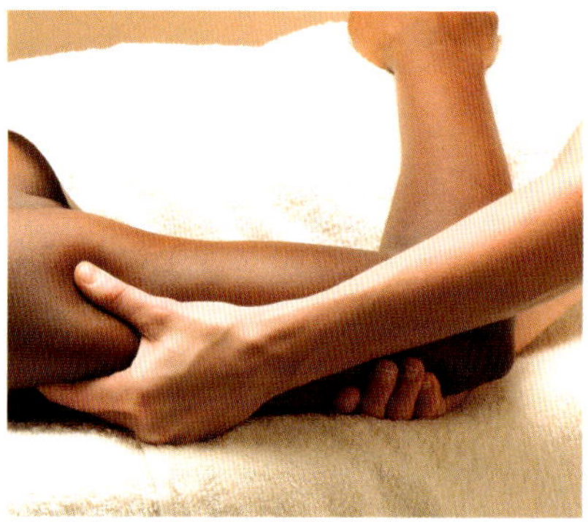

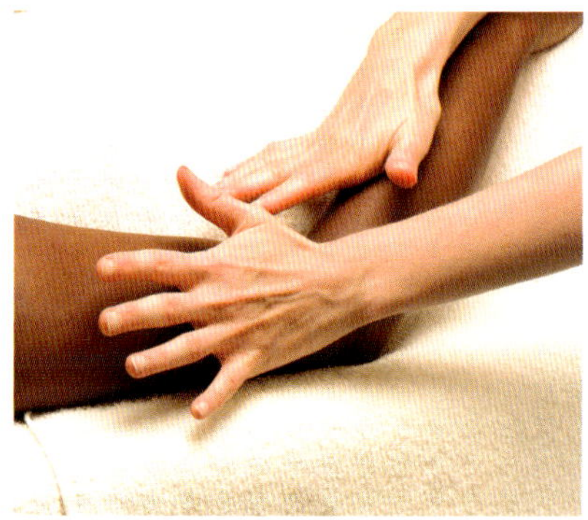

4 Gardez une main sous le coude et soulevez légèrement le bras pour bien pouvoir masser tous les muscles. Avec l'autre main, faites des pressions glissées du coude vers l'épaule et retour. Pensez à exercer une pression plus forte lorsque vos mains glissent vers l'épaule et à la relâcher en redescendant vers le coude.

5 Dégagez légèrement le coude du corps et posez-le sur la serviette de toilette pliée afin de pouvoir pétrir à deux mains les muscles du bras (biceps et triceps). Ces muscles sont en général plus développés chez les hommes que chez les femmes. Si le bras du sujet est particulièrement menu, vous pouvez le masser d'une seule main.

6 Le bras reposant bien à plat sur la serviette de toilette, faites une série de petites vibrations du poignet vers l'épaule, puis ramenez les mains vers le poignet. Ce mouvement vibratoire est stimulant, il active la circulation et réchauffe le bras. Recommencez trois fois et terminez par un effleurage lent de l'épaule vers le poignet.

ANATOMIE DE LA MAIN

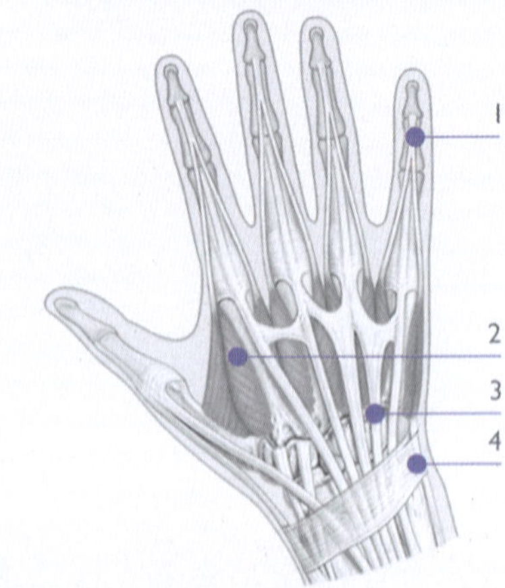

1 Os
2 Muscles
3 Tendons
4 Ligament

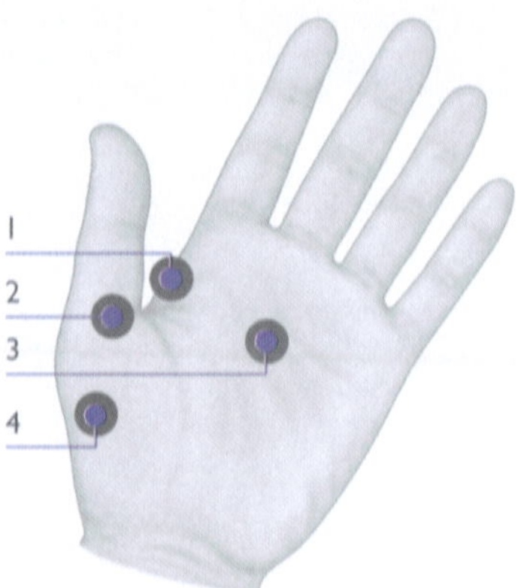

1 *Kshipra*
2 *Kurcha*
3 *Tulahridaya*
4 *Kurchashira*

LES MAINS : ANATOMIE ET PROBLÈMES

Il est surprenant de constater la détente que procure le massage des mains ; c'est tout simplement parce que nous n'avons pas conscience qu'elles travaillent dur tout au long de la journée et tous les jours de l'année, accomplissant des milliers de mouvements grâce à une combinaison complexe de muscles et de tendons minuscules. Le massage des mains peut compléter le massage des bras ou constituer un massage à lui seul. Les mains sont particulièrement réceptives au massage et c'est un soin que l'on peut facilement prodiguer à quelqu'un qui ne peut pas bénéficier d'un massage général, par exemple une personne qui est hospitalisée ou contrainte de rester dans un fauteuil roulant.

Anatomie de la main

Le squelette de la main est constitué des os du *carpe* (le poignet), du *métacarpe* (la paume) et des *phalanges* qui forment les doigts, un assemblage d'une extrême flexibilité. La main est couverte d'un réseau de *tendons* qui sont la terminaison ,des muscles de l'avant-bras grâce auxquels les doigts peuvent bouger. Au niveau du poignet, des *ligaments* réunissent les tendons ce qui, combiné aux huit os de l'articulation, autorise un grand nombre de mouvements.

Les problèmes les plus fréquents

- **Troubles musculo-squelettiques** En sont particulièrement atteintes les personnes qui travaillent sur un clavier d'ordinateur et les pianistes. Le massage aide à éliminer les tensions et redonne de la souplesse.
- **Mauvaise circulation** Les mains froides sont un phénomène extrêmement courant, c'est pourquoi la première chose à faire est de les réchauffer. Si la personne que vous allez masser a les mains glacées, dites-lui de mettre la base d'une main dans la paume de l'autre main et de frictionner vigoureusement. C'est un excellent moyen de se réchauffer les mains.

À NOTER

Faire un automassage des points *marma* de votre main peut vous aider à retrouver et maintenir votre équilibre énergétique.

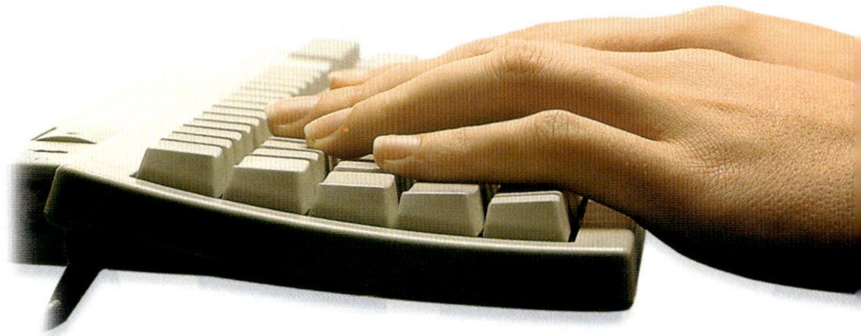

Les mouvements répétitifs peuvent provoquer des douleurs articulaires et des contractures musculaires.

Le massage des points *marma* agit sur d'autres parties du corps.

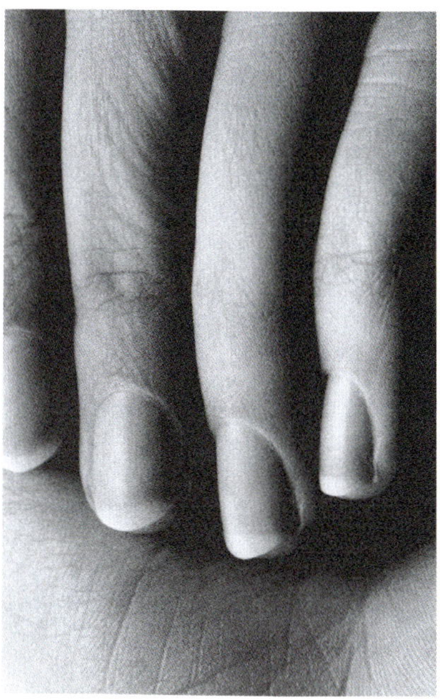

● **Rhumatismes** Les mains des personnes âgées sont parfois déformées par des rhumatismes qui limitent leurs mouvements; le massage, qui réchauffe et assouplit les mains, sera le bienvenu. En revanche, si les articulations sont enflammées, il ne faut pas masser.

● **Eczéma/psoriasis** Une peau sèche et squameuse, des zones rouges suintantes, peuvent faire penser à l'eczéma ou au psoriasis, il faut alors éviter de masser et se contenter d'appliquer une huile de base qui va imprégner la peau et la lubrifier..

Points *marma* de la main

Selon la tradition ayurvédique, il y a plus d'une centaine de points *marma* importants répartis sur le corps, dont certains sur les mains. Par ces points passe l'énergie de la force vitale cosmique qui circule le long de canaux appelés *nadi* pour parvenir aux *chakra* situés sur la colonne vertébrale, permettant ainsi un échange de vibrations entre le corps physique et le corps astral.

Les points *marma* doivent être massés pendant quelques minutes en exerçant des pressions circulaires fermes, d'abord dans le sens des aiguilles d'une montre, puis dans le sens contraire. Ils sont présents sur les deux mains, il faut donc les masser toutes les deux.

● ***Kshipra*** Ce point est situé dans la peau qui relie le pouce à l'index. Le masser stimule les fonctions respiratoires et régule le rythme cardiaque.

● ***Talahridaya*** Ce point est situé au centre de la paume. Il améliore la circulation générale, la santé et le bien-être. Masser ce point réchauffe les mains.

● ***Kurcha*** Ce point est situé à la base du pouce, zone présentant souvent des contractures musculaires. Il est lié à la vision et à la partie du système nerveux qui concerne la tête.

● ***Kurchashira*** Ce point est situé à la base de la saillie formée par les muscles du pouce (éminence thénar). Le masser stimule les fonctions digestives et le système nerveux.

COMMENT MASSER LES MAINS

La personne dont on masse les mains peut être allongée sur le dos avec un petit coussin sous la tête. Si vous êtes à la même hauteur que le sujet, asseyez-vous ou agenouillez-vous à ses côtés, placez une serviette de toilette pliée sur vos genoux et posez dessus la main à masser. Prévoyez environ 5 ml (1 cuill. à café) d'huile de base par main. Le sujet peut également être confortablement assis et vous pouvez alors lui demander de poser la main sur une table.

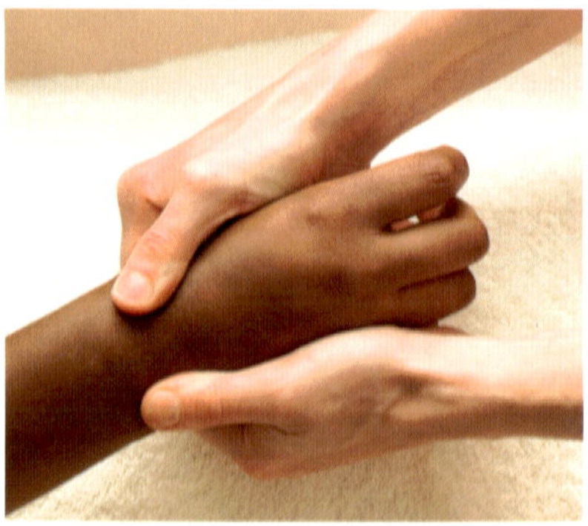

1

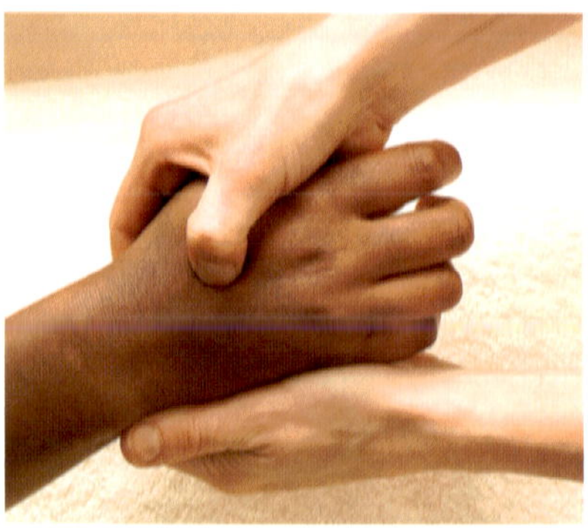

2

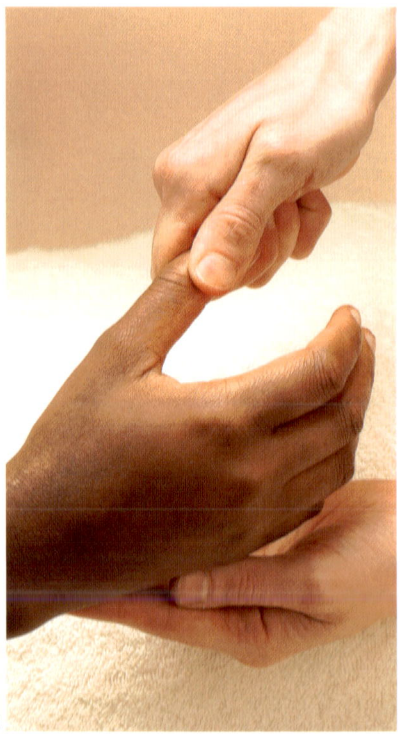

3

1 Tenez la main entre vos deux mains et faites sur le dos des pressions fermes avec les pouces, en allant du centre vers les côtés et vers le poignet. Recommencez plusieurs fois. Vous devez sentir sous vos mains les mouvements des petits os de la main. Ces pressions glissées ont pour but de réchauffer et de stimuler toute la main. Les pressions doivent être fermes, mais il ne s'agit pas de broyer la main !

2 Placez une main sous le poignet pour le soutenir puis, avec le pouce de votre seconde main, faites une série de pressions en ligne sur le dos de la main, en allant du poignet vers la base des doigts. Vous effectuez ces pressions entre les tendons des extenseurs qui sont relativement bien visibles. Sur le trajet de la ligne de pression qui passe entre l'index et le pouce, et correspond à une zone charnue, se trouve un point *marma* important (*voir page précédente*).

3 Continuer à soutenir la main avec l'une des vôtres, et avec l'autre massez chaque doigt l'un après l'autre. Commencez par le pouce que vous pétrissez soigneusement entre vos doigts, de la base jusqu'à l'extrémité de la dernière phalange et retour, en insistant sur les parties charnues et en libérant les petites articulations. Massez ainsi chaque doigt, et n'hésitez pas à y passer du temps, cette partie du massage est très relaxante.

CRÈME OU HUILE DE MASSAGE

Si vous faites uniquement un massage des mains, vous pouvez le pratiquer en appliquant une bonne crème pour les mains. L'utilisation d'un produit de massage permet de masser plus efficacement tout en hydratant et nourrissant la peau, mais l'huile n'est pas le meilleur choix pour les mains, car elle peut les rendre trop glissantes. Si vous préférez quand même l'huile de massage, utilisez de l'huile de jojoba, elle nourrit les peaux sèches et s'absorbe sans laisser de traces.

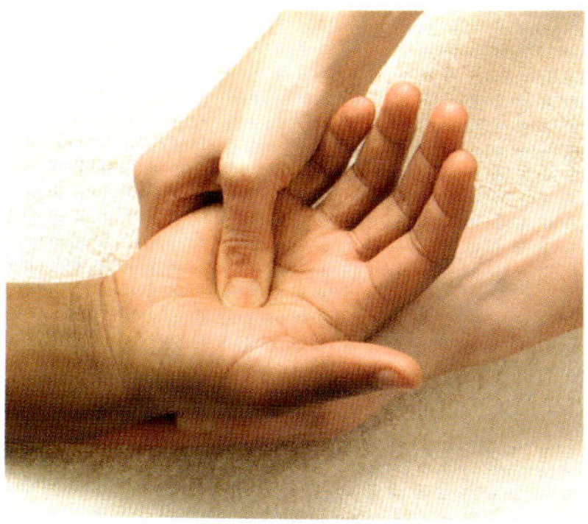

4

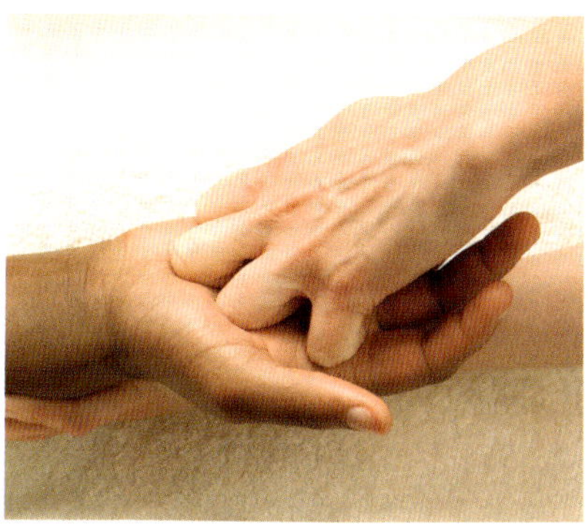

5

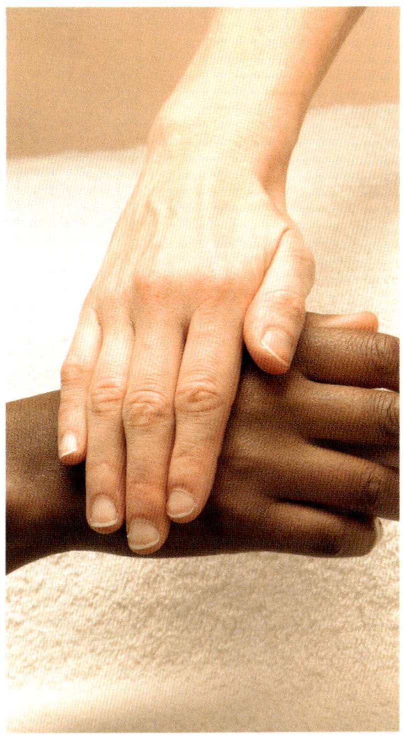

6

4 Retournez la main et appuyez-la sur une des vôtres. Avec le pouce de votre seconde main, faites des pressions circulaires lentes et fermes sur toute la surface de la paume. Vous pouvez exercer une pression assez forte, veillez cependant à ce que le massage reste agréable.

5 En utilisant toujours une main comme support et l'autre pour masser, pliez les doigts de la main qui masse et parcourez la surface de la paume avec les articulations des phalanges. Ce massage très agréable doit être effectué lentement, il détend la main, particulièrement lorsque les tensions sont dues à l'accomplissement d'un geste répétitif.

6 Retournez à nouveau la main et gardez une des vôtres sous le poignet pour la soutenir. Avec votre seconde main, faites des pressions glissées sur le dos de la main de l'extrémité des doigts vers le poignet et retour. Exercez une pression plus forte lorsque vous remontez vers le poignet. Recommencez plusieurs fois, en allant de plus en plus lentement et en allégeant progressivement la pression de la dernière manœuvre. Massez ensuite l'autre main de la même façon.

10 QUESTIONS ET RÉPONSES

Massage des bras et des mains

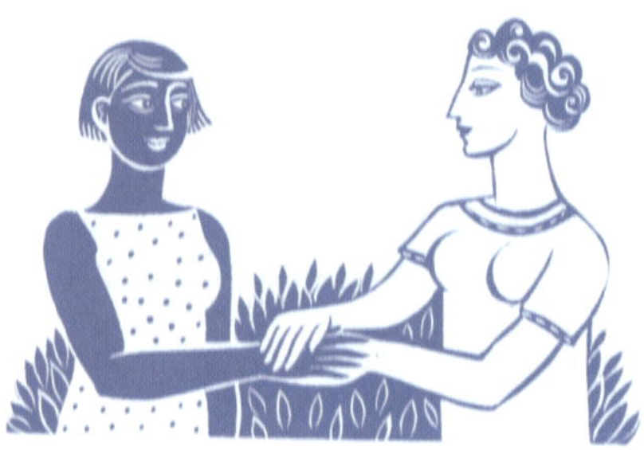

1

Q **Mon amie s'est fait mal à l'épaule en jouant au tennis, le mouvement la fait souffrir, est-ce que je peux la masser ?**

R Je dirais non. Vous ne devez pas la masser tant qu'elle n'aura pas vu un médecin qui jugera de la gravité de sa blessure et lui prescrira peut-être des séances de kinésithérapie à effectuer par un masseur-kinésithérapeute diplômé.

2

Q **Est-ce que l'on peut masser les bras et les mains d'une personne qui est alitée ?**

R Oui, il n'y a aucune raison de ne pas le faire. Prévoyez simplement de placer une serviette de toilette sous le bras pour ne pas tacher la literie avec l'huile de massage. Vous pouvez rester debout ou vous asseoir pour masser ; veillez juste à garder la région lombaire en bonne position. Si la personne que vous massez est grabataire et affaiblie, le massage doit être doux.

6

Q **Y a-t-il des huiles de base bonnes pour les ongles ?**

R Oui, par exemple l'huile d'amande douce, qui entre dans la composition de nombreux produits pour les mains et le corps. Elle nourrit et fortifie les ongles. Une autre huile végétale renforce la structure de la peau et des ongles, il s'agit de l'huile de noyau d'abricot qui est riche en acides gras essentiels. Moins courante, l'huile de camélia est utilisée depuis des siècles par les femmes japonaises pour fortifier leurs ongles et leurs cheveux

7

Q **Pouvez-vous m'indiquer un bon mélange d'huiles essentielles pour masser les mains ?**

R La rose otto a un effet régénérateur puissant sur les peaux sèches. L'encens maintient la souplesse de la peau, et le santal est utilisé depuis des siècles en Inde pour les soins de la peau. Versez dans un flacon en verre 2 cl (4 cuill. à café) d'huile de base, huile d'amande douce ou de camélia, et ajoutez les huiles essentielles suivantes :
2 gouttes de rose otto ;
4 gouttes d'encens ;
4 gouttes de santal.

3

Q **Mon fils s'est cassé le bras, la fracture est consolidée, mais les muscles sont atrophiés, est-ce que je peux le masser ?**

R Oui, le massage du bras activera la circulation et la reconstitution du tissu musculaire. Utilisez l'huile de massage à base d'huiles essentielles dont la formule est indiquée page 63 : le romarin est particulièrement efficace pour détendre les muscles. Évitez d'exercer la moindre pression au niveau de la fracture et gardez des mouvements souples et fluides.

4

Q **Mes mains sont très sèches et j'aimerais bien me les faire masser, est-ce que cela va améliorer l'état de ma peau ?**

R Bien sûr, mais pour intensifier l'effet du massage trempez au préalable les mains dans un bain d'huile tiède. Versez dans un bol supportant la chaleur 10 cl d'huile d'amande douce. Faites chauffer l'huile au bain-marie pendant 15 minutes. Sortez le récipient du bain-marie, testez d'un doigt la température de l'huile et plongez les mains dans l'huile tiède pendant 10 minutes. Enlevez l'excès d'huile avec de l'essuie-tout.

5

Q **Est-ce qu'on peut masser ses propres mains ?**

R Bien entendu – n'importe quelle étape de la séance peut être adaptée à l'automassage. Il est d'ailleurs très agréable de se masser les mains à la fin de la journée. Vous pouvez associer ce massage aux exercices décrits pages 24-25, qui aident à garder des mains souples et fortes pour masser d'autres personnes.

8

Q **Est-ce que le massage des mains peut améliorer la circulation ?**

R Oui, beaucoup. Si vous avez une mauvaise circulation, essayez de vous masser les mains au moins une fois par jour et faites aussi les exercices d'assouplissement.

9

Q **Les bras de mon petit ami sont très musclés, je ne sais pas si j'arriverai à les masser ?**

R Avant de commencer le massage secouer doucement ses bras, ce qui amènera les muscles à se détendre. Et, plutôt que de faire des pétrissages, massez les muscles avec les articulations des phalanges, poings souples.

10

Q **Mon amie trouve que le massage des bras la chatouille, que puis-je faire ?**

R Massez fermement, avec assurance. Les pressions légères, effleurages proches de la caresse, peuvent provoquer une sensation de chatouillement, ce n'est pas le cas des pressions fermes.

6

MASSAGE ABDOMINAL

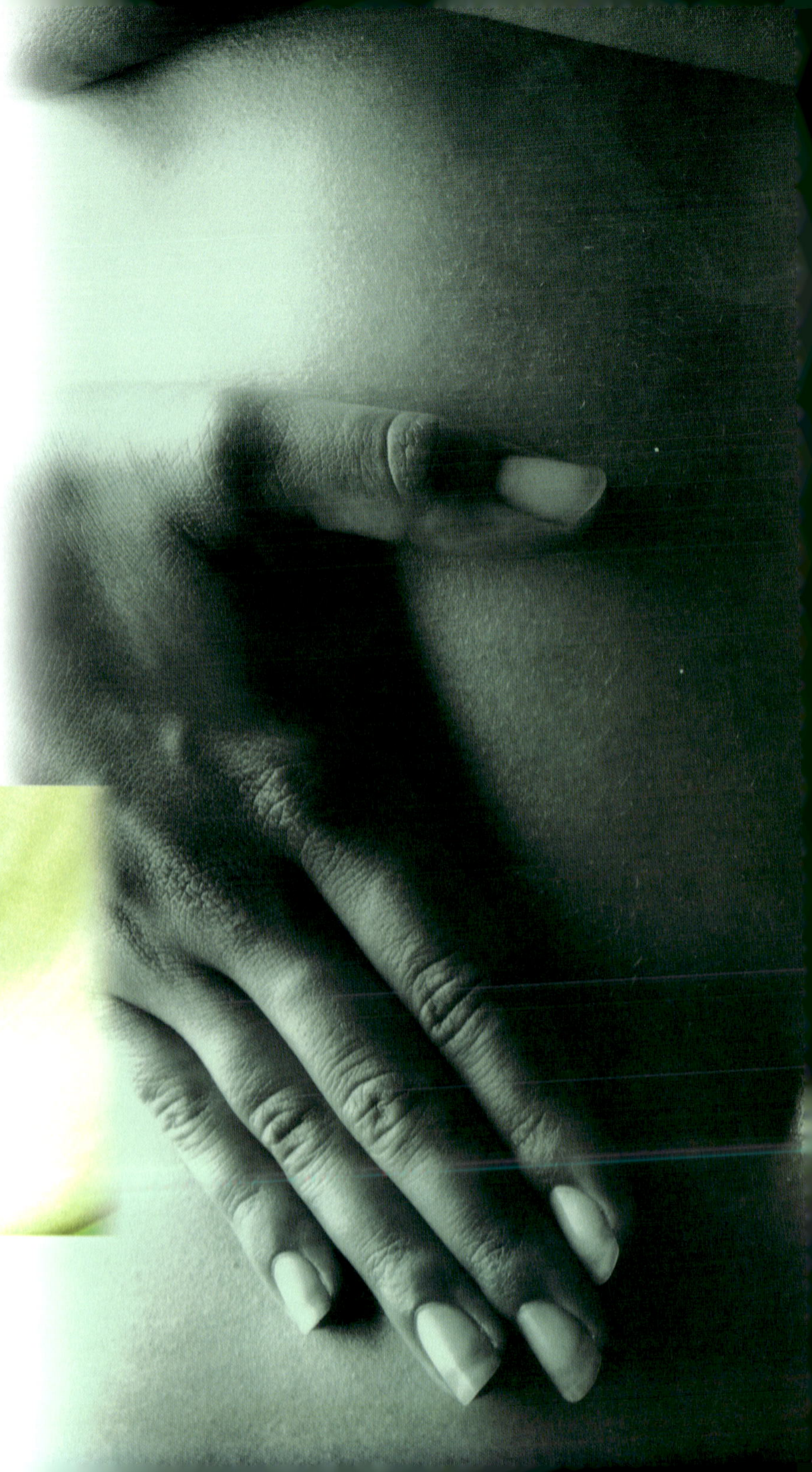

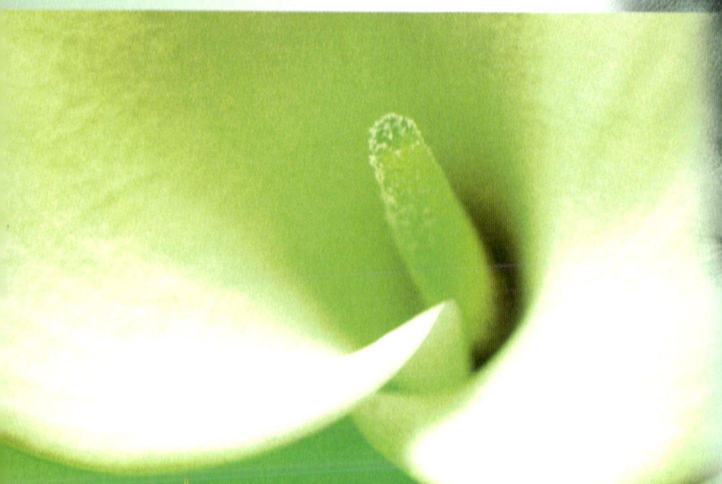

C'est dans l'abdomen que sont « stockées » une grande partie des émotions. Un stress peut déclencher des crampes d'estomac ou des maux de ventre. Les douleurs et gênes abdominales bénignes sont souvent un signe d'anxiété et elles peuvent s'accompagner de symptômes physiques, comme la constipation ou une colite ; le massage peut faire évoluer favorablement ces problèmes. Cependant, si les symptômes sont persistants ou graves, il ne faut pas pratiquer de massage sans avoir obtenu au préalable l'avis favorable d'un médecin.

Le massage de l'abdomen calme et détend tant celui qui le reçoit que celui qui le prodigue.

Lorsque le massage de l'abdomen est bien fait, il n'est pas rare que la personne qui en bénéficie s'endorme profondément. Nous emmagasinons tellement de tensions dans cette partie de notre corps que lorsque ces tensions s'atténuent une détente profonde gagne l'ensemble du corps et de l'esprit. Le massage abdominal peut libérer des émotions et un toucher attentif peut apaiser un chagrin ou un sentiment de tristesse. Sachez comment réagir si la personne que vous massez présente une réaction de cette sorte. Couvrez-la et asseyez-vous près d'elle. Posez une main au niveau de l'abdomen sur la serviette qui la recouvre. La libération des émotions profondément enfouies permet de les gérer d'une façon positive.

Il ne faut absolument pas masser une femme enceinte pendant les trois premiers mois de la grossesse. À partir du quatrième mois, on peut effectuer un massage doux à base de gestes légers et fluides, en excluant toute pression. En fin de grossesse, le massage le plus apprécié est celui de la région lombaire, particulièrement sollicitée par le poids du bébé – voir la séance proposée pages 112-113. Il faut éviter d'utiliser une huile de massage contenant des huiles essentielles ou des huiles aromatiques sans l'avis autorisé d'un aromathérapeute.

En présence d'une personne qui a des réticences à se faire masser le ventre, apprenez-lui à le faire en automassage. L'intérêt de cette démarche est de l'encourager à prendre contact avec son corps d'une façon positive. L'automassage de l'abdomen est une technique utile à connaître pour soulager les douleurs menstruelles et celles qui sont liées à des troubles intestinaux.

ANATOMIE DE L'ABDOMEN

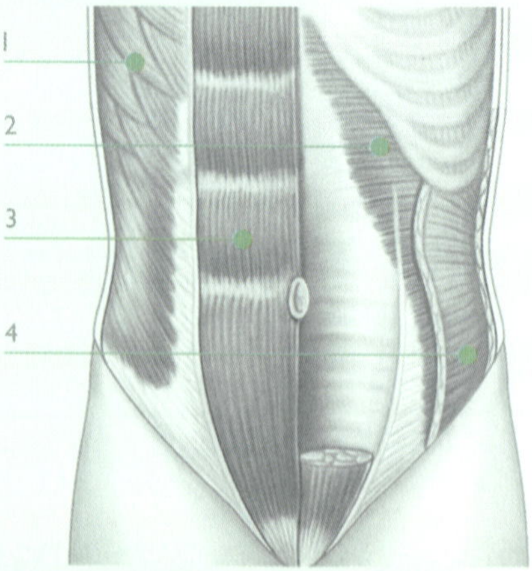

1 Grand oblique 3 Grand droit
2 Transverse 4 Petit oblique

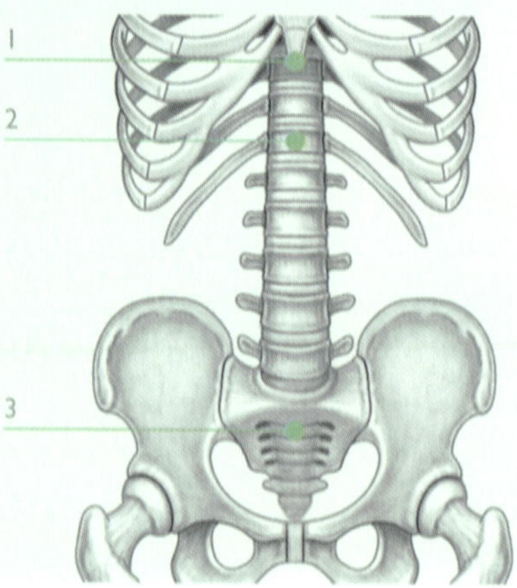

1 Appendice xiphoïde 3 Sacrum
2 Colonne vertébrale

L'ABDOMEN : MUSCLES ET PROBLÈMES

L'abdomen est une cavité qui occupe la partie inférieure du tronc, entre le thorax et le bassin, et qui contient les organes digestifs – l'estomac, l'intestin grêle et le gros intestin, la rate, le pancréas, le foie et la vésicule biliaire. Ces organes sont protégés par d'épaisses couches de muscles et de graisse. Les muscles les maintiennent en place. Le massage agit principalement sur les muscles superficiels, mais il affecte également les structures plus profondes dont il atténue les tensions.

Les muscles abdominaux

- **Grand droit de l'abdomen** Ce muscle tendu du pubis au sternum est le plus superficiel des abdominaux, il est séparé en deux bandes verticales par une aponévrose : la ligne blanche ; c'est le principal fléchisseur du tronc.
- **Petit oblique** Situé sous le grand oblique, le petit oblique est un muscle en éventail tendu entre les côtes et le bassin. Si un seul de ces muscles pairs se contracte, il permet l'inclinaison et la rotation du tronc sur le côté.
- **Grand oblique** Il couvre les côtés de l'abdomen entre le grand droit et le grand dorsal. Il participe également à l'inclinaison et à la rotation du tronc.
- **Transverse** Ce muscle aux fibres horizontales est le plus profond des abdominaux. C'est le muscle qui permet de rentrer le ventre et c'est également lui qui se contracte lorsque nous toussons ou lorsque nous évacuons des selles..

ATTENTION

En cas de douleur abdominale persistante ou de tuméfaction anormale, le massage est contre-indiqué et il est préférable de conseiller à la personne concernée d'aller voir un médecin.

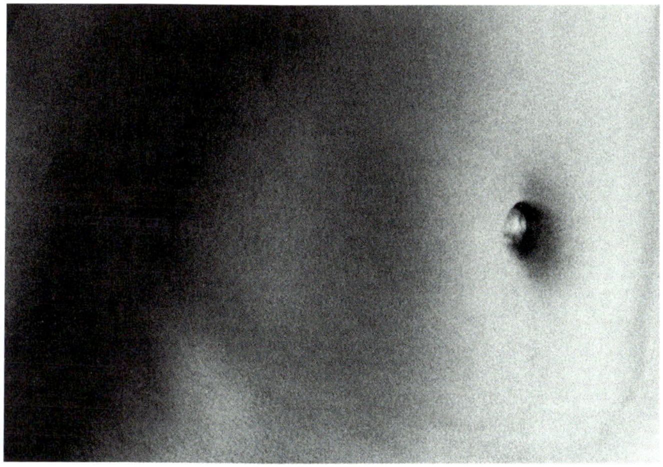

Les problèmes abdominaux les plus fréquents

● **Douleurs intestinales** Les spasmes douloureux du gros intestin – de type coliques – peuvent être soulagés par un massage abdominal doux dans le sens des aiguilles d'une montre, qui aidera le transit intestinal. Ce massage peut être prodigué à quelqu'un ou effectué sur soi.

● **Constipation/colite** Le massage abdominal peut également améliorer les gênes et douleurs abdominales provoquées par un transit intestinal irrégulier. Ces problèmes sont souvent aggravés par le stress ; le massage doit donc être doux et léger pour provoquer une détente physique et mentale.

● **Douleurs menstruelles** Les pressions transversales et circulaires détendent et soulagent les douleurs menstruelles. Ne faites pas de pétrissages et n'exercez pas de pression trop appuyée, vous risqueriez d'aggraver les symptômes plutôt que de les améliorer.

● **Surcharge pondérale** Si le sujet présente un excès de poids, il est très possible que ses abdominaux soient peu musclés. Évitez d'exercer une pression trop forte sur la zone abdominale ; vos manœuvres doivent être fermes, mais douces et fluides. Le massage ne fait pas maigrir mais, s'il accompagne d'un régime alimentaire approprié, il peut aider à tonifier les muscles.

HUILES POUR MASSER LE VENTRE

Pour faciliter la digestion

Les huiles essentielles préconisées soulagent les spasmes abdominaux et tonifient le tissu musculaire.

1 Versez dans un flacon en verre teinté 2 cl d'huile végétale – de tournesol ou de pépins de raisin par exemple – et ajoutez l'une des huiles essentielles suivantes :

2 gouttes de menthe – tonifie les muscles et facilite la digestion

4 gouttes de gingembre – réchauffe et atténue les spasmes

4 gouttes d'orange – stimule la sécrétion des sucs digestifs et atténue le stress

2 Fermez le flacon et agitez le mélange. Il est prêt à être utilisé.

Pour soulager les douleurs menstruelles

Ce huiles essentielles atténuent les douleurs spasmodiques qui accompagnent les règles et ont un effet calmant. L'huile obtenue est à appliquer en massage doux.

1 Versez dans un flacon en verre teinté 2 cl d'huile végétale et ajoutez l'une des huiles essentielles suivantes :

4 gouttes de marjolaine – soulage les spasmes musculaires

4 gouttes de lavande – calme la douleur et atténue le stress

2 gouttes de vétiver – c'est un puissant antispasmodique qui détend et réchauffe

COMMENT MASSER LE VENTRE

Première partie

Le sujet doit être confortablement allongé sur le dos avec un petit coussin sous la tête et une serviette de toilette roulée sous les genoux. Selon qu'il est installé sur le sol ou sur une table, vous êtes à genoux ou debout près de sa hanche gauche. Seul le ventre est découvert. Réchauffez éventuellement vos mains avant de commencer – pensez à l'exercice décrit page 24. L'abdomen est très sensible, si vos mains sont froides, le sujet va sursauter lorsque vous les poserez sur son ventre.

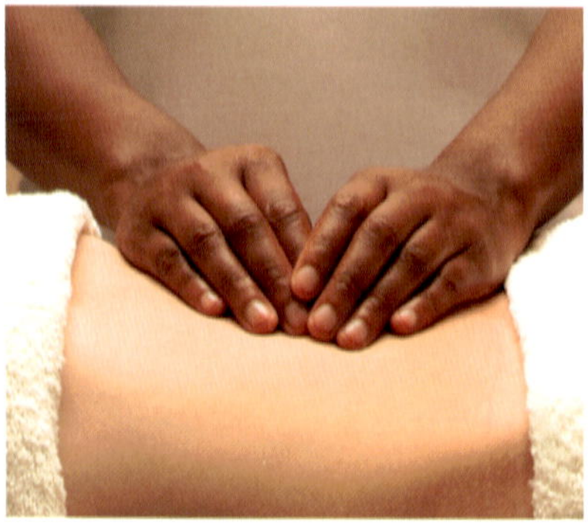

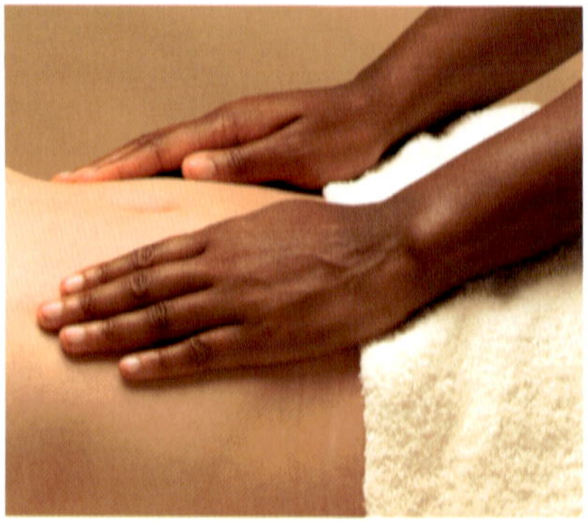

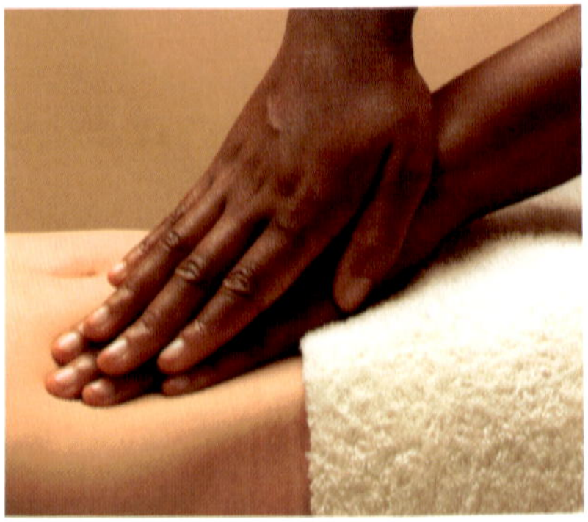

1 Placez-vous à gauche du sujet et, dans un premier temps, posez simplement les mains sur son ventre au niveau du nombril. Maintenez ce simple contact, le sujet et vous-même devez sentir la chaleur se concentrer à cet endroit. Essayez de caler votre rythme respiratoire sur celui du sujet, cela le rassurera et l'aidera à se détendre.

2 Mettez un peu d'huile végétale ou d'huile de massage sur vos mains et posez-les à plat sur le ventre, parallèles, doigts pointés vers la cage thoracique. Faites des pressions glissées vers les côtes et, en redescendant par les côtés, ramenez les mains à la position de départ. Le mouvement doit être lent et ferme, mais sans exercer une pression trop forte. Recommencez plusieurs fois. Le rythme doit être doux et fluide.

3 Mettez la main droite sur la main gauche et posez-les au-dessus de la hanche droite. Vous allez exercer une pression continue en suivant le pourtour de l'abdomen dans le sens des aiguilles d'une montre : vous remontez jusqu'aux côtes, longez le bas de la cage thoracique, descendez vers la hanche gauche et ramenez vos mains au point de départ. Le mouvement doit être lent, fluide, ferme mais pas trop appuyé. Faites une série de plusieurs pressions en cercle.

À NOTER

Cette première série de gestes a pour but d'éliminer les tensions physiques et émotionnelles siégeant dans l'abdomen. Des techniques pour équilibrer l'énergie sont décrites pages 78-79.

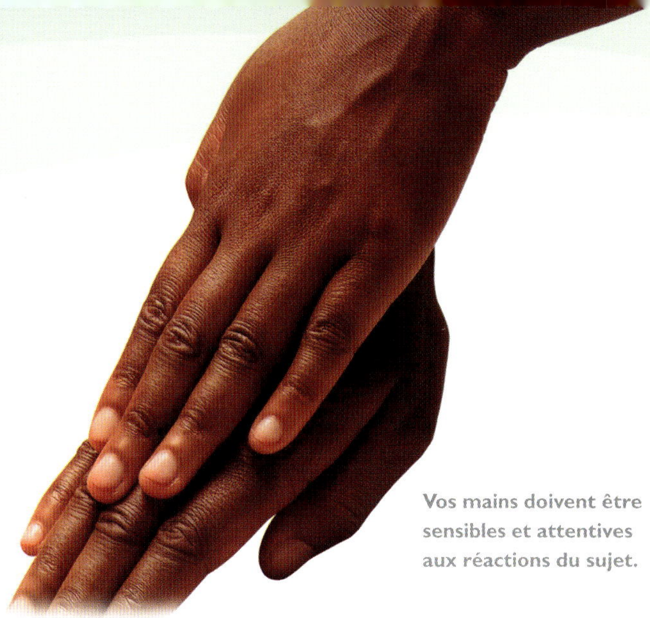

Vos mains doivent être sensibles et attentives aux réactions du sujet.

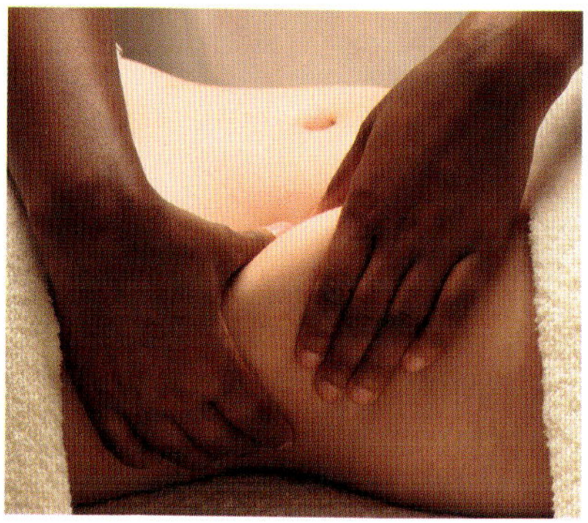

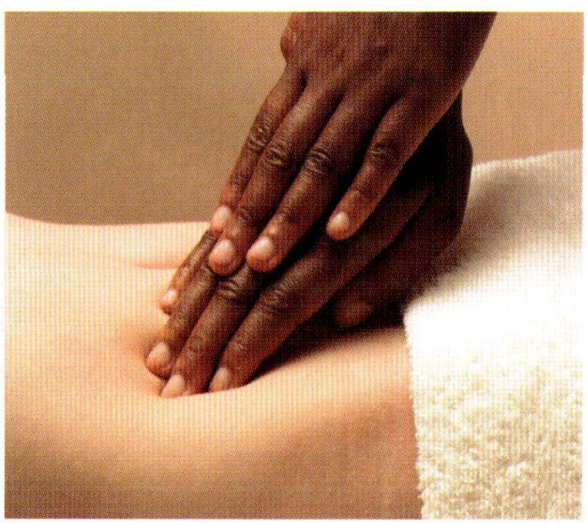

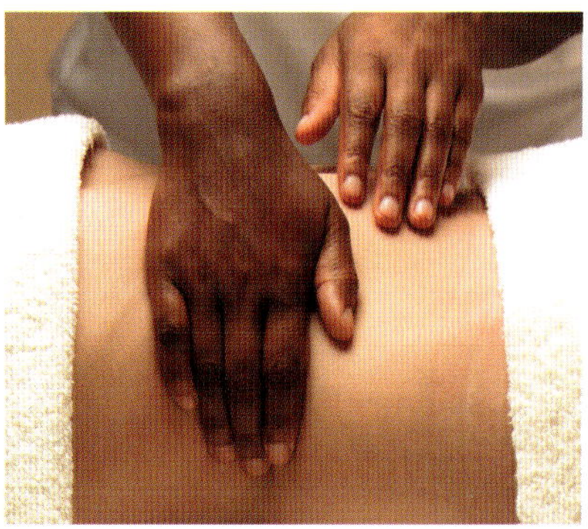

4 En commençant par le côté droit, faites des pétrissages de la partie charnue des flancs, particulièrement à la hauteur du nombril. Faites ensuite glisser vos mains vers le flanc gauche et pétrissez-le. Massez bien avec les deux mains en reproduisant le mouvement que vous feriez pour pétrir une pâte à pain. Si votre geste est hésitant, le sujet peut ressentir des chatouilles, il faut donc exercer une pression ferme.

5 Mettez maintenant la main gauche sur la main droite et posez-les au-dessus de la hanche droite. Vous allez parcourir le pourtour de l'abdomen, dans le sens des aiguilles d'une montre, en faisant de petites pressions circulaires de 3 cm de diamètre environ. Cette manœuvre stimule le côlon (le gros intestin) – si le sujet est une femme, ce massage est à éviter pendant la période des règles.

6 Toujours placé à la gauche du sujet, posez les mains parallèles sur son ventre, doigts pointés vers le côté droit et faites des pressions glissées transversales croisées en un mouvement alterné des mains : vous poussez la chair du côté droit en même temps que vous tirez celle du côté gauche.

COMMENT MASSER LE VENTRE

Deuxième partie

Il est très important de parvenir à équilibrer l'énergie dans la zone abdominale. Les techniques mises en œuvre sont à base de gestes simples et doux, elles ont un effet calmant, aident à éliminer les tensions physiques et le stress émotionnel, stimulent les fonctions digestives et équilibrent l'énergie. Pour faciliter la digestion, vous pouvez pratiquer les deux premières étapes en automassage. La position des mains s'inspire du massage énergétique pratiqué dans les pays asiatiques.

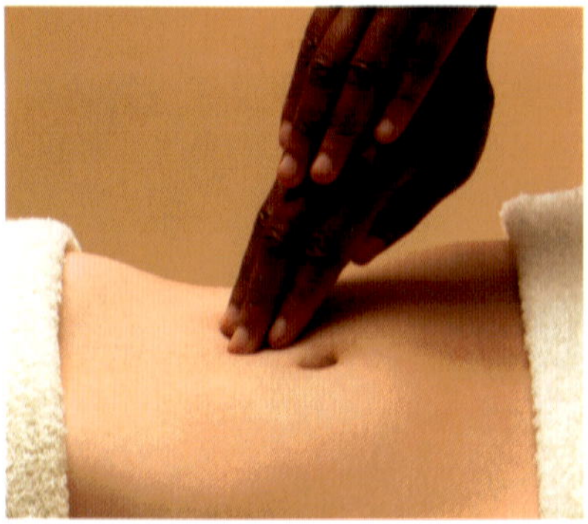

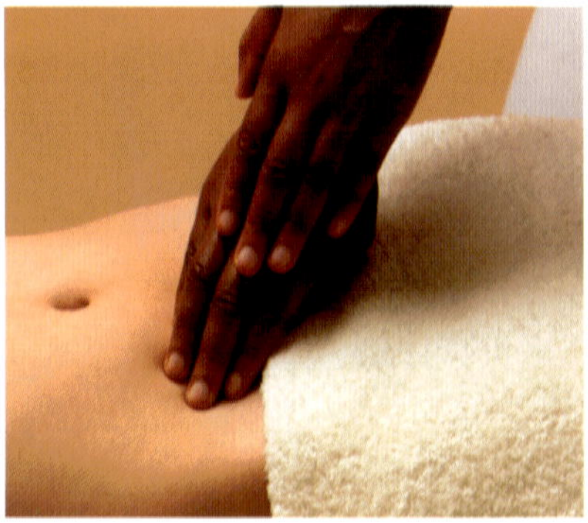

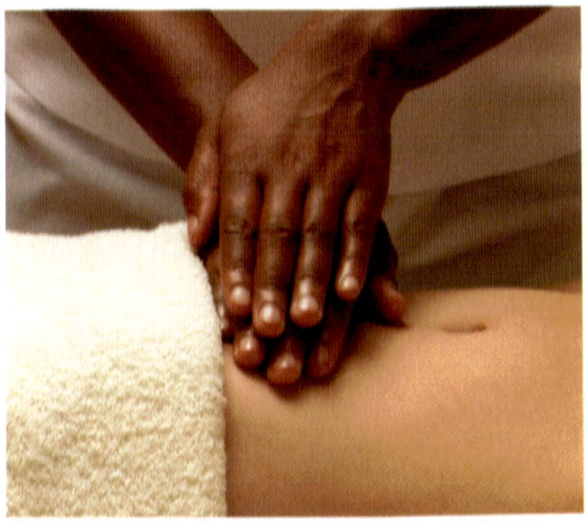

1 Toujours placé à gauche du sujet, mettez une main au-dessus de l'autre et posez les doigts de la main inférieure à proximité du nombril. Vous allez faire une pression circulaire autour du nombril, dans le sens des aiguilles d'une montre, et vous allez progressivement agrandir le cercle pour parcourir avec le bout des doigts toute la surface de l'abdomen. La pression exercée doit être légère et régulière. Ce mouvement facilite le transit intestinal (la progression du bol alimentaire).

2 Vous allez maintenant inverser le mouvement en spirale, c'est-à-dire masser dans le sens contraire des aiguilles d'une montre et partir de l'extrémité du plus grand cercle qui terminait l'étape précédente pour revenir à proximité du nombril, en exerçant toujours une pression légère, douce et régulière. Cette manœuvre facilite la résorption de l'eau contenue dans le côlon et l'élimination des résidus du métabolisme.

3 Posez vos deux mains superposées sur le plexus solaire, doigts à l'opposé du côté où vous vous tenez. Le plexus solaire est juste sous la pointe du sternum, au creux de l'estomac, une zone souvent tendue. Laissez vos mains immobiles et demandez au sujet de respirer calmement. Sentez la chaleur se concentrer sous vos mains, puis soulevez-les lentement.

ÉQUILIBRER L'ÉNERGIE

Les étapes 4 à 6 peuvent soit être effectuées à la fin d'un massage abdominal, soit constituer à elles trois une séance destinée à équilibrer l'énergie. Dans la description ci-dessous, les mains sont en contact avec la peau, mais ces gestes peuvent tout à fait être effectués par-dessus les vêtements ou une serviette de toilette. Leur but est de stimuler et de rééquilibrer l'énergie, ce qui évacue les tensions et améliore le bien-être.

LE CORPS ET L'ÉNERGIE

Le corps n'est pas fait seulement de muscles et d'os. La notion d'énergie, très présente dans les traditions asiatiques, commence à faire son chemin en Occident. Lorsque l'on prend conscience de la présence d'énergie dans son corps, on découvre une dimension supplémentaire de la complexité et de la beauté de l'être humain.

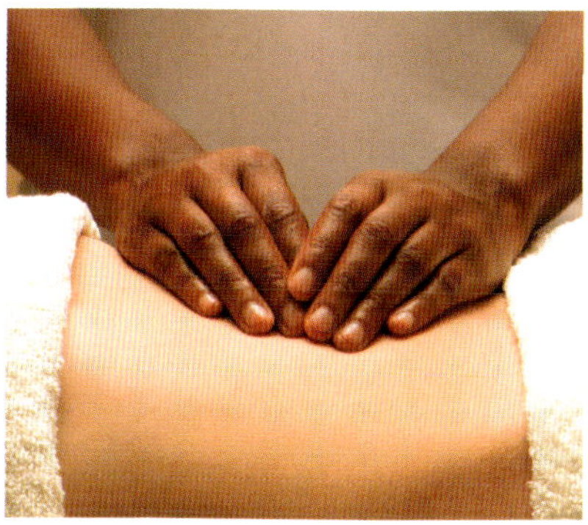

4 Posez les mains à plat sur le ventre au niveau du nombril, laissez le sujet respirer profondément et suggérez-lui que toutes les tensions ont quitté son corps. N'exercez pas de pression, laissez juste la chaleur se concentrer sous vos mains. Ce simple contact calme et réconforte. Soulevez doucement les mains, il est possible que vous ressentiez encore la chaleur quand vos mains ne sont plus en contact avec la peau, car la circulation d'énergie s'est accrue.

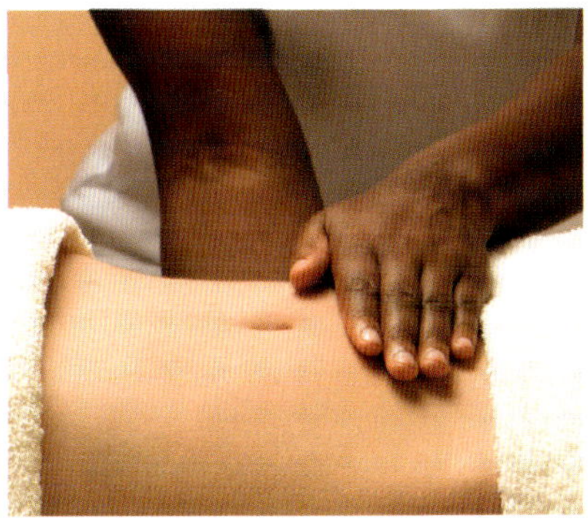

5 Toujours placé à gauche du sujet, glissez la main droite sous la région lombaire et posez la main gauche sur le bas du ventre. Ce contact est particulièrement agréable pour une femme au moment des règles. Vous allez rapidement sentir de la chaleur entre vos deux mains et le sujet va sentir sa région lombaire se détendre.

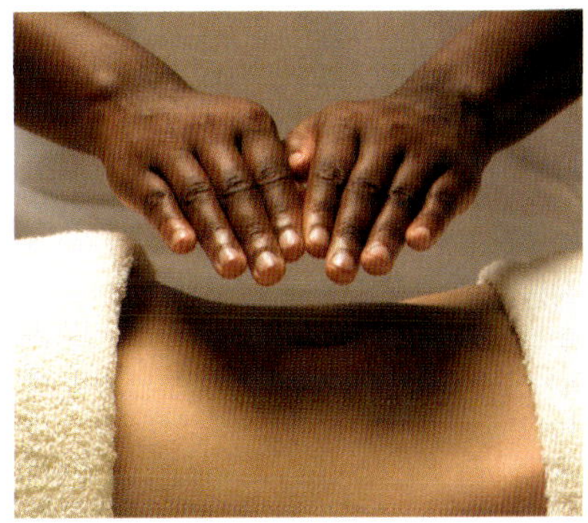

6 Reposez les mains à plat au niveau du nombril et demandez au sujet de prendre trois inspirations profondes en gonflant le ventre. Allégez progressivement la pression des mains, à chaque contraction des abdominaux. Lorsque le sujet reprend un rythme respiratoire normal, gardez un moment les mains immobiles au-dessus de l'abdomen. Le sujet se sent incroyablement léger, comme s'il flottait.

10 QUESTIONS ET RÉPONSES

Massage abdominal

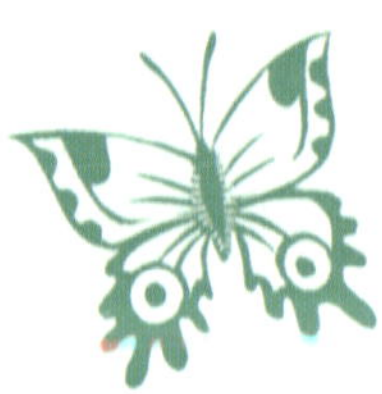

1

Q Peut-on masser le ventre des bébés ?

R Oui, le massage abdominal soulage les coliques et a un effet calmant. Utilisez une huile de base neutre, comme l'huile d'amande douce. Vous n'aurez besoin que de 2,5 ml (½ cuill. à café). Réchauffez-vos mains et appliquez l'huile en faisant de petits cercles avec le bout des doigts dans le sens des aiguilles d'une montre, pour faciliter la digestion. Massez pendant quelques minutes.

2

Q Une amie a subi une césarienne, il y a trois mois, puis-je lui masser le ventre ?

R Dites à votre amie de demander à son médecin s'il pense que la cicatrisation est suffisante pour permettre un massage. Si la réponse est oui, il faudra cependant veiller à pratiquer un massage à base de gestes doux et fluides excluant toute pression, surtout au niveau de la cicatrice.

6

Q Le ventre de mon amie est froid, tendu, et l'huile de massage ne pénètre pas dans sa peau, que puis-je faire ?

R Le stress émotionnel se concentre souvent dans l'abdomen, et vous allez devoir faire preuve de patience pour parvenir à détendre votre amie. Utilisez une petite quantité d'huile de base et faites un massage lent à base de pressions circulaires pour réchauffer et détendre la paroi abdominale. Poursuivez par le massage en spirale (*voir page 78*), que vous pouvez pratiquer à travers une serviette de toilette.

7

Q Le massage abdominal peut-il soulager les douleurs menstruelles ?

R Oui. Les pressions circulaires effectuées avec toute la surface de la main, ainsi que le massage en spirale (*voir page 78*) réchauffent et détendent l'abdomen. À la fin du massage, vous pouvez placer sur le ventre une bouillotte contenant de l'eau chaude pour maintenir la chaleur.

3

Q **Une amie est convaincue que le massage abdominal chatouille, que puis-je faire pour elle ?**

R Essayez de placer les mains de votre amie sur son ventre et faites-lui faire des pressions circulaires. Elle pourra ainsi se rendre compte qu'elle ne ressent pas de chatouilles. Faire pratiquer un automassage est un bon moyen de faire découvrir et apprécier le massage abdominal. Les bienfaits en sont si importants que ce serait dommage de s'en passer.

4

Q **Le massage en spirale décrit page 78 peut-il soulager la constipation ?**

R Oui, car il stimule le fonctionnement de l'appareil digestif et active la progression du bol alimentaire (les aliments en cours de digestion) dans le côlon (le gros intestin). Vous pouvez le pratiquer en automassage plusieurs fois de suite le matin et le soir, pendant plusieurs jours, et observer le résultat sur votre transit intestinal.

5

Q **Je n'aime pas beaucoup la menthe poivrée, y a-t-il d'autres huiles essentielles qui facilitent la digestion ?**

R Oui. Certaines huiles aromatiques utilisées en cuisine et par la médecine ayurvédique facilitent la digestion, par exemple : la cardamome et la noix de muscade. L'huile de poivre noir est extraite des baies de poivre mûres. Ajoutez à 2 cl d'huile de base 4 gouttes de cardamome, 3 gouttes de noix de muscade et 3 gouttes de poivre noir. Ne pas appliquer ce mélange sur la peau d'une femme enceinte.

8

Q **Le massage peut-il soulager les troubles digestifs et les crampes d'estomac ?**

R Oui, mais il faut que vous massiez dans le sens des aiguilles d'une montre pour suivre le trajet des aliments dans le gros intestin.

9

Q **Peut-on masser son propre ventre ?**

R Oui, il est très facile de pratiquer le massage abdominal sur soi. D'ailleurs certaines personnes préfèrent le faire elles-mêmes plutôt que d'être massées par quelqu'un d'autre, surtout si elles ont l'habitude d'analyser leurs sensations.

10

Q **Quelle est la fréquence souhaitée du massage abdominal ?**

R Pour les douleurs menstruelles ou la constipation, la fréquence recommandée est de deux massages de 15 minutes par jour – le matin et le soir. Dans une séance de massage général, le massage abdominal dure de 10 à 15 minutes.

7

MASSAGE DE LA POITRINE

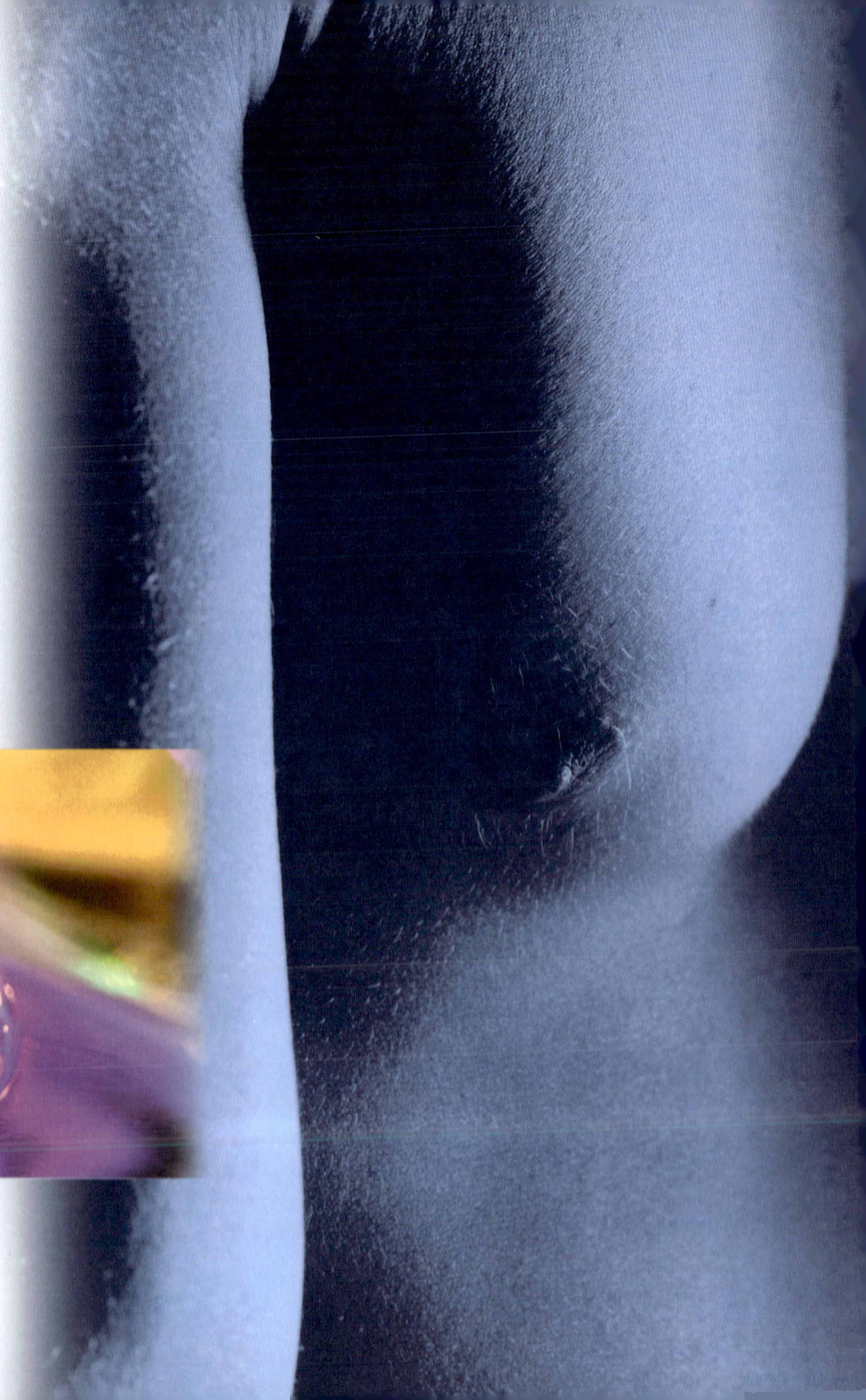

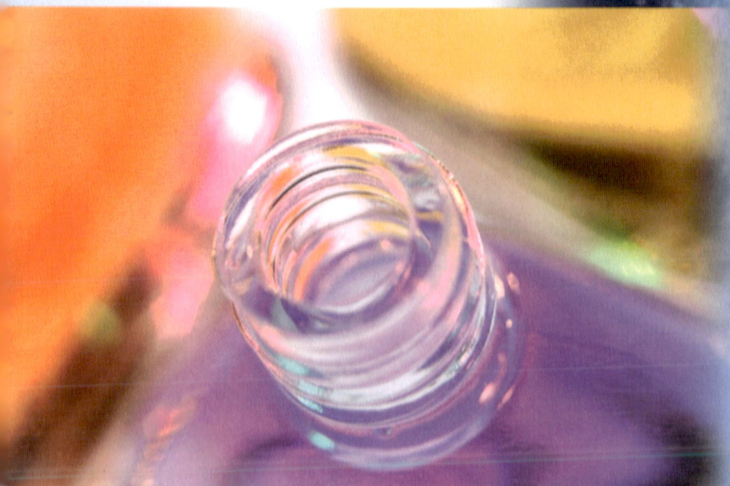

Les bienfaits du massage de la poitrine sont multiples. Les groupes musculaires qui occupent cette partie du corps sont fréquemment sollicités et souvent le siège de tensions. Les assouplir détend les épaules et le haut du dos. Si vous pratiquez un ou plusieurs sports ou faites de la gymnastique de façon intensive, vous avez besoin d'entretenir la force et l'élasticité de ces muscles. Les pressions circulaires effectuées sur la poitrine peuvent également améliorer les problèmes respiratoires tels que la toux et même l'asthme, en soulageant les muscles endoloris par les spasmes de la toux ou la respiration haletante de l'asthme.

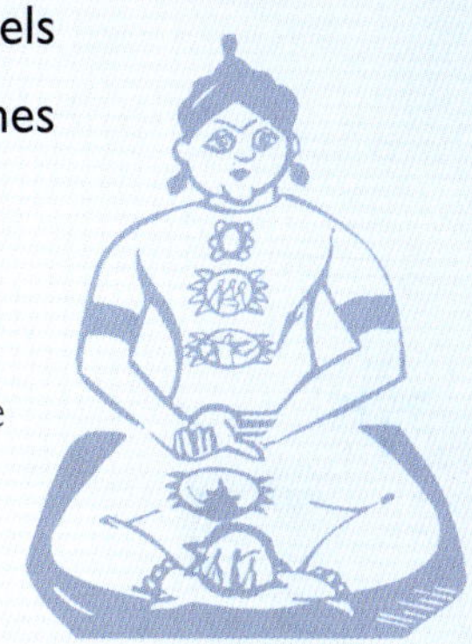

Le massage peut stimuler la circulation d'énergie dans la poitrine.

Les femmes sont particulièrement sensibles au vieillissement de la peau qui affecte la poitrine et qui les prive du plaisir de porter des vêtements décolletés. À partir d'un certain âge, la peau perd de son élasticité et des rides apparaissent. Certaines techniques de massage, pratiquées entre autres dans les instituts de beauté, permettent d'améliorer la texture de la peau, particulièrement si elles sont accompagnées de l'application d'huiles végétales, nourrissantes et hydratantes, qui tonifient les couches superficielles de l'épiderme.

Le massage de la poitrine est abordé sous deux angles différents. Une première approche – physique – a pour but d'assouplir et détendre les muscles et de faciliter la mobilité de la cage thoracique ; dans un second temps, une approche énergétique et esthétique s'intéresse surtout à la peau. Vous choisirez le style du massage que vous souhaitez effectuer en fonction de votre sujet. Nous avons présenté le massage musculaire sur un sujet masculin et le massage esthétique sur un sujet féminin : mais vous pouvez tout à fait faire l'inverse. Quel que soit le type de massage choisi, pensez à couvrir les seins d'une femme afin qu'elle ne soit pas gênée et puisse se détendre plus facilement. Bien sûr, il est inutile de couvrir la poitrine d'un homme.

En ce qui concerne la circulation d'énergie, la tradition ayurvédique situe sur la poitrine deux *chakra* importants, celui de la gorge et celui du cœur ; ils sont liés aux sentiments, à la créativité et au bien-être émotionnel.

LA POITRINE : MUSCLES ET PROBLÈMES

Les muscles de la poitrine recouvrent la partie antérieure de la cage thoracique, certains l'entourent pour aller s'insérer sur les omoplates. Ils participent aux mouvements des bras et des épaules. Les tensions ou les élongations de ces muscles altèrent la mobilité du haut du buste. Les épaules arrondies, le dos voûté, qui caractérisent une mauvaise posture, compriment les muscles de la poitrine et peuvent affecter la respiration.

ANATOMIE DU BUSTE

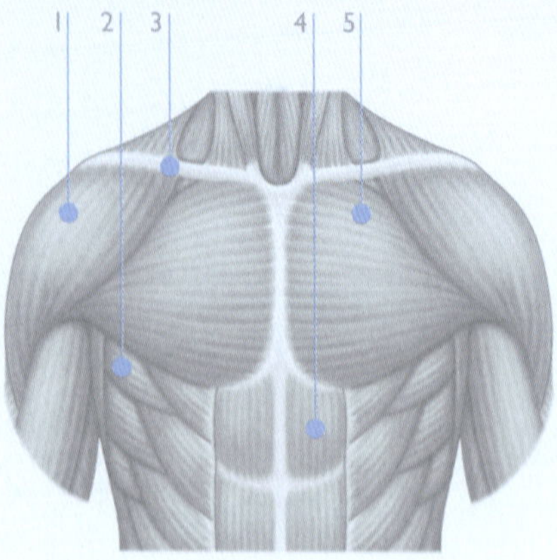

1 Deltoïde
2 Grand dentelé
3 Clavicule
4 Grand droit
5 Grand pectoral

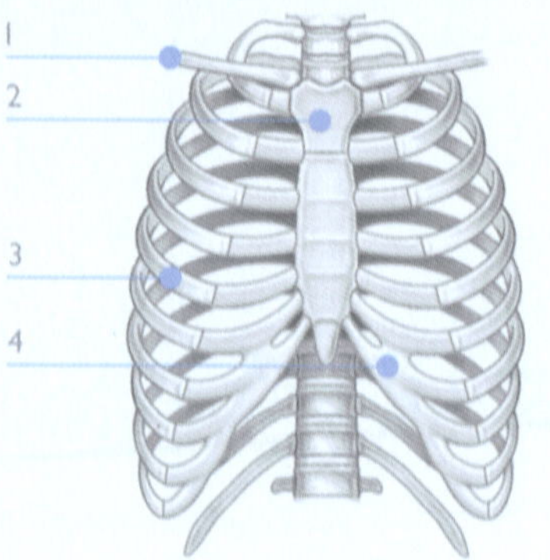

1 Clavicule
2 Sternum
3 Cage thoracique
4 Cartilage costal

Les muscles de la poitrine

● **Grand pectoral** Les *grands pectoraux* gauche et droit sont des muscles en éventail qui couvrent la poitrine. Ils s'insèrent d'une part sur la clavicule, le sternum et les côtes, et d'autre part sur l'humérus. Ils sont adducteurs et rotateurs internes de l'épaule et permettent de lever les bras vers l'avant. S'ils sont trop développés, en raison par exemple d'une mauvaise posture habituelle, le dos se voûte et les épaules s'arrondissent. Les seins des femmes, constitués de tissu mou en grande partie graisseux, se développent à partir de la puberté par-dessus les muscles de la poitrine. Ce sont des glandes mammaires qui permettent d'allaiter les enfants après leur naissance. Le massage de la poitrine d'une femme est un peu délicat, en raison précisément de la présence des seins. Vous vous contenterez de masser la partie du grand pectoral qui est proche de l'épaule.

● **Grand dentelé** Les *grands dentelés* gauche et droit sont des muscles de la paroi latérale du thorax qui s'insèrent en avant sur les neuf premières côtes et en arrière sur l'omoplate. Muscles inspirateurs accessoires, ils plaquent les omoplates contre la cage thoracique, permettant de tendre les bras vers l'avant. S'ils sont faibles, les omoplates ont tendance à être décollées.

Les schémas ci-contre vous permettent de localiser les principaux os et muscles présents sur la poitrine.

ATTENTION

Toute grosseur ou tout gonflement anormaux doivent être signalés à un médecin. La plupart du temps, ils sont anodins, mais il est indispensable de s'en assurer.

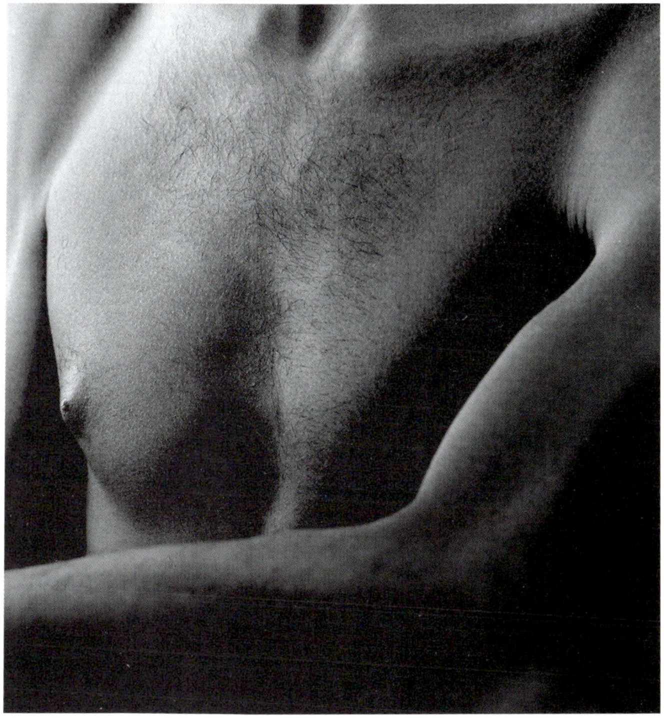

La respiration peut être améliorée par l'association de certaines huiles essentielles mélangées à une huile de base.

ATTENTION

La préparation mentionnée ci-dessous est contre-indiquée en cas de grossesse. L'huile essentielle de romarin ne convient pas aux personnes souffrant d'épilepsie.

Les problèmes les plus fréquents

- **Bronchite ou asthme** Si le massage est à éviter en cas d'affection bronchique grave ou lors d'une crise d'asthme, effectué régulièrement, il peut devenir un traitement préventif efficace. Des effleurages pratiqués sur la poitrine peuvent améliorer une gêne respiratoire.
- **Douleurs musculaires** Lorsqu'une personne s'est froissé un muscle en pratiquant un sport ou en soulevant quelque chose de lourd, si elle souffre beaucoup et a du mal à effectuer certains mouvements, par prudence, elle doit consulter un médecin.
- **Stress émotionnel** En rétablissant l'équilibre énergétique, le massage de la poitrine atténue le stress et apaise les émotions. Si le sujet est sensible et vulnérable, pratiquez un massage lent et doux qui le calmera et le rassurera.

HUILE DE MASSAGE POUR SOULAGER LES MUSCLES ET FACILITER LA RESPIRATION

Améliorer les problèmes respiratoires et assouplir les muscles tendus font partie des vertus de l'aromathérapie, de plus il se trouve que certaines huiles possèdent ces deux propriétés.

Romarin Une huile astringente et stimulante qui active la circulation. Elle contient de l'eucalyptol – un principe actif également présent dans l'eucalyptus – qui est un antiseptique des voies respiratoires.

Poivre noir Cette huile épicée soulage les muscles tendus et douloureux. Elle stimule également le système immunitaire.

Cèdre Cette huile aux vertus calmantes et antiseptiques est un auxiliaire précieux du système respiratoire. Elle facilite la respiration et détend les muscles fatigués.

1 Ajoutez à 2 cl d'huile végétale les huiles essentielles suivantes : 4 gouttes de romarin, 3 gouttes de poivre noir et 3 gouttes de cèdre.

2 Agitez pour bien mélanger les huiles essentielles avec l'huile de base. Le mélange est prêt à être utilisé.

L'application de cette huile de massage stimulante est à éviter en fin de journée. Le soir, remplacez le romarin par de la lavande, qui facilitera le sommeil grâce à son effet calmant.

COMMENT MASSER LA POITRINE

Pour soulager les tensions

Pour le massage de cette partie du corps, soit le sujet est allongé sur le sol et vous vous agenouillez derrière lui, soit il est sur une table de massage et vous vous placez alors debout derrière lui. Gardez le dos droit et les épaules basses et veillez à exercer des pressions efficaces tout en adoptant une position confortable. Enduisez vos mains de 5 ml d'huile de base ou d'une huile de massage à base d'huiles essentielles.

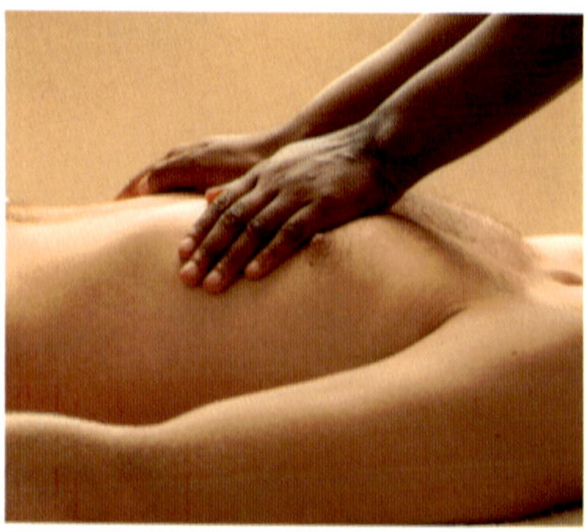
1

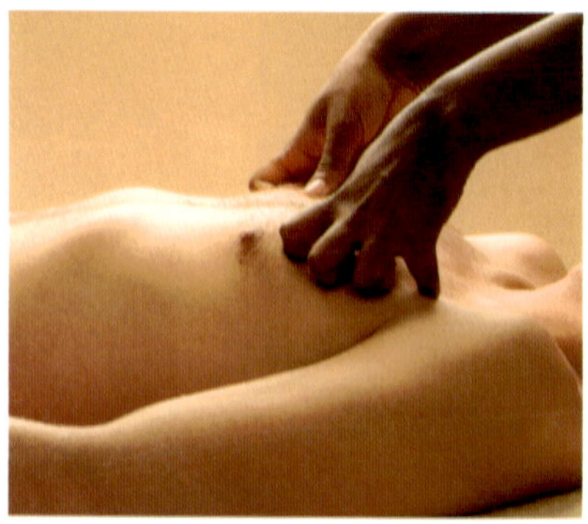
2

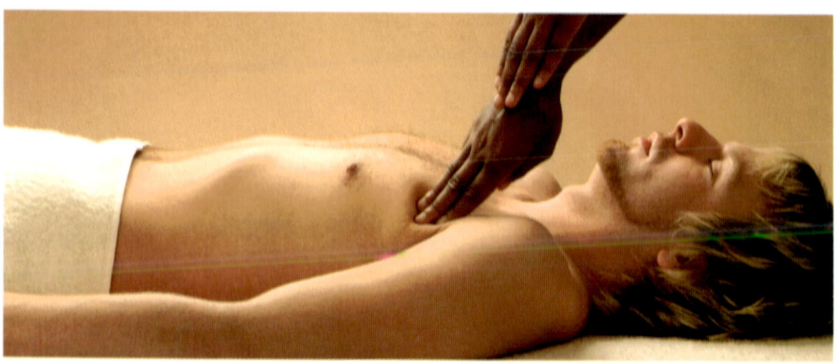
3

1 Posez les mains à plat sur les côtes et faites des pressions circulaires fermes, mais agréables pour le sujet, vers les épaules et vers l'extérieur, puis en revenant vers le milieu de la cage thoracique. Utilisez cette technique simple et apaisante pour appliquer un mélange d'huiles essentielles, en particulier pour masser une personne ayant des problèmes respiratoires ou de l'asthme. Le mouvement doit être lent et fluide et le massage doit durer environ une minute.

2 Fermez les mains, sans serrer les poings, et massez le haut de la poitrine avec les articulations des phalanges en insistant particulièrement sur la jonction tronc-bras, c'est-à-dire sur l'insertion du grand pectoral. Massez ainsi plusieurs fois des flancs vers le milieu de la poitrine et retour vers les flancs. Soyez attentif aux réactions du sujet et veillez à ne pas exercer de pression trop forte. Cette manœuvre énergétique réchauffe le haut de la poitrine.

3 Mettez votre main droite sur votre main gauche et faites avec les doigts des pressions circulaires fermes au niveau de la jonction bras gauche-tronc. Vous massez ainsi les pectoraux ; soyez attentif aux réactions du sujet, cette zone étant souvent sensible. Exercez une pression progressive, puis relâchez. Le sujet doit sentir que les tensions s'atténuent petit à petit. Après quelques minutes de massage, déplacez-vous pour masser le côté droit, inversez la position des mains et effectuez les mêmes pressions circulaires.

4 En allant vers le bas de la cage thoracique, faites, avec les doigts des deux mains légèrement écartés, des pressions circulaires entre les côtes ; vos doigts glisseront facilement le long des sillons intercostaux. Les muscles intercostaux permettent aux côtes de se soulever pendant l'inspiration. Sur les côtés de la cage thoracique, vos doigts vont ensuite masser le grand dentelé, un muscle qui participe à l'inspiration.

5 Reculez-vous légèrement afin de pouvoir glisser les mains, paumes tournées vers le haut, sous le dos du sujet. Longez la colonne vertébrale jusqu'à la pointe des omoplates et repliez alors les doigts. Ramenez lentement les mains vers vous en exerçant une pression continue le long des gouttières présentes de chaque côté de la colonne vertébrale. Ce mouvement qui fait bomber la poitrine facilite la respiration. Recommencez deux fois.

6 Rapprochez-vous du sujet et posez les deux mains à plat sur le haut de sa poitrine. Faites des pressions glissées le long du sternum, puis en longeant le bas de la cage thoracique et revenez à la position de départ. Recommencez plusieurs fois ce mouvement fluide et ferme qui doit couvrir toute la poitrine. Ralentissez le mouvement et allégez la pression pour quitter le contact du corps en douceur. Si vous massez une femme, vous pouvez remplacer cette partie du massage par les pressions circulaires de l'étape 1.

MASSAGE ET PUDEUR

Si vous massez une femme, elle sera peut-être plus à l'aise et se détendra plus facilement si ses seins sont couverts par une serviette de toilette pliée qui enveloppe sa poitrine.

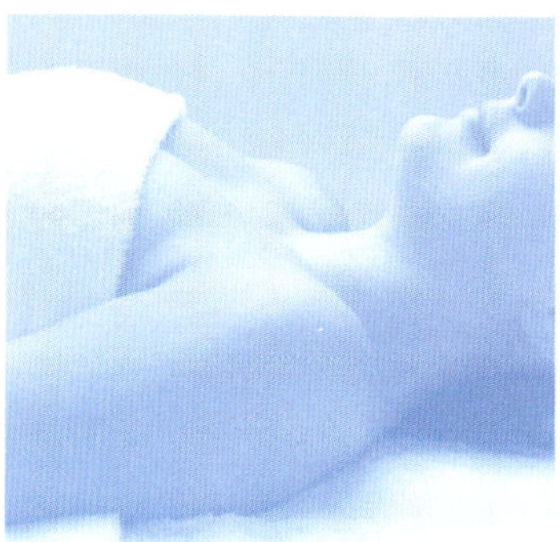

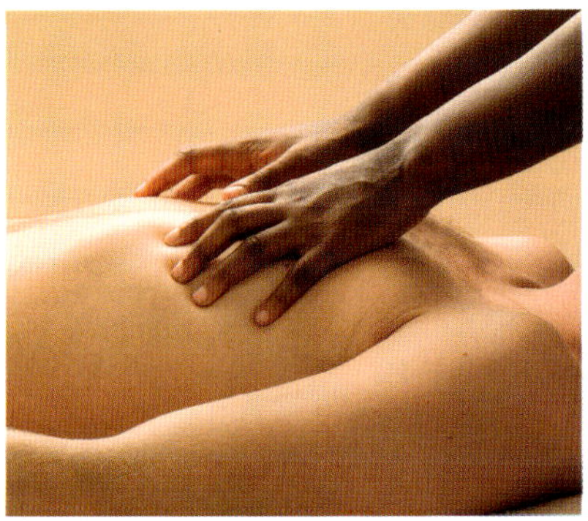

4

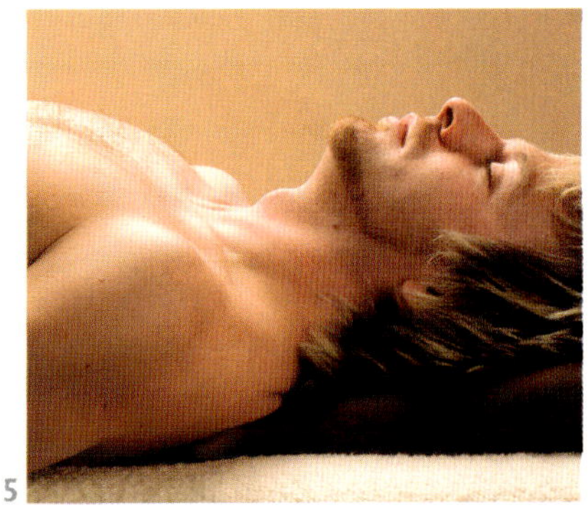

5

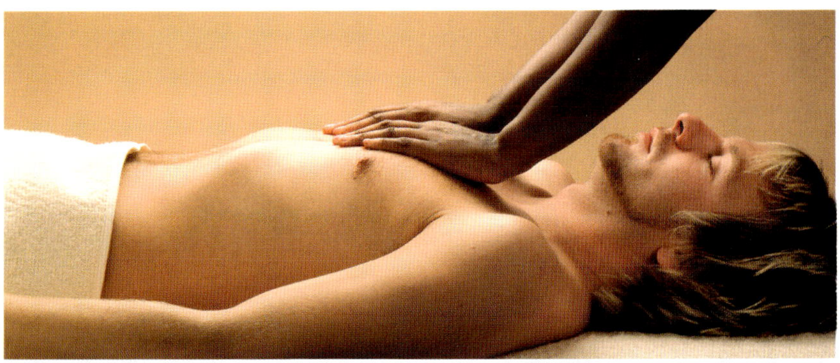

6

COMMENT MASSER LA POITRINE

Pour tonifier la peau

Ce massage de la poitrine est destiné à redonner du tonus à la peau et à la nourrir. Aux pressions glissées sont associées des manœuvres à la fois précises et délicates. Pour que ce soin de la peau ait toute son efficacité, il est indispensable de préparer une huile de massage à base d'une huile végétale de qualité et d'huiles essentielles riches.

PRÉPARATIFS

Comme pour la séance précédente, selon que le sujet est allongé sur un tapis de sol ou sur une table de massage, vous vous placez à genoux ou debout derrière sa tête. Recouvrez sa poitrine d'une serviette de toilette pliée et bien ajustée. Imprégnez vos mains d'environ 5 ml (1 cuill. à café) d'huile de massage.

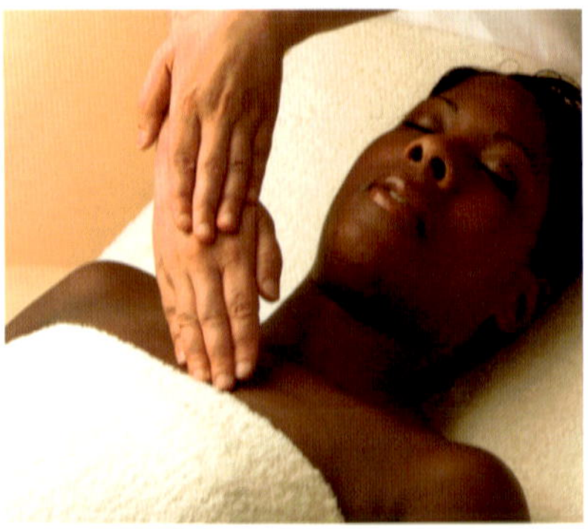

1 Mettez votre main droite sur votre main gauche et faites des pressions en huit sur le haut de la poitrine, d'une épaule à l'autre. Une fois que vous aurez établi le schéma de déplacement de vos mains, le mouvement deviendra fluide. La pression exercée doit être à la fois légère et ferme. Continuez pendant environ une minute, afin de bien étaler l'huile de massage sur la partie haute de la poitrine. Les huiles essentielles dégagent une odeur très agréable.

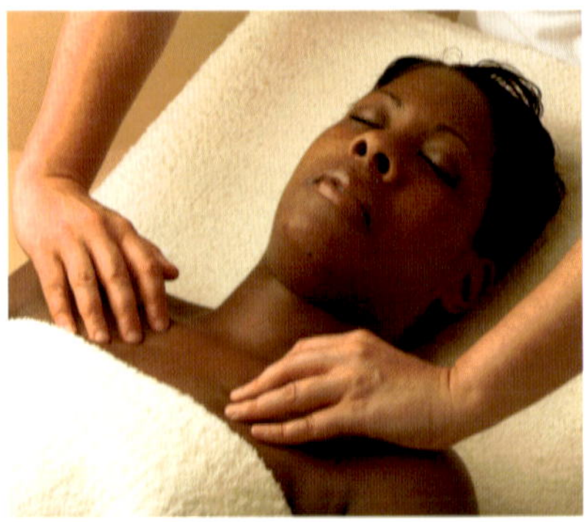

2 Placez vos doigts face à face au centre de la partie supérieure de la poitrine et faites des lignes de pression parallèles vers l'extérieur. Chaque position intermédiaire du déplacement des doigts doit durer environ 3 secondes. Au niveau des épaules, soulevez les doigts, puis ramenez-les à la position de départ et recommencez. Ce massage inspiré du *shiatsu* facilite la respiration et augmente la vitalité. Si vous massez une femme, veillez à ne pas exercer de pression désagréable sur ses seins.

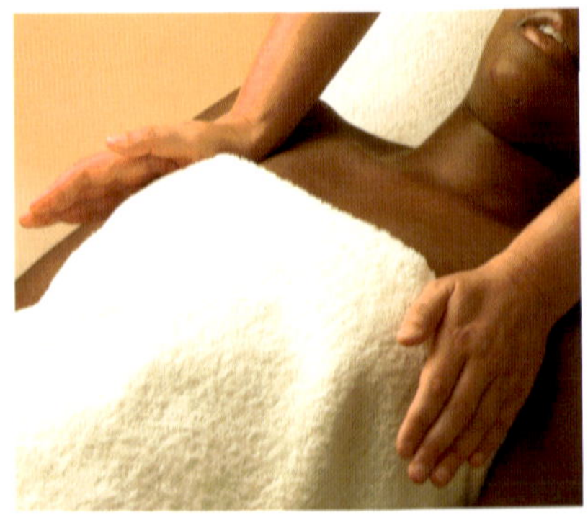

3 Faites des pressions circulaires fermes avec les talons des mains (la partie de la main rattachée au poignet) sur les tendons des pectoraux c'est-à-dire à la jonction des bras et du torse sans que cela soit douloureux pour le sujet. Les massages effectués avec cette partie de la main sont très relaxants. Vous allez sentir les pectoraux se détendre et s'assouplir sous vos mains.

NOURRIR ET HYDRATER LA PEAU

Ces huiles de massage sont excellentes pour les peaux matures ou stressées. Mesurez d'abord la quantité d'huile de base indiquée, ajoutez les huiles essentielles et agitez avant l'utilisation. Notez que la proportion d'huiles essentielles est très faible parce que la peau de la poitrine est délicate. Ces deux mélanges peuvent être appliqués sur la peau d'une femme enceinte.

Peau ridée ou détendue

Ajoutez à 2 cl d'huile de jojoba ou de noyau d'abricot les huiles essentielles suivantes : 1 goutte de cyprès, 2 gouttes d'encens et 2 gouttes de néroli.

Peau desséchée (par l'air et le soleil)

Ajoutez à 2 cl d'huile de jojoba ou de camélia les huiles essentielles suivantes : 1 goutte d'absolue de rose, 3 gouttes de santal et 1 goutte de patchouli.

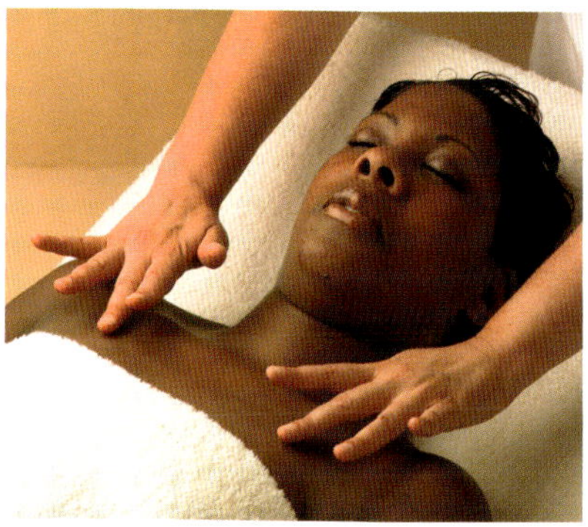

4 Parcourez le haut de la poitrine en faisant des tapotements avec le bout des doigts, de gauche à droite, puis de droite à gauche. Cette technique superficielle active la circulation. Le geste doit être à la fois rapide et léger, et le sujet doit avoir l'impression de recevoir des gouttes de pluie. Recommencez plusieurs fois.

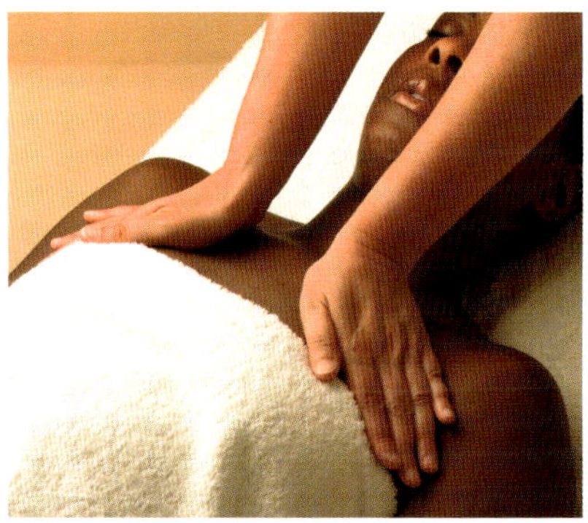

5 Bras tendus au-dessus du sujet, posez les mains sur le haut de sa poitrine, doigts tournés vers l'extérieur. En vous penchant sur vos mains pour exercer une pression, faites glisser les mains du centre vers l'extérieur, trois fois de suite. Ce massage facilite le drainage lymphatique de cette zone. La pression exercée doit être ferme, mais pas douloureuse, n'appuyez pas trop fort, surtout si le sujet est une femme et particulièrement pendant la période qui précède les règles.

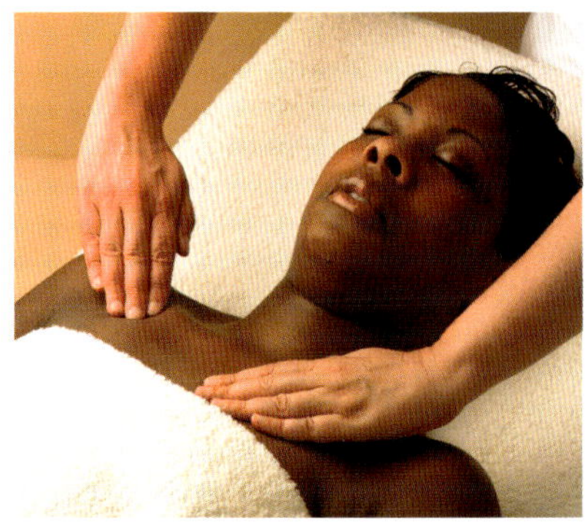

6 Faites une série de pressions circulaires alternées, d'abord sur le côté droit, puis sur le côté gauche, en un mouvement lent et rythmé. Toute la partie supérieure de la poitrine est ainsi détendue et nourrie par l'huile végétale et les huiles essentielles qui de plus parfument l'atmosphère. Ralentissez progressivement le rythme des pressions et quittez doucement le contact de la poitrine.

10 QUESTIONS ET RÉPONSES

Massage de la poitrine

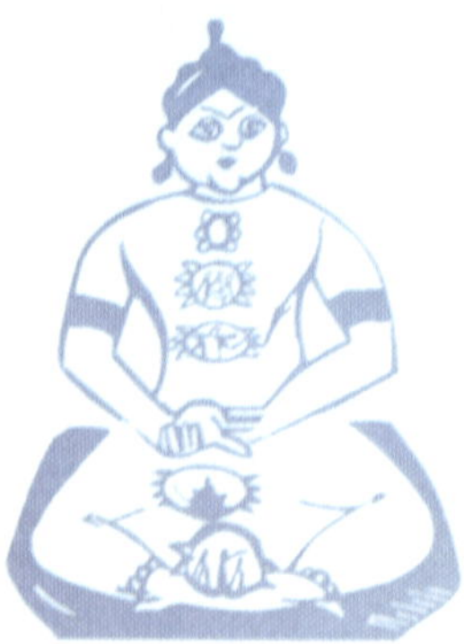

1

Q Peut-on masser la poitrine d'une personne qui souffre d'un refroidissement ou de la grippe ?

R Lorsqu'une personne a des frissons, de la fièvre, la tête lourde, voire des maux de tête, il vaut mieux s'abstenir de la masser. En revanche, un rhume ou une grippe peuvent se prolonger par une toux qui pourra être calmée par le massage. Faites des pressions circulaires sur le haut de la poitrine en appliquant l'huile de massage indiquée page 85 ; elle contient des huiles essentielles aux propriétés antitussives et antiseptiques.

2

Q Peut-on appliquer l'huile de massage indiquée page 85 sur la poitrine d'un enfant ?

R Les enfants de plus de 12 ans peuvent être massés avec cette huile de massage. Pour les bébés et les enfants de moins de 3 ans, ajoutez UNE SEULE GOUTTE d'huile essentielle de lavande à 2 cl d'huile végétale et appliquez délicatement

Pour masser la poitrine des enfants de 4 à 11 ans, ajoutez à 2 cl d'huile de base 3 gouttes d'huile essentielle de lavande et 2 gouttes d'huile essentielle d'eucalyptus.

6

Q Peut-on masser la poitrine de quelqu'un qui a subi une intervention chirurgicale ?

R Oui, à condition que la plaie soit cicatrisée, que la personne ait envie de se faire masser et que le corps médical n'y voie pas de contre-indication. Le massage doit être à base de gestes doux et fluides. Il faut impérativement éviter d'exercer une pression forte, en particulier en utilisant le poids de votre corps.

7

Q Au bout de combien de temps un massage de la poitrine donne-t-il des résultats visibles sur l'état de la peau ?

R Pour obtenir un résultat, il faut pratiquer le massage une fois par semaine pendant environ trois mois. Pendant la durée du traitement, le sujet a intérêt à appliquer un peu d'huile de massage sur la zone concernée, tous les soirs avant d'aller se coucher.

3

Q **Peut-on masser une personne dont la poitrine présente de l'acné ?**

R Tout dépend de l'importance du problème. Si les boutons sont peu nombreux, vous pouvez masser en les évitant, particulièrement s'ils suppurent, et cela afin de ne pas propager l'infection. En revanche, si les manifestations sont importantes, le massage est déconseillé.

4

Q **Quand je suis angoissée, j'ai du mal à respirer. Est-ce que je peux me faire masser ?**

R Oui, mais à condition d'exprimer ce que vous ressentez à la personne qui vous masse. En aucun cas, le massage ne doit augmenter votre inconfort. Les gestes doivent être légers et fluides, et la pression exercée très faible. Pour obtenir une huile de massage aux propriétés calmantes, ajoutez à 2 cl d'huile de base les huiles essentielles suivantes : 4 gouttes de bois de rose, 4 gouttes de santal et 2 gouttes de géranium.

5

Q **Le massage de la poitrine est-il indiqué en cas d'hypertension ?**

R Oui, mais le massage doit être à base de gestes doux et fluides, dans le but de réduire le stress. Des études cliniques ont montré qu'un contact apaisant avait tendance à faire baisser la tension artérielle. Lorsqu'une personne sent qu'on prend soin d'elle, son équilibre émotionnel se modifie, elle se détend et son rythme cardiaque ralentit. Cependant, si vous avez le moindre doute, n'hésitez pas à en parler à un médecin.

8

Q **Peut-on masser la poitrine de quelqu'un qui est asthmatique ?**

R Oui, à condition d'effectuer un massage lent et doux. Vous pouvez vous inspirer de la séance proposée pour soulager les tensions.

9

Q **Quelles huiles essentielles puis-je utiliser pour tonifier la peau de la poitrine d'un homme ?**

R Ajoutez à 2 cl (4 cuill. à café) d'huile d'amande douce les huiles essentielles suivantes : 3 gouttes de cèdre et 2 gouttes de santal. Ces huiles essentielles tonifient la peau

10

Q **La poitrine de mon ami est velue, est-ce que je vais avoir des problèmes pour le masser ?**

R Vous allez sans doute utiliser plus d'huile de massage, vous avez donc intérêt à en préparer le double de la quantité habituelle, c'est-à-dire que vous allez ajouter des huiles essentielles à 4 cl d'huile de base.

8

MASSAGE DU VISAGE ET DU COU

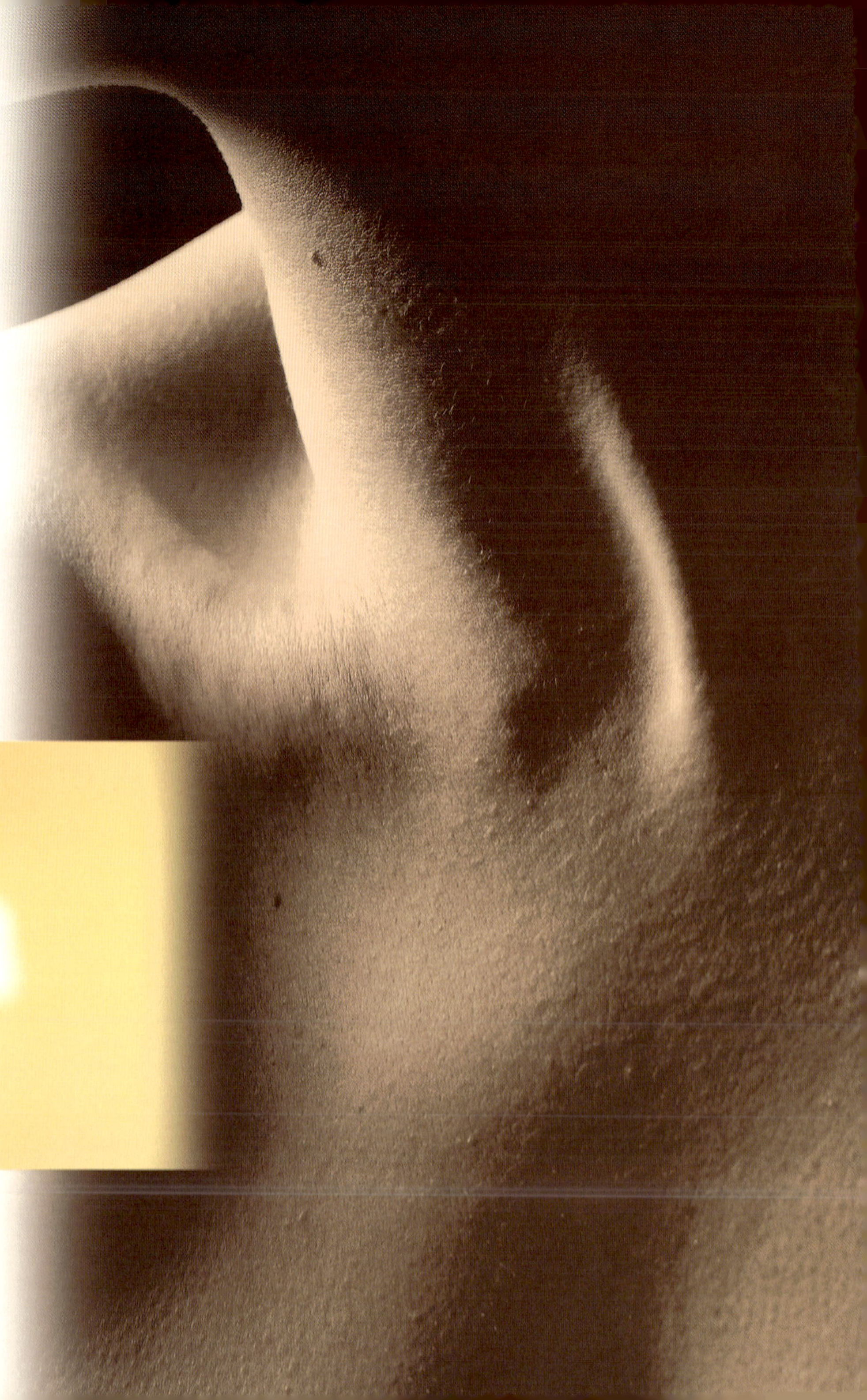

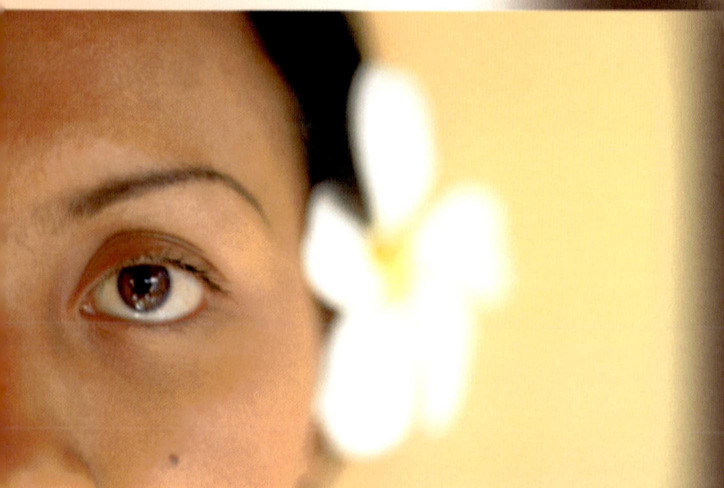

Le visage est une partie extrêmement sensible du corps, qui en dit beaucoup sur nous. Nous accordons une grande importance à l'apparence de notre visage, et quand nous pensons à la beauté, c'est souvent au visage que nous pensons. Bien sûr, nous sommes également caractérisés par notre silhouette, mais les gros plans faits sur les visages au cinéma ou dans les magazines ont focalisé l'attention sur le visage et chaque année, des millions sont dépensés en produits cosmétiques. Pour beaucoup d'entre nous changer de visage c'est changer de personnalité, et nous essayons d'avoir une image qui corresponde aux canons de la beauté..

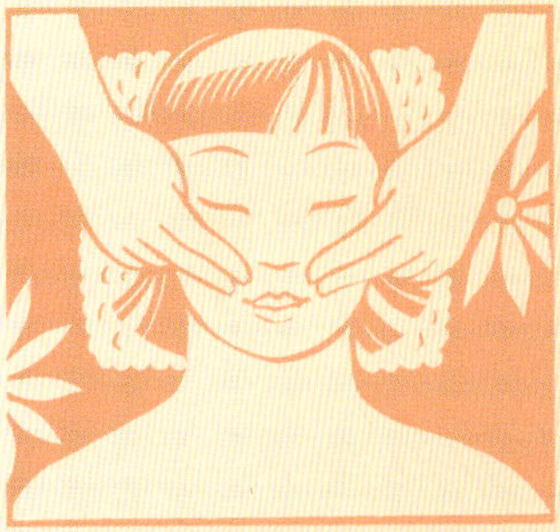

Le massage du visage est un art en lui seul, il agit à la fois sur le physique et sur le mental.

Chaque individu est différent. Il n'y a pas deux personnes qui soient parfaitement identiques. Un visage, avec ses contours et son profil, traduit l'histoire d'une vie. C'est une carte des sentiments. Tous les cosmétiques du monde n'y pourront rien changer. Si vous êtes détendu, heureux, en accord avec vous-même, votre visage reflète votre beauté intérieure. En ayant un effet relaxant, le massage du visage améliore son apparence. Débarrassé des pensées négatives, le visage est plus calme, ses contours sont plus doux. Une huile de base appropriée assouplira la peau, et les huiles essentielles faciliteront sa régénération ; cependant le but principal est de rendre le sujet heureux et en accord avec lui-même. Cela se verra immédiatement sur son visage. Il s'agit d'une approche holistique de la beauté, qui vient de l'intérieur comme de l'extérieur

Le massage du visage est spécifique parce que sa géographie est totalement différente de celle du reste du corps. Vous vous êtes entraîné à masser des parties du corps plus étendues, plus charnues, des groupes musculaires bien définis ; quand vous passez au visage vous trouvez tout beaucoup plus petit. Les muscles, les ligaments et les nerfs rendent le visage incroyablement mobile, ils sont organisés en couches complexes qui façonnent l'expression. Les techniques de massage du visage utilisent principalement le bout des doigts et les pouces. Les gestes doivent être à la fois limités et précis, mais ils procurent une profonde détente.

ANATOMIE DE LA TÊTE

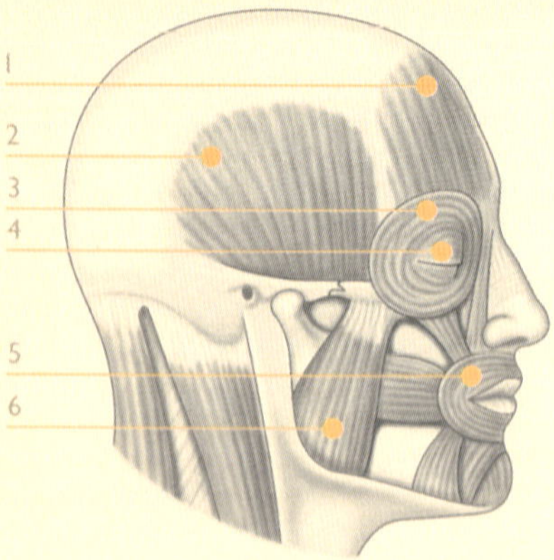

1 Occipito-frontal
2 Temporal
3 Orbiculaire des paupières
4 Élévateur de la paupière supérieure
5 Orbiculaire des lèvres
6 Masséter

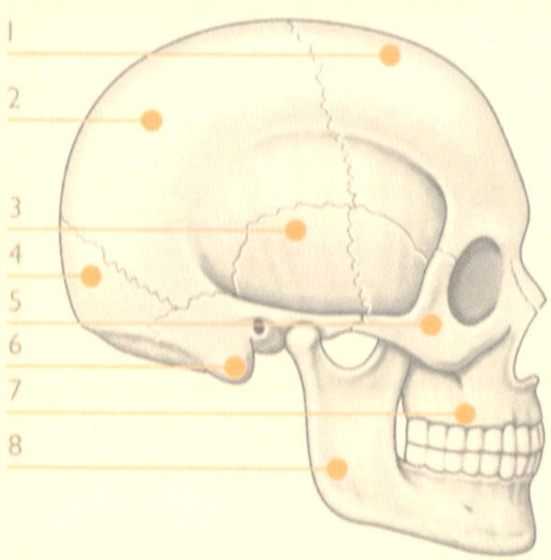

1 Os frontal
2 Os pariétal
3 Os temporal
4 Os occipital
5 Arcade zygomatique
6 Apophyse mastoïde
7 Maxillaire supérieur
8 Maxillaire inférieur

LE VISAGE : MUSCLES ET PROBLÈMES

Pour comprendre le visage, il faut commencer par étudier son anatomie, puis observer la peau qui recouvre les os et les muscles. Le massage active la circulation dans les muscles et nourrit la peau, facilitant sa régénération cellulaire et améliorant sa souplesse. L'ensemble du visage réagit au massage, parce que sa peau est riche en terminaisons nerveuses qui envoient des messages au cerveau.

Les muscles du visage

Le visage a une structure complexe, faite de plusieurs couches de muscles qui s'insèrent sur le crâne et les maxillaires. Les plus importants sont les suivants :

- **Occipito-frontal** Ce muscle superficiel qui recouvre la calotte crânienne permet de relever les sourcils et de froncer la peau du front.
- **Élévateur de la paupière supérieure (droit et gauche)** Ces muscles tirent les paupières supérieures vers le haut et vers l'arrière, assurant l'ouverture de l'œil.
- **Orbiculaire des paupières (droit et gauche)** Ces muscles qui entourent les yeux assurent la fermeture des paupières et permettent de plisser les yeux.
- **Orbiculaire des lèvres (droit et gauche)** Grâce à ces muscles, on peut creuser les joues afin de mastiquer les aliments.
- **Masséter (droit et gauche)** Ces muscles recouvrent la partie postérieure des joues ; ils rapprochent le maxillaire inférieur du supérieur, permettant de mâcher.
- **Temporal (droit et gauche)** Ces autres muscles masticateurs relient les deux maxillaires et permettent de fermer la bouche.

Les problèmes les plus fréquents

Vérifiez les points suivants avant d'entreprendre un massage du visage :

- **Coup de soleil** Si la peau est rouge, si elle pèle, le massage est déconseillé. Contentez-vous d'appliquer l'huile de massage recommandée pour les peaux matures en tamponnant le visage avec un coton à démaquiller.
- **Eczéma/psoriasis** Si les lésions sont importantes, le massage est déconseillé de même que l'application d'huiles essentielles, sauf avis favorable émis par un aromathérapeute.

Acné Si les boutons sont peu nombreux, vous pouvez masser en les évitant, l'important est de ne pas diffuser l'infection. Si l'acné est importante, le massage est déconseillé.

Tuméfactions et grosseurs Toute boursouflure anormale du visage, tout changement de couleur de la peau, toute grosseur, doivent avant toute chose être signalés à un médecin..

Sinusite En cas d'inflammation ou d'infection des sinus, la zone située sous les pommettes risque d'être douloureuse au toucher et, dans ce cas, il vaut mieux éviter de masser.

DÉTERMINER UN TYPE DE PEAU

Pour choisir l'huile végétale adaptée à un massage du visage, il est utile de connaître le type de la peau sur laquelle elle sera appliquée.

Type de peau	Caractéristiques	Huile de base suggérée
Grasse	Peau épaisse, pores dilatés	Jojoba
Mixte	Joues sèches, nez, menton et front gras	Noyau d'abricot
Sensible	Peau sujette aux allergies et aux éruptions	Camélia
Sèche	Peau rougissant sous l'effet du soleil et du vent	Amande douce
Mature	Légèrement détendue, rides, signes de fatigue	Noix de kukui/jojoba

Déterminez votre type de peau en comparant avec les caractéristiques énumérées ci-contre.

Vous pouvez utiliser une huile végétale seule. Si vous préparez une huile de massage en ajoutant des huiles essentielles, choisissez-les en fonction du type de peau et incorporez-les à 2 cl de l'huile de base végétale.

Type de peau	Huiles essentielles suggérées
Grasse	3 gouttes de cyprès, 2 gouttes de pomélo*
Mixte	3 gouttes de géranium, 2 gouttes de mandarine*
Sensible	1 goutte de camomille romaine, 1 goutte de néroli (très faible dilution)
Sèche	3 gouttes de santal, 2 gouttes d'absolue de rose
Mature	2 gouttes d'encens, 2 gouttes de néroli, 1 goutte d'absolue de rose

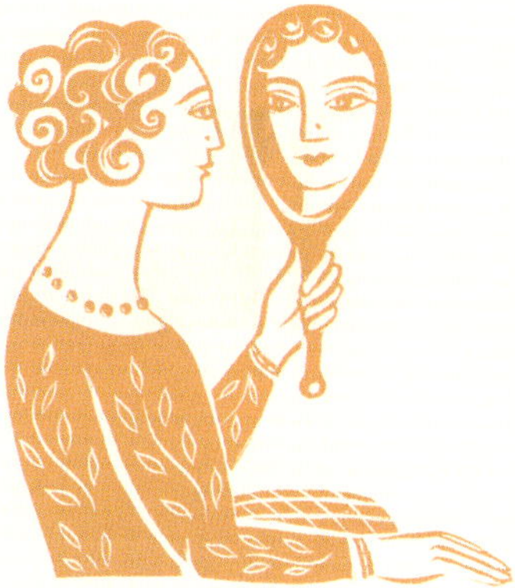

* Après application de l'une de ces huiles essentielles, la peau ne doit pas être exposée au soleil ni aux UV pendant 12 heures.

COMMENT MASSER LE VISAGE

Première partie

Les gestes de base de ce massage facial sont dirigés du menton vers le front. Ils sont destinés à améliorer le tonus des muscles qui soutiennent la peau. Installez confortablement la personne que vous allez masser, sur un tapis de sol, un lit ou une table de massage, et placez un coussin sous sa tête. Mettez-vous, à genoux ou debout, derrière elle. Enduisez vos mains d'une huile de base ou d'une huile de massage. C'est surtout l'extrémité de vos doigts qui a besoin d'être bien imprégnée d'huile pour se déplacer plus facilement sur la peau.

À NOTER

Les personnes alitées ou à mobilité réduite et toutes celles qui ne peuvent pas bénéficier d'un massage général apprécient particulièrement qu'on leur masse le visage.

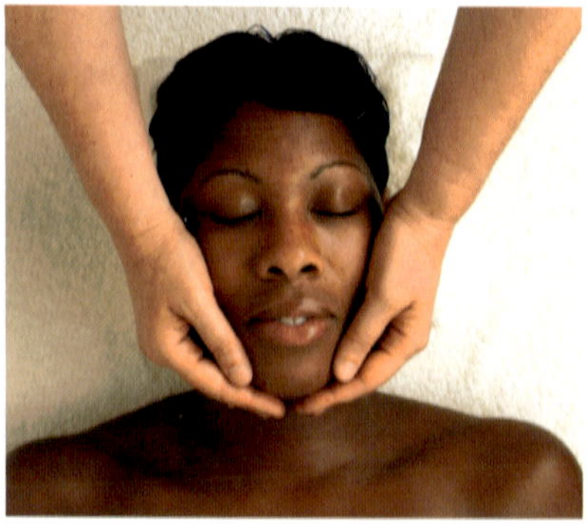

1

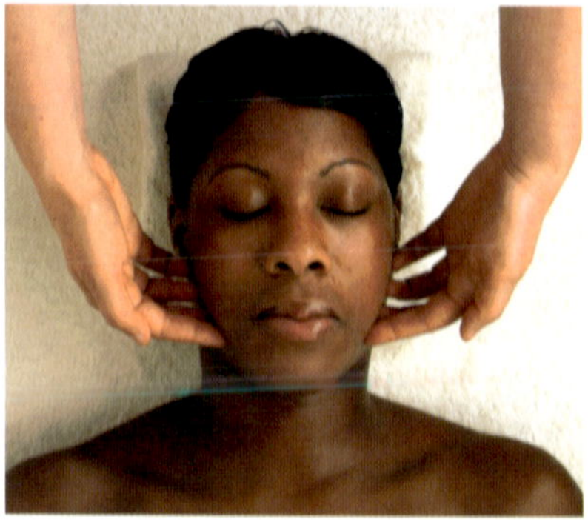

2

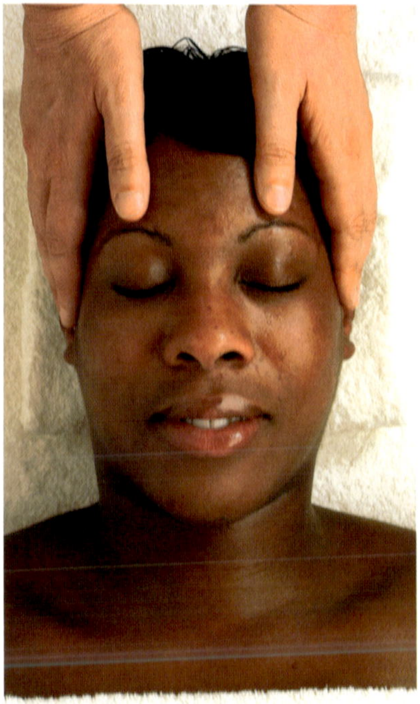

3

1 Pour commencer, prenez le visage dans vos mains en plaçant les doigts sous le menton et les paumes sur les joues. Gardez les mains immobiles quelques instants et laissez la chaleur de vos mains se communiquer au visage. Essayez de régler votre respiration sur celle du sujet, cela vous aidera à vous concentrer sur le massage que vous prodiguez.

2 Faites de petites pressions circulaires avec le bout des doigts en commençant par le menton, en remontant le long des joues jusqu'aux tempes et en terminant sur le front. Effectuez des pressions douces et lentes. Lorsque vous atteignez le front, revenez vers le menton en faisant glisser les mains le long des joues et recommencez deux fois.

3 Posez vos pouces sur le front, au-dessus des sourcils ; toute la surface des pouces doit être en contact avec la peau. Effectuez une pression continue en déplaçant les pouces vers les tempes. Ce massage a un effet calmant, il « balaie » les tensions mentales, lissant les rides qui marquent le front. Recommencez quatre fois, très lentement.

HOMMES ET MASSAGE FACIAL

On a tendance à considérer que le massage du visage est réservé aux femmes. Pourtant, les hommes apprécient la détente qu'il leur procure. L'application d'une huile de base végétale ou d'un mélange d'huiles essentielles nourrit la peau et assouplit les poils, ce qui facilite le rasage. Si la peau est très sèche ou irritée par le feu du rasoir, utilisez une huile végétale de bonne qualité, par exemple de l'huile de noyau d'abricot, de noix de kukui ou de jojoba, qui adouciront la peau.

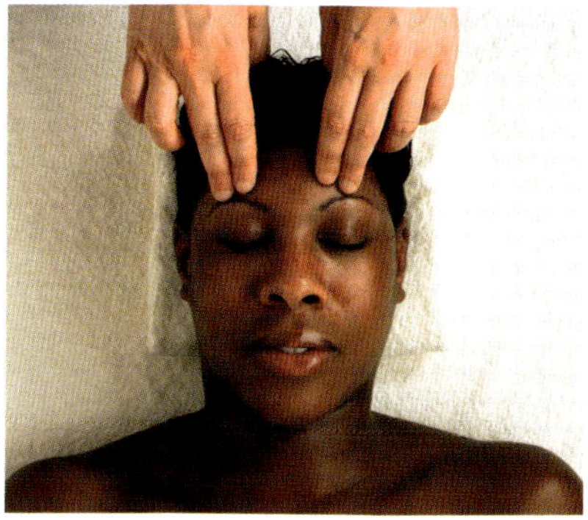

4

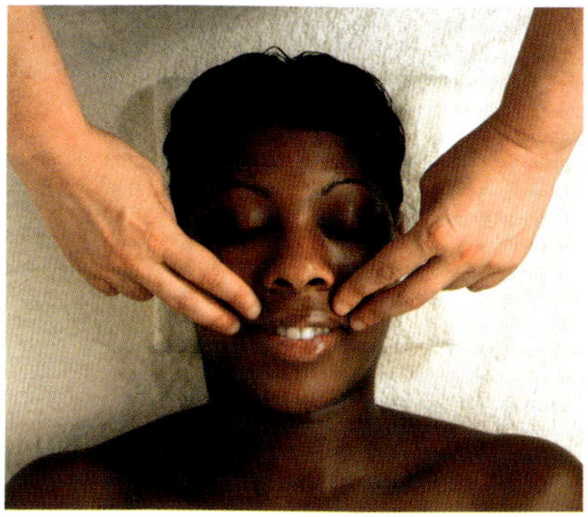

5

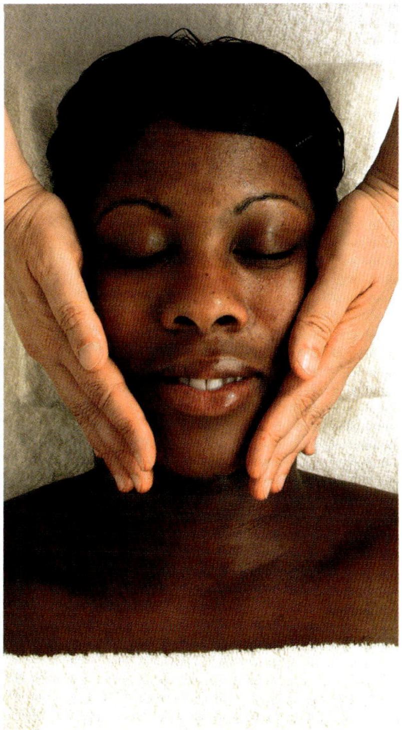

6

4 Posez vos index entre les sourcils. Faites avec le bout de ces deux doigts un massage circulaire autour des yeux en suivant le contour des orbites. Passez au-dessus des sourcils, descendez sur les côtés, passez en dessous des yeux et remontez le long du nez. Recommencez plusieurs fois ce massage qui doit être doux et lent. N'appliquez aucune pression sur la zone délicate des paupières inférieures.

5 Avec le bout des doigts, faites de petites pressions circulaires tout autour des lèvres. Vous aurez peut-être la surprise de trouver des tensions à cet endroit – certaines personnes gardent la bouche résolument fermée. Faites deux ou trois fois le tour des lèvres. Vous sentez les dents sous la peau, observez si la mâchoire est détendue ou si les dents semblent fortement serrées. C'est un indice supplémentaire de l'état de tension du sujet.

6 Entourez à nouveau le visage avec vos mains, pointes des doigts en contact sous le menton. Faites un effleurage de tout le visage, du menton au front, dans un long mouvement continu. Ce massage est très agréable à recevoir. Recommencez trois fois cette pression glissée, légère et fluide, et quittez en douceur le contact du visage.

COMMENT MASSER LE VISAGE

Seconde partie

Il s'agit d'un massage énergétique, destiné à activer la circulation sanguine et à faciliter la circulation d'énergie dans le visage. Le *shiatsu*, l'Ayurveda et d'autres styles de massage énergétique originaires d'Asie agissent sur des points identiques présents sur le visage. Les techniques utilisées dans cette séance atténuent le stress, les tensions et les maux de tête, tout en induisant une détente générale. En activant la circulation, elles facilitent la régénération de la peau. Vous pouvez pratiquer cette séance en complément de la précédente, pour réaliser un soin plus complet. Vous n'aurez besoin que de 5 ml (1 cuill. à café) d'huile végétale ou d'huile de massage, dont vous imprégnerez le bout de vos doigts.

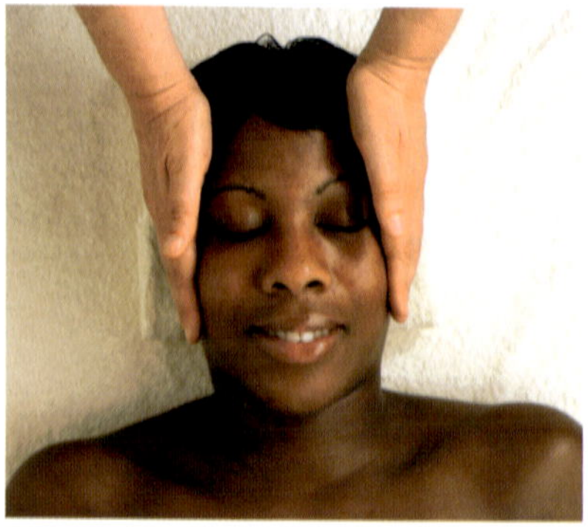

1 Posez vos mains sur les côtés du visage et faites-les progressivement glisser du front jusqu'au menton, puis ramenez-les à la position de départ. Le mouvement doit être lent et doux, il permettra ainsi au sujet de se détendre. Si vous avez préparé une huile de massage avec des huiles essentielles, son odeur se diffusera agréablement. Étalez l'huile en douceur sur tout le visage.

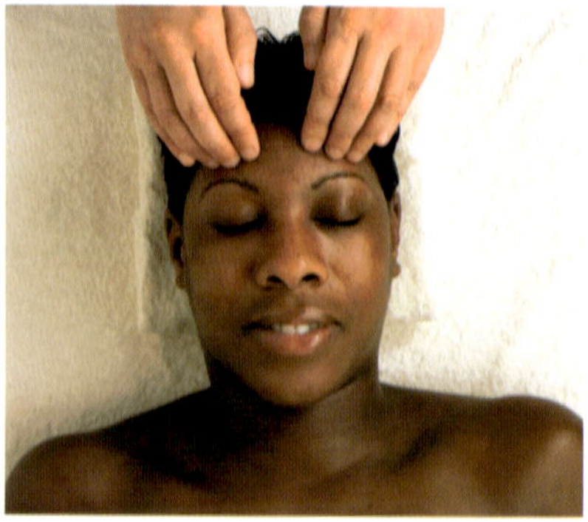

2 Amenez vos doigts au-dessus des sourcils. Exercez une légère pression en essayant de ressentir une pulsation sous les doigts, il s'agit de l'énergie qui circule dans cette zone. Déplacez légèrement les doigts vers le haut et appuyez à nouveau. En partant des sourcils et en allant vers la racine des cheveux, vous devez exercer ainsi quatre lignes de pression. Cette technique soulage la fatigue oculaire et les maux de tête.

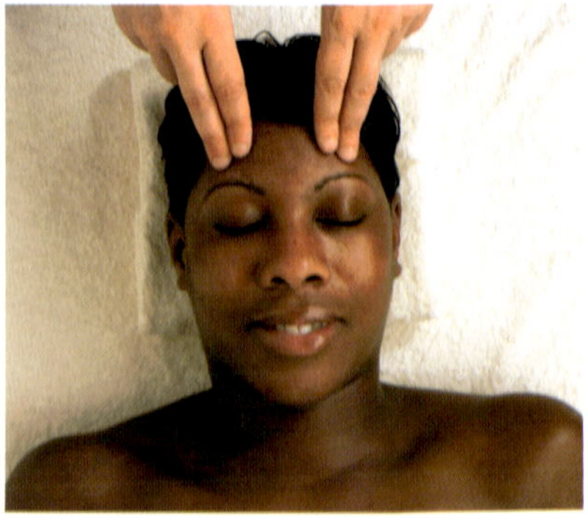

3 Placez vos index et majeurs joints en deux points symétriques situés à égale distance des sourcils et de la racine des cheveux. Laissez vos doigts immobiles jusqu'à ce que vous sentiez une pulsation en dessous. Lorsque vous percevez la pulsation sous les deux groupes de doigts, attendez quelle soit régulière et maintenez la pression un instant. Ce point est important pour éliminer le stress et la tension siégeant dans cette zone et contribuant à créer des rides.

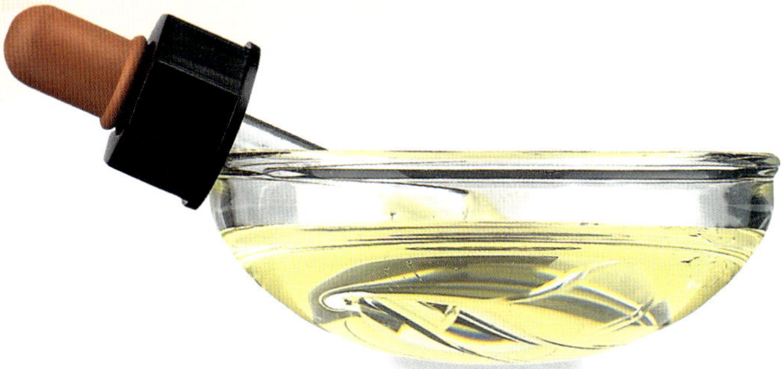

Pour masser le visage, utilisez une huile végétale de qualité, comme l'huile de noyau d'abricot.

À NOTER

Pour ce massage, essayez de n'imprégner d'huile que l'extrémité de vos doigts.

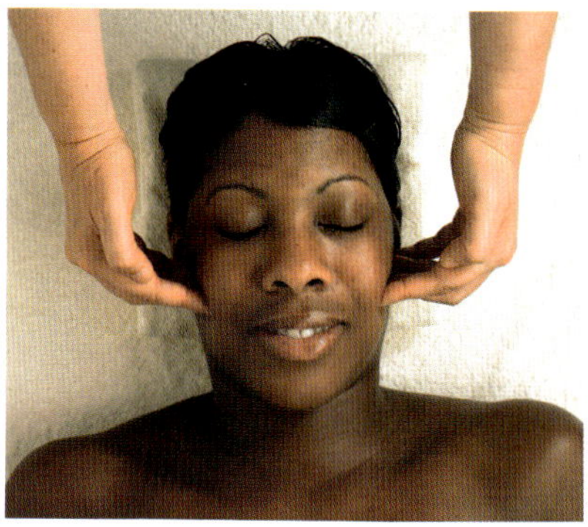

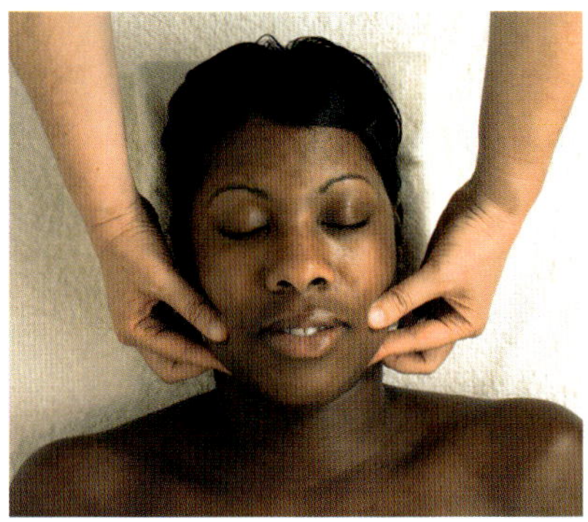

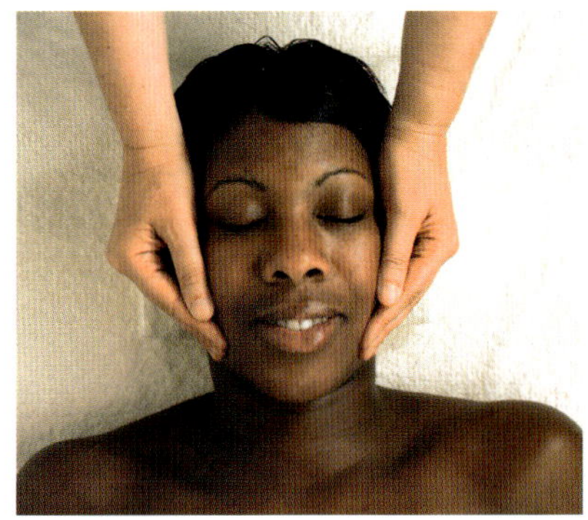

4 Posez le bout des doigts à proximité de la base du nez et faites de petits cercles en direction de l'articulation des mâchoires en passant sous les pommettes. Vous sentez la présence des dents sous la peau et les muscles. Si vous voulez vérifier que vos doigts sont bien placés, demandez au sujet d'ouvrir et de fermer légèrement la bouche, pour percevoir le mouvement des articulations. Des pressions circulaires douces élimineront les tensions souvent présentes dans cette zone.

5 Faites des pétrissages entre le pouce et le bout des autres doigts le long du bas du visage, des oreilles à la pointe du menton et retour vers les oreilles ; recommencez deux fois. Ce pétrissage contribue à éliminer les tensions siégeant au niveau des mâchoires et pouvant provoquer des maux de tête. Le mouvement doit être doux et fluide – Vos doigts doivent être bien imprégnés d'huile, surtout si vous massez une peau sèche ou mature qui a besoin d'être nourrie.

6 Placez les mains de chaque côté du visage du sujet et remontez le long des joues et du front, recommencez deux fois. La troisième fois, immobilisez les mains au niveau des joues et maintenez le contact pendant quelques instants. Réglez votre respiration sur celle du sujet, vous allez tous les deux être gagnés par une sensation de calme et de paix. Quittez en douceur le contact de la peau et accordez au sujet un moment de repos.

ANATOMIE DU COU

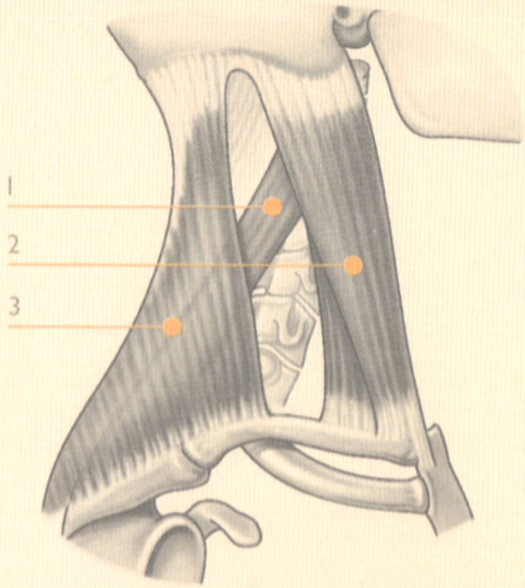

1 Angulaire 3 Trapèze supérieur
2 Sterno-cléido-mastoïdiens

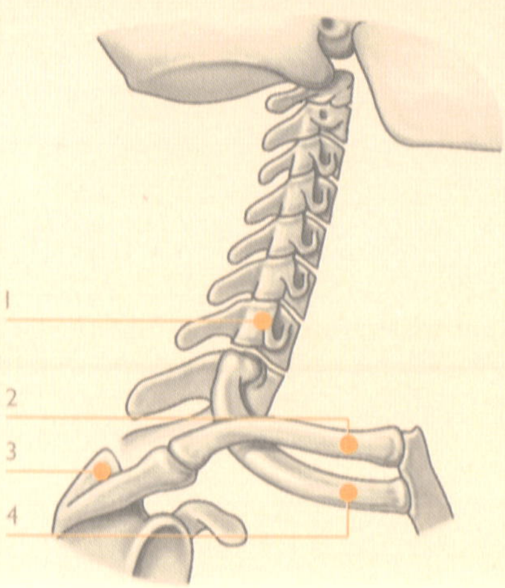

1 Vertèbres cervicales 3 Omoplate
2 Clavicule 4 Première côte

LE COU : MUSCLES ET PROBLÈMES

Le cou est une zone étroite qui doit supporter le poids du crâne et du cerveau, à savoir environ 8 % du poids total du corps. Cette tâche est assumée par les sept vertèbres cervicales, ainsi que par quelques muscles posturaux importants qui les recouvrent. Tout au long de la journée, ils travaillent dur pour effectuer le nombre incalculable de mouvements de flexion, extension, torsion et rotation de la tête que nous leur demandons.

Les muscles du cou

- **Sterno-cléido-mastoïdien** Ces muscles longs et aplatis de la partie antérieure et latérale du cou s'insèrent, en haut, sur le crâne et, en bas, sur la clavicule et le sternum. Ils permettent de fléchir la tête en avant. Lorsqu'un seul se contracte, la tête s'incline sur le côté.
- **Trapèze supérieur** Ces muscles en éventail relient l'arrière des épaules au cou. Le faisceau supérieur du trapèze – qui en comporte trois – s'insère à la base du crâne, il participe à la rotation de la tête et à son inclinaison sur le côté.
- **Angulaire** Appelés également *levator scapulae* ces muscles relient les quatre premières vertèbres cervicales à l'omoplate. Ils permettent une légère flexion du cou et participent à la mobilisation des épaules.

Les problèmes les plus fréquents

- **Tension musculaire** Les raideurs de la nuque sont fréquentes et souvent dues à de mauvaises habitudes posturales, telles que tenir le téléphone coincé entre l'épaule et l'oreille ou porter des paquets lourds toujours du même côté. Un massage régulier des muscles du cou les assouplit et améliore la mobilité de la zone cervicale.
- **Migraines** Elles peuvent être aggravées par les tensions présentes dans la nuque. Le massage n'est pas conseillé pendant les crises, mais il peut être inclus dans les traitements préventifs qui aident à garder une nuque souple et mobile.
- **Troubles musculo-squelettiques (TMS)** Ils sont souvent liés à des attitudes non ergonomiques, mauvaise posture, mauvaise position assise, mouvements répétitifs, fait de soulever de lourdes charges. Le massage peut assouplir les muscles et soulager la douleur mais, si les problèmes persistent, un médecin pourra conseiller d'avoir recours à un kinésithérapeute ou à un ostéopathe.

Principes de base à respecter impérativement

S'il existe le moindre soupçon de lésion ou de blessure de la région cervicale, ne pratiquez aucun massage sans avis médical. Si le sujet présente de l'ostéoporose (décalcification des os), assurez-vous auprès d'un médecin que le massage n'est pas contre-indiqué.

Le cou est fragile, veillez à ne pas exercer de pression trop forte lorsque vous le massez.

Préparatifs

Le sujet doit être confortablement allongé sur le dos, avec une serviette de toilette roulée placée sous les genoux et un petit coussin ou une serviette de bain pliée sous la tête pour la soulever légèrement afin que le visage soit horizontal. Si le menton pointe vers le haut, la courbure cervicale est trop importante et la position n'est pas bonne pour la nuque. Placez-vous derrière la tête du sujet, à genoux sur un coussin, s'il est allongé sur le sol, debout s'il est allongé sur une table de massage.

Organiser une séance de massage

Lorsque vous maîtriserez le massage du cou décrit sur les deux pages suivantes, vous pourrez effectuer une séance de massage incluant la poitrine, le cou et le visage. L'association de ces trois séquences permet d'effectuer une séance plus complète qui durera environ une demi-heure. Si vous utilisez une des huiles de massage dont la composition est indiquée page 95, vous en aurez suffisamment pour deux ou trois séances et le sujet devrait trouver ce traitement tout à fait agréable.

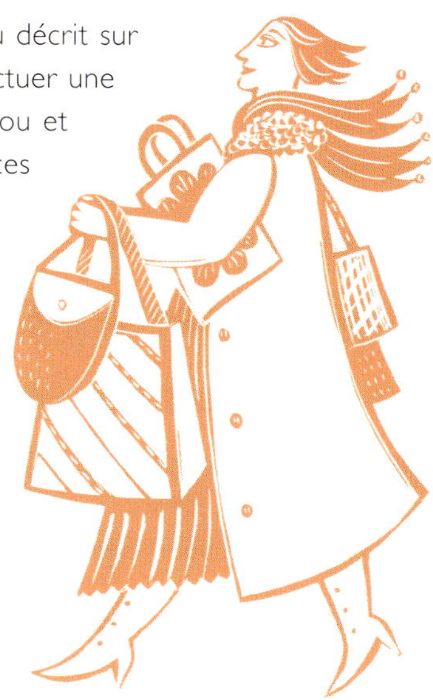

Lorsque nous ployons sous le poids des paquets, nous ne nous rendons pas toujours compte des contraintes que nous imposons à notre cou.

COMMENT MASSER LE COU

Lorsque vous effectuez un massage du cou, commencez par surveiller votre propre posture, n'arrondissez pas le dos, gardez les épaules souples et le dos droit. Penchez-vous légèrement en arrière afin de pouvoir glisser les mains sous la nuque du sujet. Pour ce massage, vous aurez besoin d'environ 5 ml (1 cuill. à café) d'huile de base.

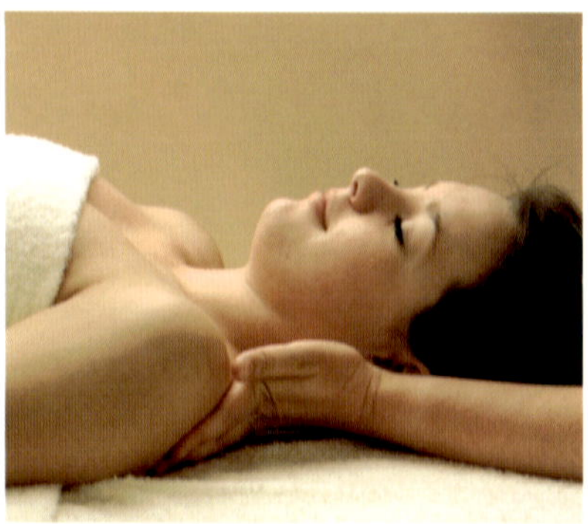

1

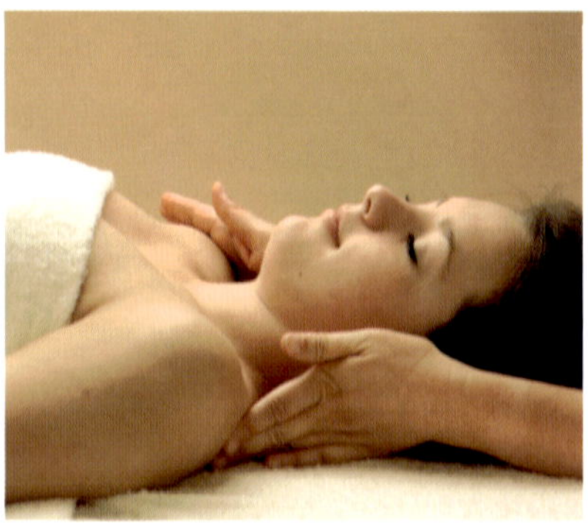

2

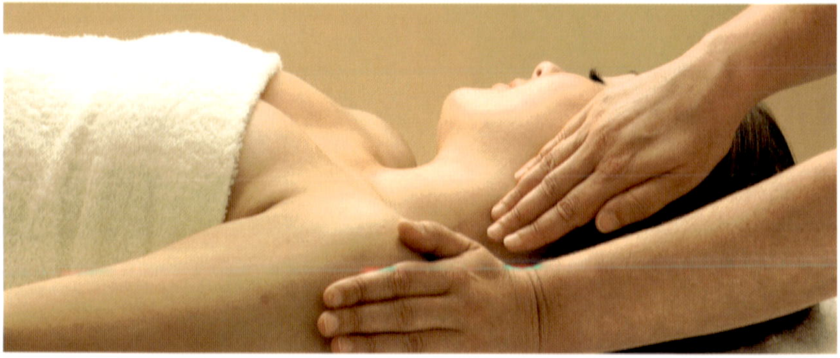

3

1 Commencez par poser une main sur chaque épaule du sujet, puis faites des effleurages et des pressions glissées fermes et lentes sur les épaules et le cou en remontant jusqu'à la racine des cheveux. Cette première partie du massage réchauffe la zone et contribue à en éliminer les tensions. Observez le rythme respiratoire du sujet : est-il lent et régulier ou rapide et saccadé ?

2 Avec les mains dans la même position de départ, appliquez à nouveau des pressions glissées sur les épaules et le cou, mais cette fois alternez le mouvement des mains, en adoptant un rythme lent et régulier. Vous allez ainsi imprimer un léger mouvement à la tête et au cou, qui va assouplir les muscles et les préparer pour les étapes suivantes. Veillez à ce que vos mains couvrent bien la totalité des épaules et du cou, jusqu'à la racine des cheveux.

3 Amenez doucement le sujet à tourner la tête sur le côté, sans forcer le mouvement, puis faites des pressions glissées, une main suivant l'autre, sur un côté du cou, recommencez une seconde fois avant d'accompagner le mouvement pour tourner la tête de l'autre côté. Massez le second côté du cou. Ramenez la tête dans la position centrale.

4 Placez une main à plat, paume tournée vers le haut, sous chaque épaule. Vous allez faire avec les doigts des pressions circulaires lentes et fermes, en remontant le long de la colonne cervicale, pour masser les muscles paravertébraux. Vous allez sentir des points de tension sous vos doigts, s'ils sont douloureux, allégez la pression, puis appuyez à nouveau progressivement en vérifiant ce que le sujet ressent. Quand vous arrivez à proximité des oreilles, faites glisser les mains jusqu'à la position de départ et faites une seconde série de presssions circulaires.

5 Placez vos doigts sous la nuque, à la base du crâne, juste derrière les oreilles. Faites à cet endroit de petites pressions circulaires. C'est une zone très sensible qui correspond à un point de pression ou de stimulation de l'énergie selon plusieurs traditions. En médecine ayurvédique, c'est l'emplacement du point *marma krikatika* qui contrôle la circulation du sang et des fluides vers le cerveau et aide à garder le dos droit afin que l'énergie circule dans tout le corps.

6 Pour terminer, placez vos mains en coupe sous le crâne, les doigts en contact avec le haut de la nuque. Restez immobile pendant quelques instants et prenez conscience de l'énergie qui circule dans vos mains. Respirez lentement, en essayant de caler votre rythme respiratoire sur celui du sujet. Un climat de confiance s'établit entre vous, la tête du sujet repose dans vos mains. Certaines personnes découvrent ainsi la grande détente que procure le fait de lâcher prise.

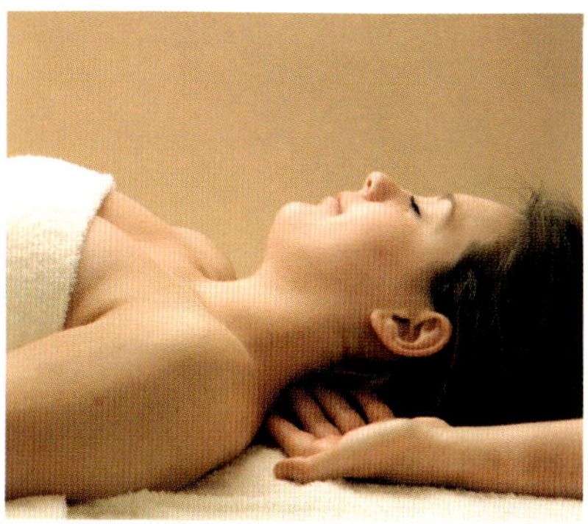

4

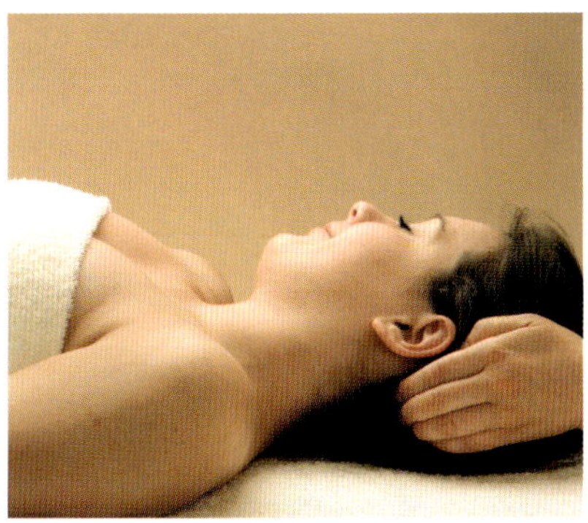

5

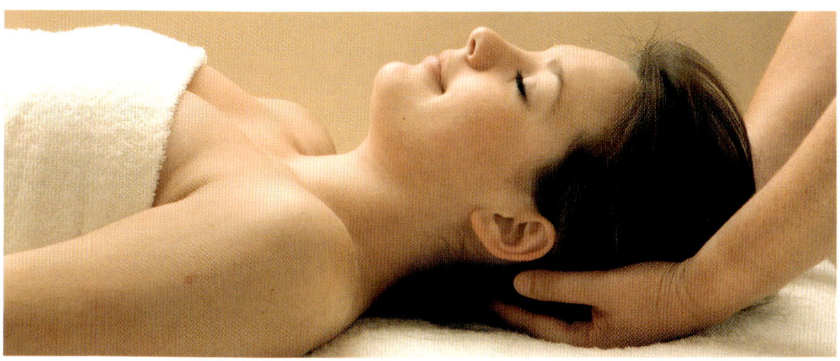

6

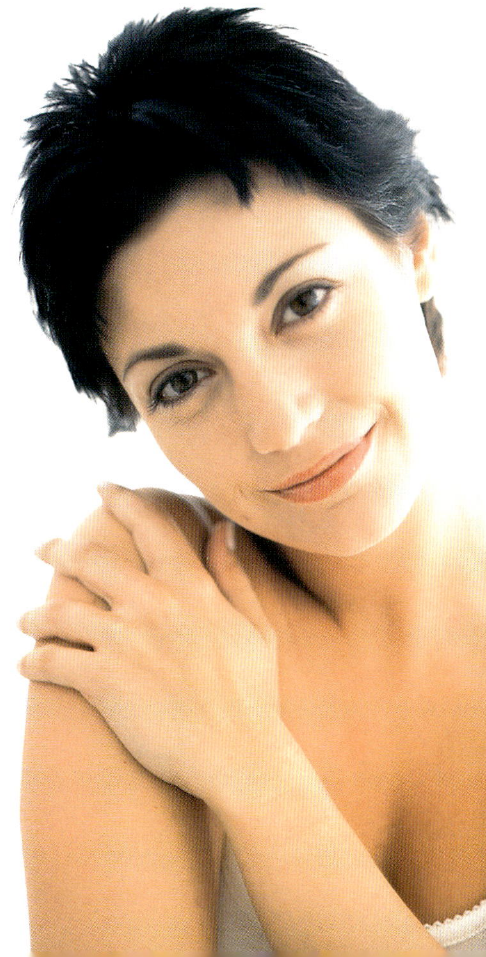

10 QUESTIONS ET RÉPONSES

Massage du visage et du cou

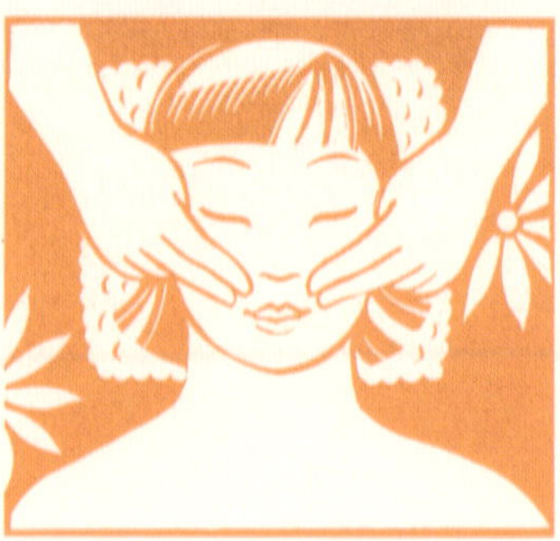

1

Q Est-ce que le massage du visage peut atténuer la couperose ?

R Le massage du visage associé à l'application d'une huile végétale de bonne qualité peut atténuer la couperose dans la mesure où il améliore la circulation sanguine, mais il ne la fera pas disparaître. Vous pouvez utiliser l'huile de massage suivante : Ajoutez à 2 cl d'huile de base 2 gouttes d'huile essentielle de cyprès, 1 goutte de citron et 2 gouttes de néroli. Ces trois huiles essentielles tonifient les couches profondes de la peau.

2

Q Je n'aime pas avoir de l'huile sur le visage, que puis-je utiliser d'autre ?

R Vous pouvez utiliser une crème ou une lotion non parfumée pour le visage : ces produits sont une émulsion d'huile et d'eau qui crée une sensation de douceur. Le seul problème est que les produits que l'on trouve dans le commerce contiennent des conservateurs chimiques. Si vous voulez utiliser un produit naturel, dissolvez au bain-marie 10 g de beurre de coco dans 4 cl d'huile de jojoba. Versez le liquide dans un pot.

6

Q Puis-je me faire un automassage des points de pression décrits page 98 ?

R Oui, les points sont situés sur le front à peu près à égale distance des sourcils et de la racine des cheveux. Ils peuvent être stimulés à tout moment pour soulager un mal de tête ou une fatigue oculaire. Vous pouvez également faire des pressions circulaires sur les articulations des mâchoires ; vous verrez c'est très agréable, particulièrement si vous avez tendance à grincer des dents la nuit.

7

Q Ma nuque est en général tendue et, bien sûr, cela s'aggrave quand j'ai une contrariété ; est-ce que le massage peut m'aider ?

R Oui, bien sûr. Mais si le problème persiste et s'aggrave chaque fois que vous êtes stressé, il serait utile pour vous d'intervenir sur les circonstances qui déclenchent le stress afin de le combattre.

3

Q Puis-je masser mon propre visage ?

R Oui. Vous pouvez facilement adapter les gestes des deux séances de massage décrites pages 96 à 99. Placez-vous en face d'un miroir, vous pourrez ainsi contrôler la justesse de vos mouvements. En fin de journée, un petit massage du visage procure une agréable détente.

4

Q La peau de mon visage est très sèche, quelle huile de base ai-je intérêt à utiliser ?

R Utilisez de préférence une huile végétale riche, comme l'huile de jojoba (extraite des graines d'une plante originaire des zones semi-désertiques du Mexique et du sud des États-Unis). Cette huile qui possède la propriété de ne pas rancir pénètre facilement dans la peau et la régénère, elle forme de plus un film non gras qui la protège du froid et de la sécheresse.

5

Q Pouvez-vous me conseiller une huile aromatique pour le massage du visage ?

R J'utilise beaucoup l'huile de camomille romaine, obtenue par macération à chaud. Mettez dans un récipient en verre résistant à la chaleur une bonne poignée des fleurs fraîches et de feuilles ou 30 g de fleurs séchées de camomille. Couvrez avec une huile de base – tournesol, par exemple – et faites chauffer au bain-marie 45 minutes. Laissez refroidir, filtrez, vous obtenez une excellente huile de camomille.

8

Q L'an dernier, j'ai été victime d'un traumatisme cervical, et j'en souffre toujours, les massages me feraient-ils du bien ?

R Oui, bien sûr, ils détendraient vos muscles, mais avez-vous fait contrôler par un médecin qu'il n'y avait pas de déplacement de vertèbres ? Si tel était le cas, pour que les massages soient pleinement profitables, il faudrait auparavant faire remettre les vertèbres en place par un professionnel de la santé compétent.

9

Q J'ai une amie qui porte son sac à gauche et elle a des contractures du côté gauche du cou, qu'est-ce que je peux faire pour elle ?

R Le premier conseil à lui donner est de porter alternativement son sac à gauche ou à droite. Un massage à base de pressions glissées et de pressions circulaires détendra les muscles contractés et douloureux.

10

Q Est-ce que le massage du cou peut soulager la migraine ?

R Le massage du cou atténue les tensions et calme les maux de tête. Les points de pression et les contacts décrits peuvent être très utiles (*voir page 103*).

9

MASSAGES SPÉCIAUX

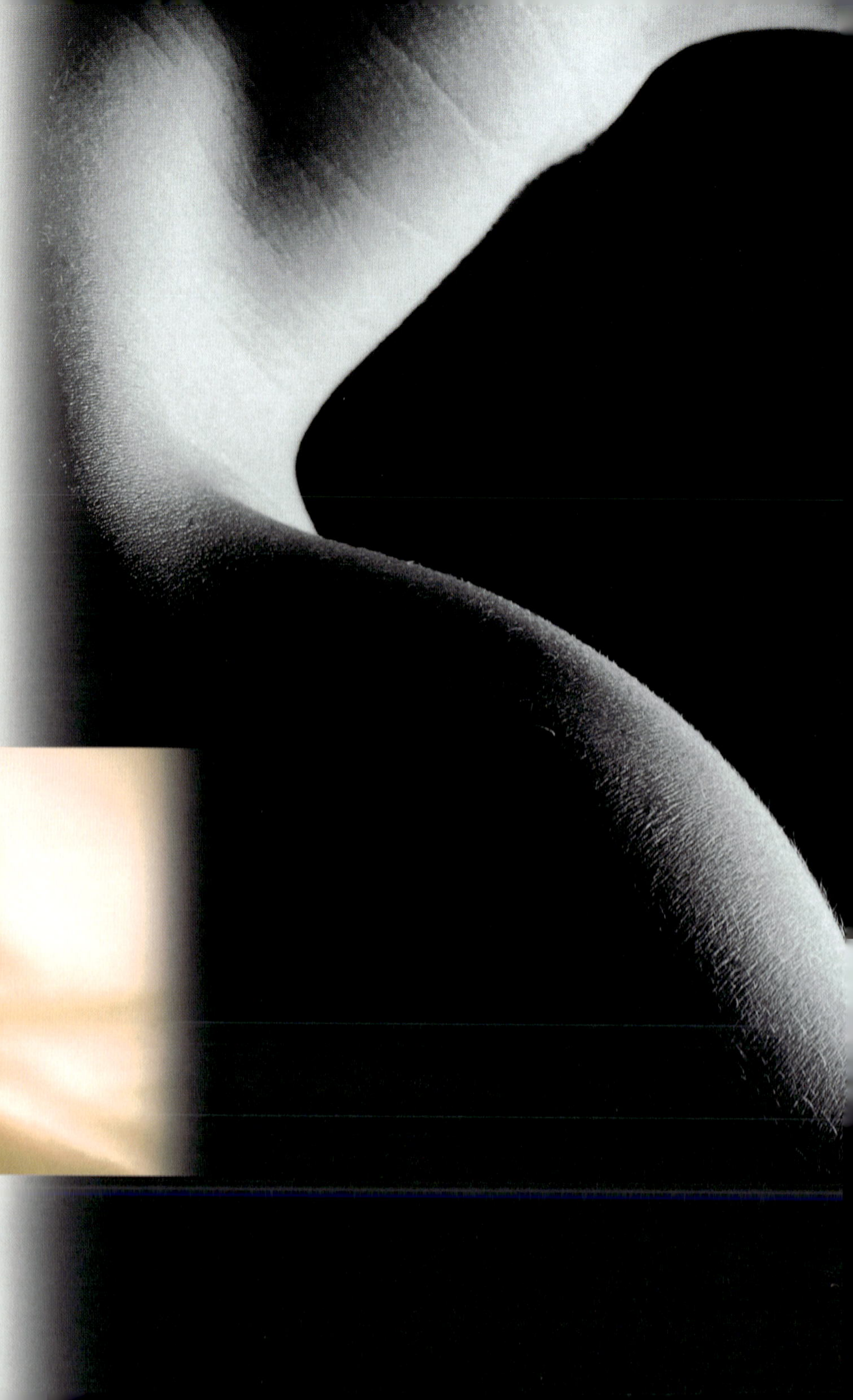

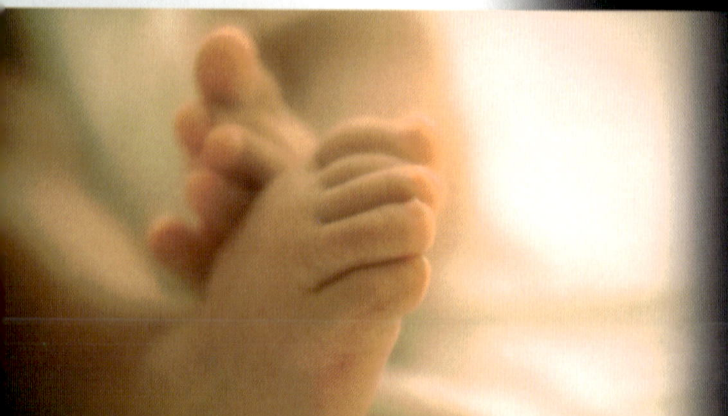

Vous avez appris les principales techniques et comment les appliquer aux différentes parties du corps, vous pouvez maintenant songer à organiser un programme de massage. L'art de masser est un savoir-faire très utile que l'on peut appliquer de diverses façons à diverses personnes. Le point essentiel à garder présent à l'esprit est de savoir répondre à l'attente de la personne que l'on masse.

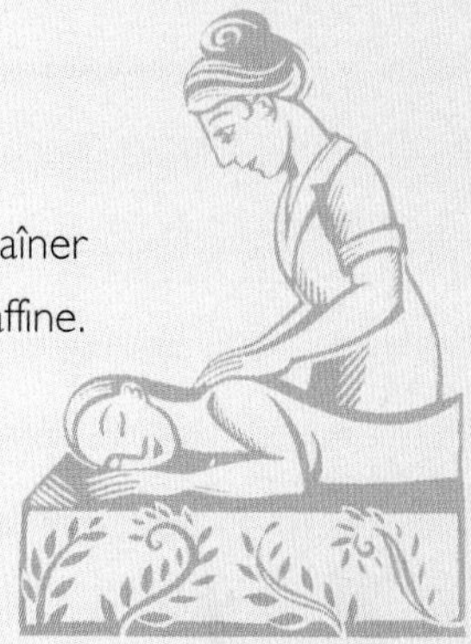

Le massage est pour tous une source de bien-être et de détente.

Lorsque vous maîtrisez les gestes et techniques de base, vous savez comment les enchaîner d'une manière fluide. Plus vous pratiquez le massage, plus la sensibilité de vos mains s'affine. Le massage fait partie d'un art de vivre et vous allez apprendre dans ce chapitre à adapter votre pratique à certains types de personnes ou à certains cas particuliers.

Par exemple, masser une femme enceinte de votre entourage qui est en fin de grossesse l'assurera de votre soutien et pourra l'aider à se préparer à l'accouchement. Vous trouverez pages 112-113 la description d'une séance de massage spécialement conçue pour les femmes enceintes et prenant en considération toutes les précautions à respecter.

Les cours, individuels ou collectifs, destinés à apprendre aux jeunes mamans à masser leur enfant se multiplient. On s'est, en effet, aperçu que le massage était aussi profitable à la mère qu'à l'enfant. Il développe le lien tactile entre eux deux, facilite la digestion du bébé, l'aide à se détendre et à sentir qu'on prend soin de lui. Il peut aussi soulager les coliques, la constipation, la toux et autre gêne respiratoire. Pour une mère, apprendre à masser son enfant, c'est une façon de lui donner de l'amour : le contact avec la peau soyeuse et les membres graciles du bébé crée un lien puissant. Voir pages 108-109 comment masser un bébé.

À l'autre extrémité de la vie, le massage a beaucoup à offrir aux personnes âgées. Le toucher, ainsi que la stimulation des autres sens aident les personnes âgées à rester alertes et éveillées. Des études ont montré que l'entretien de l'activité sensorielle ralentissait l'évolution de la maladie d'Alzheimer et de la démence sénile. Les associations de bénévoles qui s'occupent des personnes âgées encouragent vivement leurs membres à se former au massage. Les massages spéciaux présentés dans ce chapitre vont enrichir votre savoir-faire.

MASSER UN BÉBÉ

Le corps d'un bébé est très petit et sa peau est très douce au toucher. Pour le masser, vous allez utiliser essentiellement le bout de vos doigts, après vous être assuré(e) que vos mains ne sont pas froides. Si vous avez besoin de les réchauffer, faites l'exercice décrit pages 24-25, qui consiste à frotter le talon d'une main dans la paume de l'autre. Vous remarquerez que les réactions du bébé dépendent de son humeur. Parfois, vous le masserez seulement pendant quelques minutes, d'autres fois pendant plus longtemps. Le peu que vous ferez lui sera toujours profitable.

Installer le bébé

Le massage peut suivre le bain – c'est même le moment idéal pour le faire –, mais il faut que la peau du bébé soit bien sèche et que la température de la pièce soit suffisante pour qu'il ne risque pas d'avoir froid. Installez-le sur la table à langer ou sur toute surface suffisamment rembourrée et protégée par une serviette de toilette moelleuse. Si le bébé est tout petit, vous pouvez même poser un coussin sur vos genoux et l'allonger dessus.

À NOTER

Il faut que vous ayez un flacon d'huile de base à portée de la main. Si vous avez besoin de la réchauffer, prévoyez un bol d'eau tiède dans lequel vous placerez le flacon pendant une quinzaine de minutes.

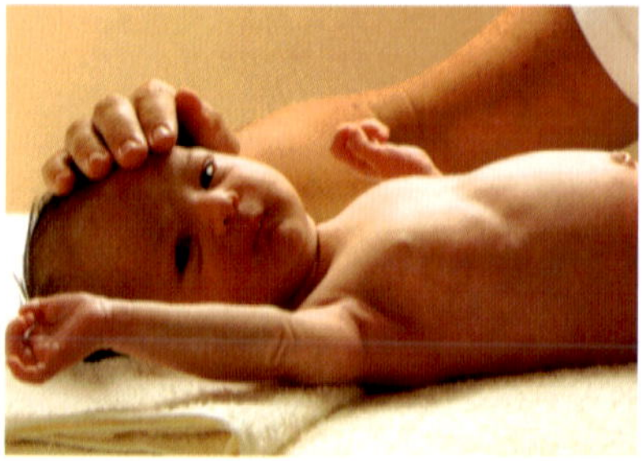

1 Allongez le bébé sur le dos, et appliquez un peu d'huile sur son visage et sur sa tête, tout en le regardant et en lui souriant. Massez doucement du bout des doigts son front et ses joues.

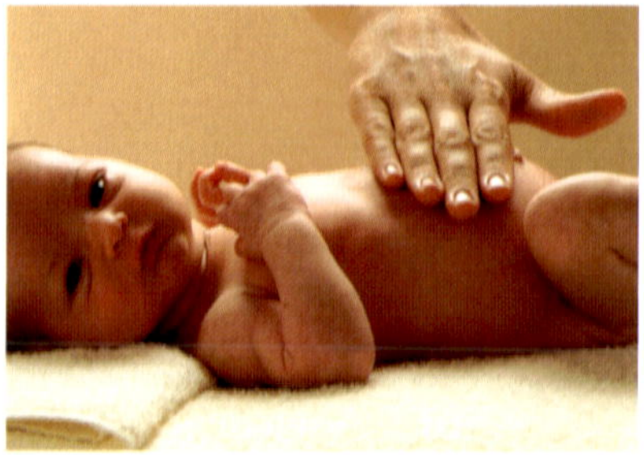

2 Faites sur son ventre des petits cercles dans le sens des aiguilles d'une montre, mais sans exercer de pression. Ce massage circulaire facilite la digestion.

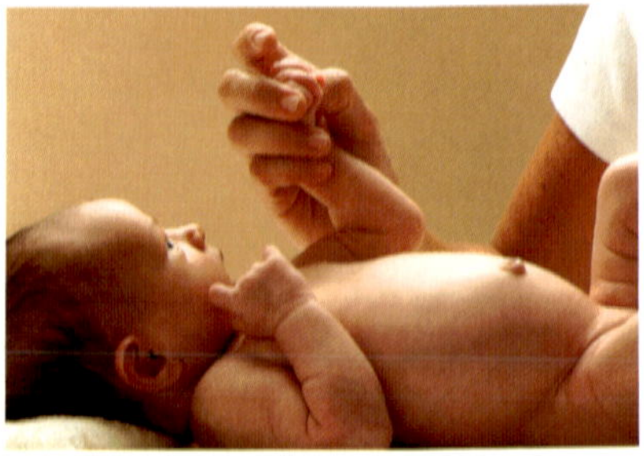

3 Avec le bout des doigts, massez les bras, les mains et les doigts. Prenez ses deux mains dans les vôtres, essayez d'établir un contact visuel et parlez-lui.

AVANT DE COMMENCER

Il est indispensable d'être détendu(e) pour masser un bébé.

- Si vous êtes tendu(e) ou si vous avez des pensées négatives, le bébé ne sera pas réceptif au massage.
- Si vous sentez que vous avez besoin de vous concentrer avant de commencer, asseyez-vous confortablement et effectuez quelques respirations régulières.

Le toucher est une forme de communication non verbale entre un parent et son enfant. Des études cliniques ont montré qu'un massage régulier renforçait les défenses immunitaires et favorisait la prise de poids, ce qui assurait au bébé une meilleure croissance.

HUILES POUR BÉBÉ

Les huiles d'amande douce, de camélia, ainsi que l'huile biologique de tournesol sont indiquées pour le massage des bébés. Les huiles pour bébé que l'on trouve dans le commerce sont d'origine minérale et ne sont pas absorbées par la peau. Si vous voulez parfumer l'huile de massage, utilisez :

Pour calmer et détendre

1 goutte d'huile essentielle de lavande dans 2 cl d'huile de base

Pour adoucir la peau

1 goutte d'huile essentielle de camomille romaine dans 2 cl d'huile de base

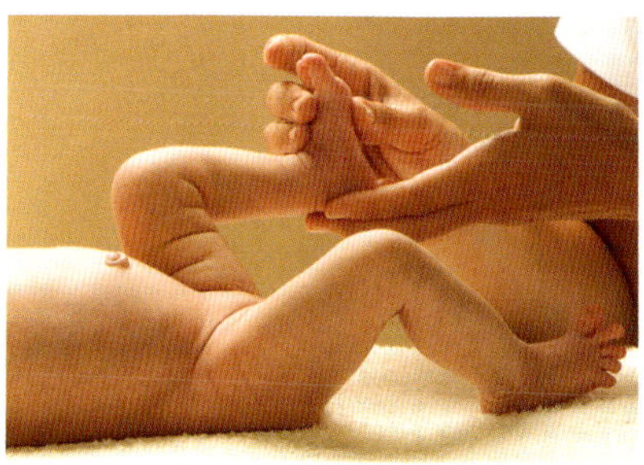

4 Massez ensuite les cuisses, les genoux, les mollets et les pieds. Des petits mouvements circulaires stimulent la circulation en douceur.

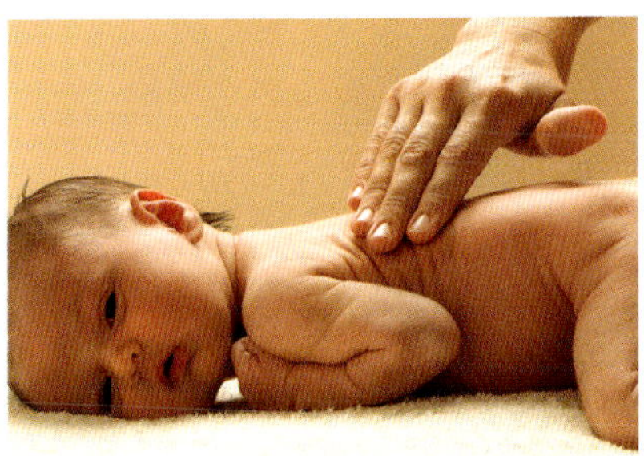

5 Mettez le bébé à plat ventre et massez-lui tout le dos, de haut en bas et de bas en haut, plusieurs fois en faisant de petits cercles avec le bout des doigts.

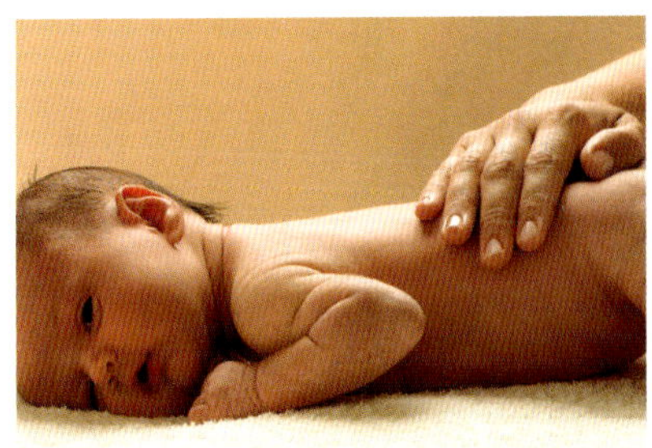

6 Pour terminer, faites de légères pressions glissées, une main suivant l'autre, en descendant le long de son dos. Ce mouvement a un effet calmant. Laissez le bébé se détendre avant de le bouger, mais veillez à ce qu'il n'ait pas froid.

MASSER UNE PERSONNE ÂGÉE

Les équipes de soins qui s'occupent de personnes âgées accordent de plus en plus d'importance au rôle du toucher thérapeutique. Le massage améliore le bien-être, entretient l'activité sensorielle et procure un sentiment de sécurité et d'accompagnement. De plus, il active la circulation sanguine et entretient la mobilité articulaire. Voici deux massages très simples en trois étapes à prodiguer à des personnes âgées.

Massage des mains

Asseyez-vous en face de la personne que vous souhaitez masser et posez une de ses mains sur vos genoux, en intercalant éventuellement un petit coussin, pour éviter toute tension dans le bras et pour que la position soit plus confortable. La peau des personnes âgées étant souvent très sèche, utilisez une crème nourrissante pour les mains ou une lotion qui ait une odeur agréable. Vos mouvements doivent être légers et doux, parce que la peau tend à être fine et les os fragiles ; évitez d'exercer une pression forte ou soudaine.

À NOTER

Souvenez-vous que le toucher attentif et empreint de respect est un bon moyen de communiquer.

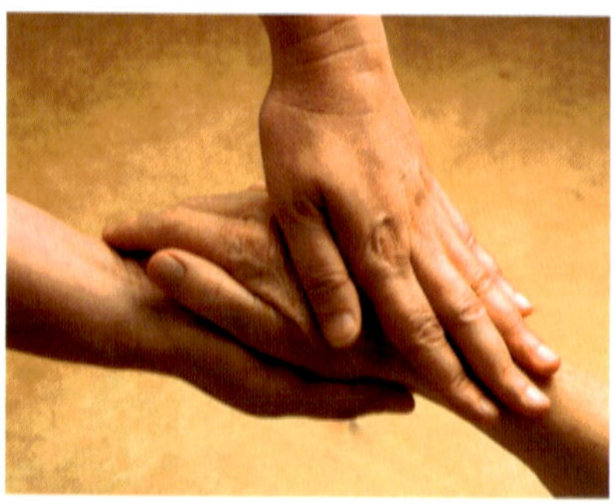

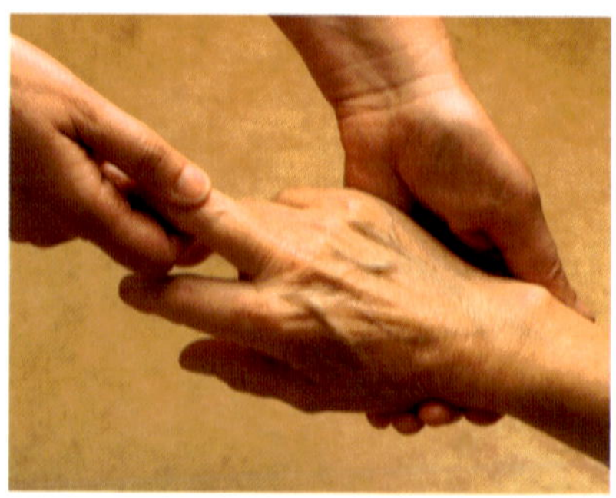

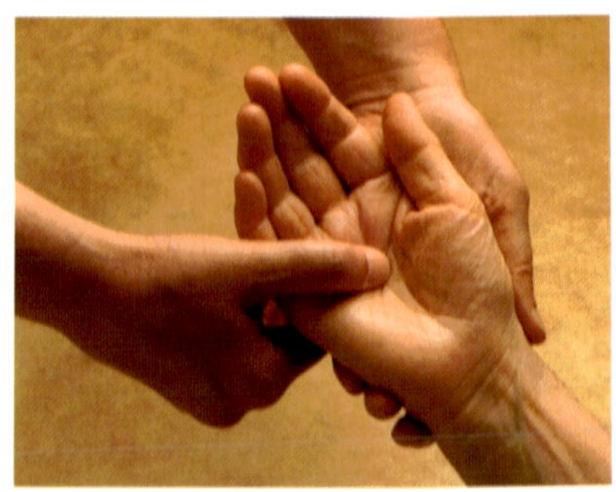

1 Posez la main à plat sur une des vôtres, pour la soutenir, et faites des pressions glissées avec l'autre main, de la pointe des doigts au poignet et retour. Faites-le plusieurs fois.

2 Massez chaque doigt individuellement, de l'extrémité jusqu'à la base. N'imprimez pas de mouvements brusques aux doigts et massez particulièrement doucement si les doigts sont atteints de rhumatisme. Cette partie du massage active la circulation.

3 Retournez la main pour masser l'intérieur de la paume en faisant des pressions circulaires avec le pouce. Ce massage assouplit et améliore la mobilité. Terminez par des pressions glissées sur toute la main, puis passez à l'autre main.

LES PRÉCAUTIONS À PRENDRE

Lorsque l'on s'occupe d'une personne âgée, il faut être particulièrement attentif à ses réactions et adopter une attitude empreinte de respect. Par exemple, il est fort probable qu'elle sera gênée d'avoir à se dévêtir. Vous devrez également prendre en considération son état de santé. Si sa mobilité est réduite, il faudra sans doute vous contenter de masser les parties de son corps qui sont accessibles, comme ses mains et ses pieds.

À NOTER

Vous pouvez également masser le visage des personnes âgées en vous inspirant des séances décrites pages 96 à 99. Votre position sera différente selon que la personne est assise ou allongée.

Massage des pieds

La personne peut être confortablement assise dans un fauteuil, le pied posé sur un tabouret. Avant de commencer le massage, rafraîchissez le pied avec une lingette. Comme toujours lorsque vous vous occupez d'une personne âgée, vous devez être attentif à ses réactions. Imprégnez le pied d'une lotion nourrissante pour la peau.

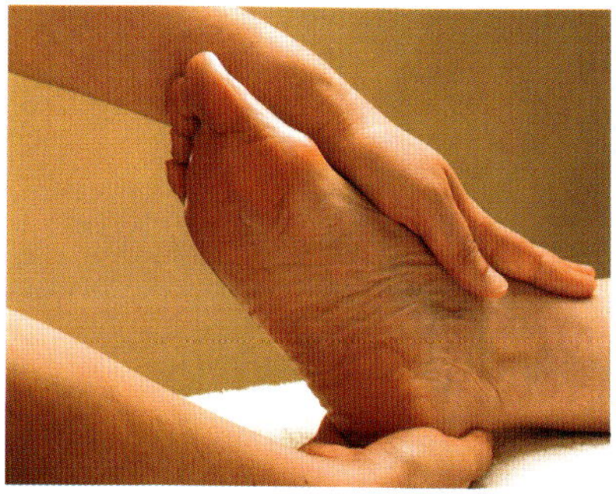

1 Posez le pied sur une de vos mains pour le soutenir et faites plusieurs séries de pressions glissées, des orteils vers la cheville et retour vers les orteils. Cette première manœuvre réchauffe le pied.

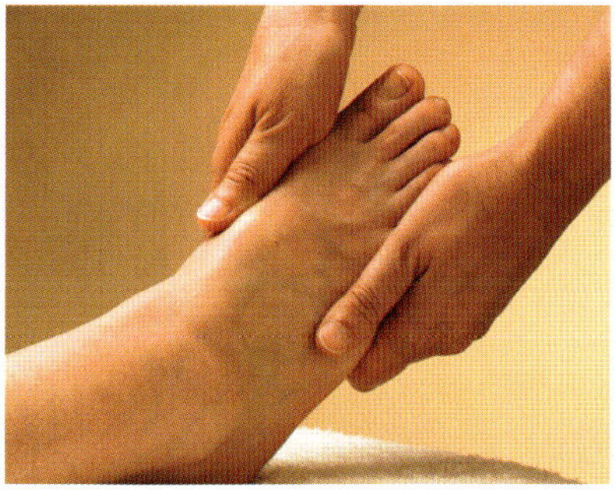

2 Prenez le pied entre vos deux mains et faites glisser vos pouces vers l'extérieur. La légère compression du pied réalisée libère les articulations et détend les muscles. Recommencez plusieurs fois ce geste qui doit être effectué lentement.

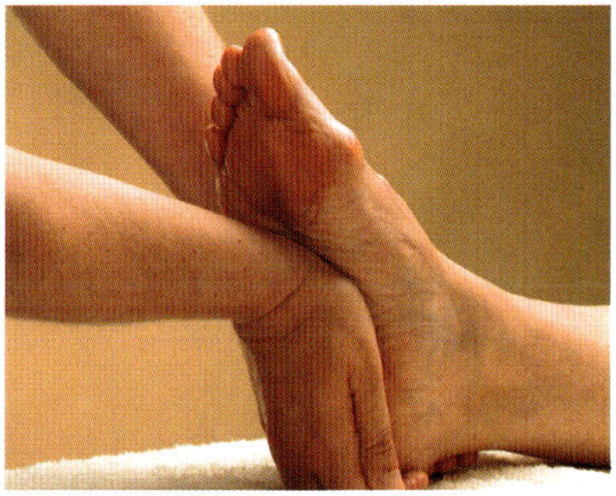

3 Soutenez la cheville avec une main et utilisez le talon de l'autre main pour masser la plante du pied. Cette partie du massage étire le pied et libère les tensions. Pour terminer, faites des pressions glissées sur tout le pied, puis passez à l'autre pied.

MASSER LE DOS D'UNE FEMME ENCEINTE

Masser une femme enceinte est un moyen efficace de maintenir son énergie à un bon niveau et de l'aider à se détendre. Des massages doux et fluides sont très appréciés en fin de grossesse, particulièrement les massages du dos. Il est indispensable de s'assurer auprès d'un médecin ou d'une sage-femme qu'il n'y a pas de contre-indications.

ATTENTION

Le massage est à éviter en début de grossesse. Des massages doux peuvent être effectués à partir du cinquième mois. Ils ne doivent comporter ni pression importante ni mouvement brusque.

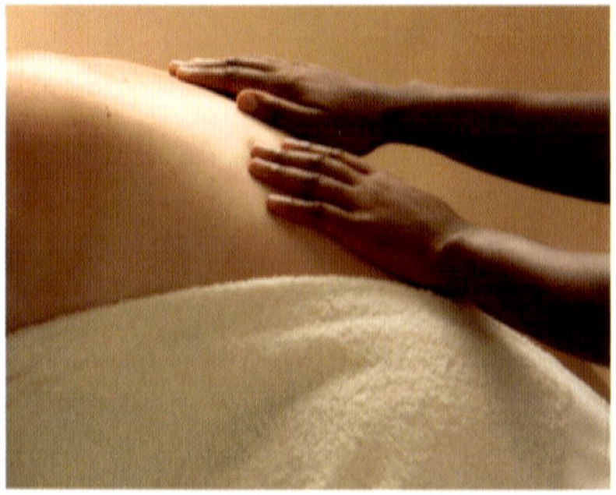

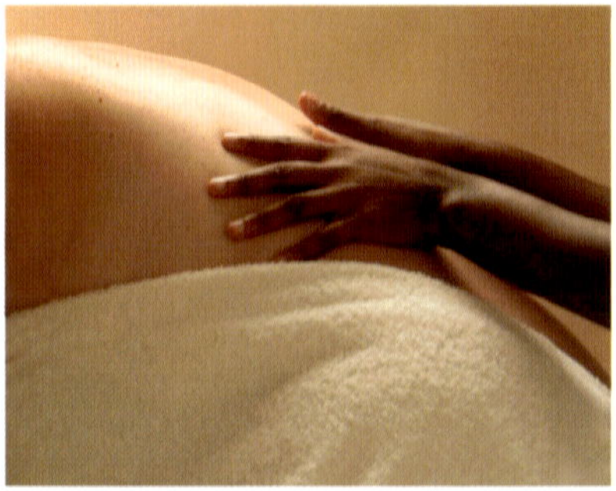

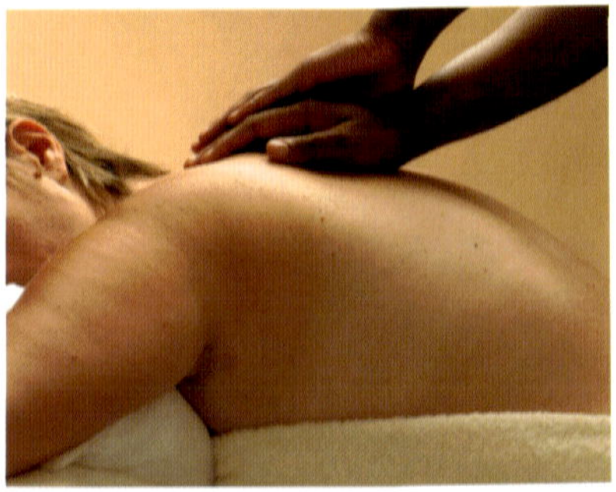

1 Mettez vos deux mains à plat sur la région lombaire, doigts pointés vers le haut, et faites glisser les mains jusqu'aux épaules, puis redescendez par les côtés. Si vous parvenez à donner la sensation d'une pression glissée ininterrompue, le massage sera très relaxant. La pression doit être légère et le geste fluide. Recommencez plusieurs fois. Cette première partie du massage réchauffe le dos.

2 Mettez les deux mains à plat sur la région lombaire, mais cette fois avec les doigts pointés vers l'extérieur. Faites trois pressions glissées en éventail sur la région lombaire, puis trois sur le bas du dos et trois sur le haut du dos. Ces gestes doivent être effectués d'une manière lente et attentive.

3 Mettez votre main droite sur votre main gauche et massez les épaules en traçant un huit avec les mains. Recommencez plusieurs fois pour réchauffer et détendre les épaules. La pression exercée doit être ferme mais pas trop forte et les mains doivent se déplacer lentement.

INSTALLATION CONFORTABLE

Pour se faire masser le dos, une femme enceinte s'assoit sur un tabouret et s'appuie sur un coussin posé sur une table. Placez-vous derrière elle ; vous devrez vous mettre à genoux pour masser la région lombaire. Enveloppez ses jambes et son ventre dans une grande serviette de bain pour qu'elle n'ait pas froid. Massez avec une huile végétale légère, comme l'huile de tournesol biologique ou l'huile de camélia.

ATTENTION

Avant d'utiliser une huile aromatique ou une huile de massage contenant des huiles essentielles pour masser une femme enceinte, vérifiez TOUJOURS auprès d'un professionnel de la santé qu'il n'y a pas de contre-indication.

MASSAGE DES PIEDS

Les femmes enceintes apprécient également beaucoup de se faire masser les pieds. Inspirez-vous de la séance décrite pages 56-57, mais ne stimulez pas les points d'énergie présents sur les côtés des chevilles. Concentrez-vous sur les gestes doux et fluides qui grâce à leur effet relaxant vont aider la future maman à se détendre.

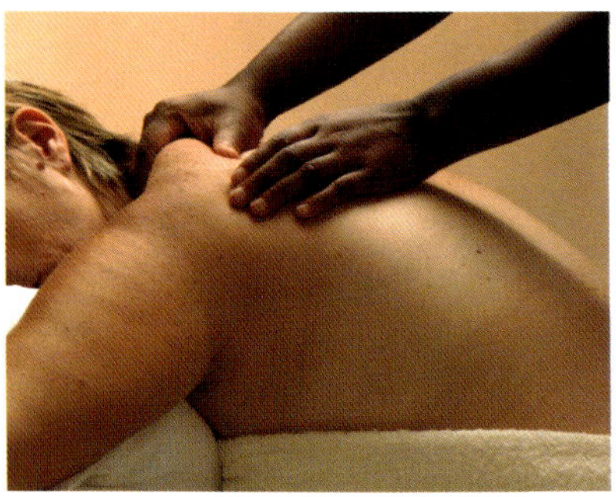

4 Pour masser les épaules, soit vous pétrissez les deux trapèzes en même temps en alternant le mouvement des mains, soit vous les pétrissez à deux mains, l'un après l'autre. Le pétrissage doit être ferme, mais non douloureux, et durer quelques minutes.

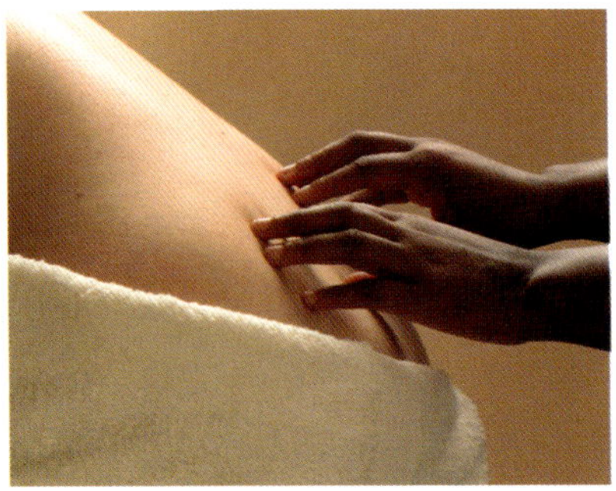

5 Pour détendre la région lombaire, appuyez le bout de tous vos doigts de part et d'autre de la colonne vertébrale et faites lentement des pressions circulaires sur toute la zone lombaire. Ce massage réchauffe les muscles et les détend. La pression exercée ne doit pas être douloureuse.

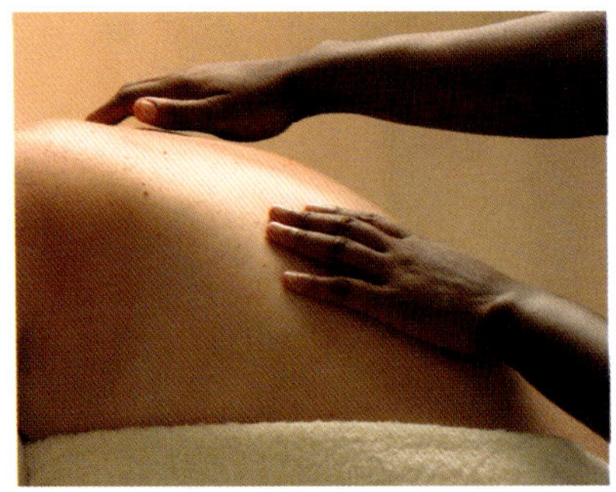

6 Posez votre main droite sur l'épaule droite du sujet et votre main gauche sur sa hanche gauche, puis faites des pressions glissées alternées, lentes et fluides, sur chaque côté du dos, en montant d'un côté et en descendant de l'autre. Progressivement, les pressions glissées se transforment en effleurage, puis vous quittez le contact de la peau. Couvrez le dos avec une grande serviette de toilette et laissez la femme enceinte continuer à se détendre.

MASSER LA NUQUE ET LES ÉPAULES

Quoi de plus efficace pour se détendre ou pour éliminer le stress et la tension qu'un massage de la nuque et des épaules. On peut tout à fait improviser un massage sans avoir sous la main de serviette de toilette, d'huile de massage ni le moindre équipement. Vous allez masser une personne qui est assise à son bureau, voire devant son ordinateur ou qui a juste décidé de s'offrir quelques instants de repos.

Respectez bien l'ordre des gestes ; une erreur fréquente consiste à empoigner les épaules et à les masser énergiquement ; au lieu de se détendre le sujet risque de se contracter. Avant de masser en profondeur, il est indispensable de réchauffer et d'assouplir la zone tendue.

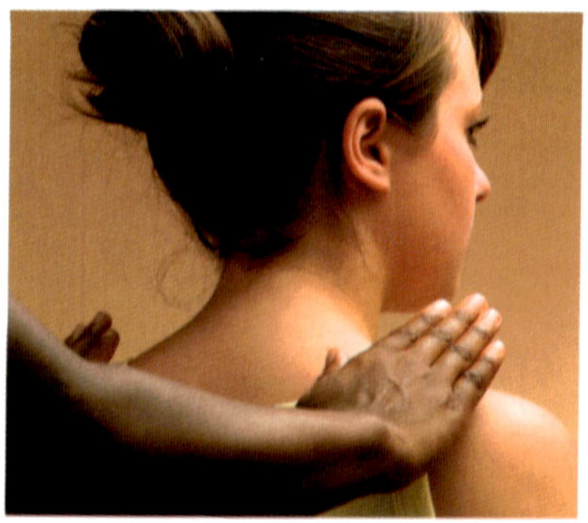

1

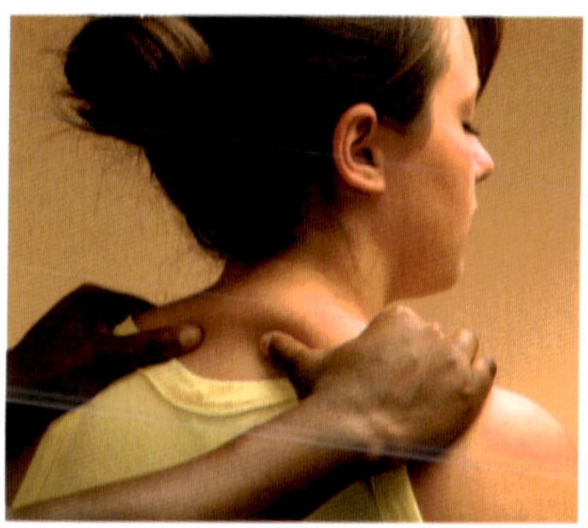

2

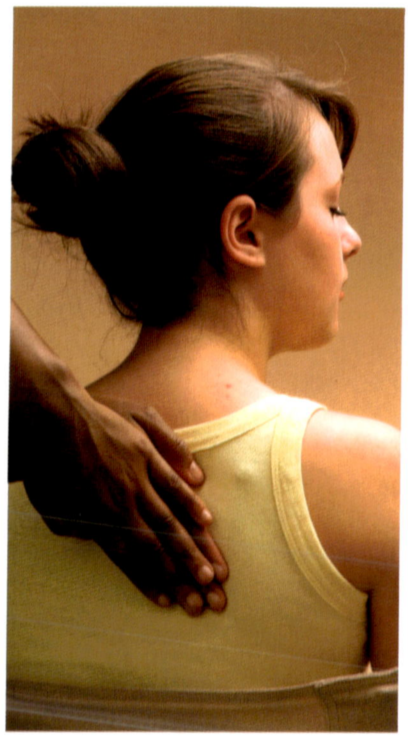

3

1 Placez-vous derrière le sujet et frictionnez les épaules et le haut du dos en déplaçant les paumes de mains en un mouvement rapide et alterné. Étendez les frictions au milieu du dos et à la région lombaire – à ce stade, il faut vous mettre à genoux. Cette technique stimule la circulation et réveille l'énergie dans tout le dos.

2 Toujours debout derrière le sujet, posez une main sur chaque épaule et saisissez les trapèzes. Imprimez de petites secousses aux épaules pour faire lâcher les muscles. Le but n'est pas de secouer la tête mais juste de mobiliser les épaules. Cette technique élimine les tensions et prépare les muscles à un travail plus en profondeur.

3 Mettez votre main droite sur votre main gauche et massez d'une épaule à l'autre en faisant un huit avec vos mains et en exerçant une pression ferme. Vous devez sentir les omoplates bouger sous vos mains et vous devez pouvoir dire si le buste est souple ou raide. Continuez pendant quelques instants en adoptant un rythme régulier.

IMPROVISER UNE INSTALLATION

Si c'est possible, demandez à la personne de s'asseoir à califourchon sur une chaise et de s'appuyer sur le dossier ; autrement, elle peut s'appuyer sur un coussin posé sur une table ou un bureau. Avant de commencer, demandez-lui s'il y a des points particulièrement tendus ou douloureux, vous leur accorderez une attention spéciale. Le sommet des épaules est souvent tendu. Ne prenez pas l'initiative de masser quelqu'un qui a subi un traumatisme cervical récent, mais conseillez-lui d'aller voir un médecin qui lui prescrira peut-être des séances de kinésithérapie.

ATTENTION

Enlevez toute veste ou tout gros pull-over ; desserrez tout vêtement ajusté, comme les cravates ; déboutonnez les cols de chemise. L'idéal est de ne conserver qu'un tee-shirt ou un débardeur.

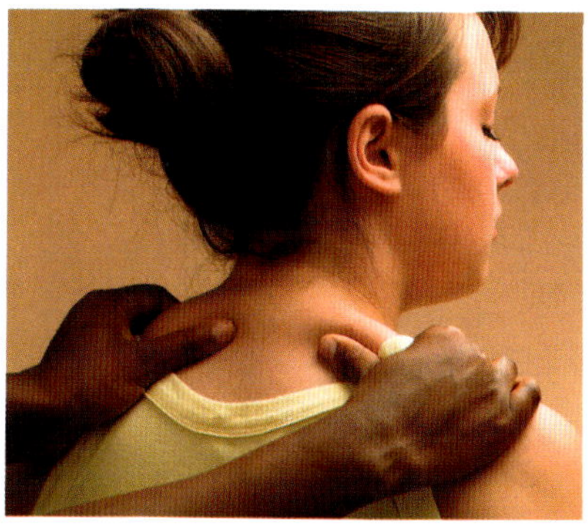
4

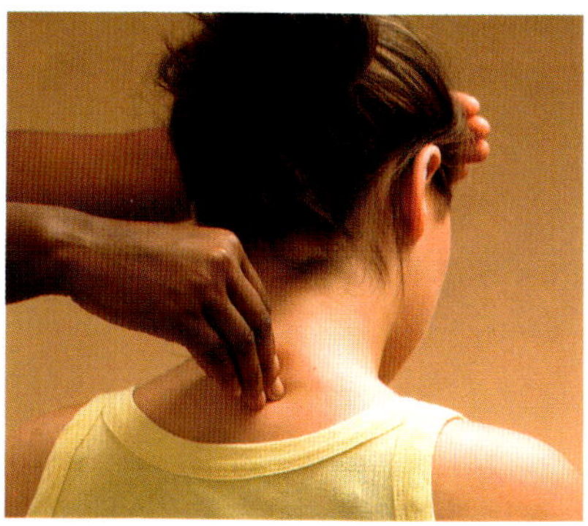
5

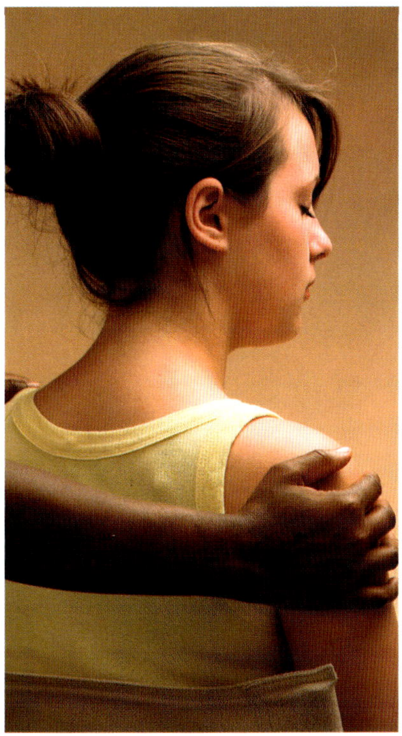
6

4 Posez les mains sur les épaules et pétrissez chaque trapèze d'une main, entre le pouce et les autres doigts, tout en vérifiant auprès du sujet que vous n'exercez pas une pression trop forte. Comme vous avez commencé par réchauffer et assouplir les épaules, vous devriez pouvoir les masser en profondeur.

5 Demandez au sujet de pencher légèrement la tête en avant et soutenez-la d'une main. Avec les doigts de l'autre main, faites des pressions circulaires de part et d'autre de la colonne cervicale, en veillant à ne pas griffer la peau du sujet avec vos ongles. Faites plusieurs séries de pressions, puis laissez le sujet redresser la tête.

6 Pour terminer, faites des pressions glissées de plus en plus légères de la base du crâne aux épaules. Ralentissez progressivement le rythme de cette technique calmante, et quittez en douceur le contact de la peau au niveau des épaules.

MASSER POUR DÉTENDRE

L'aromathérapie ajoute une dimension supplémentaire au massage par l'utilisation d'arômes naturels appelés huiles essentielles. Ces fragrances très concentrées sont extraites de plantes aromatiques et, ajoutées en petite quantité à une huile végétale, elles la parfument agréablement, transmettant au cerveau d'agréables senteurs naturelles. De plus, les huiles essentielles ont des propriétés thérapeutiques et on peut les utiliser pour augmenter l'effet relaxant ou au contraire pour donner du tonus au corps et à l'esprit.

En raison de leur forte concentration, les huiles essentielles doivent être utilisées avec prudence.

COMPOSER UNE HUILE RELAXANTE

Les huiles essentielles présentées ci-dessous ont des propriétés calmantes, elles permettent de créer une huile de massage que vous pourrez utiliser pour le massage général décrit page suivante. Ce mélange apaise les sens et il convient bien à un massage effectué le soir.

Versez 3 cl d'huile de base végétale dans un flacon en verre teinté, et ajoutez les huiles essentielles suivantes.

Lavande C'est l'huile essentielle par excellence de la relaxation. L'arôme floral et pénétrant de la lavande a un effet calmant instantané. Elle soulage les maux de tête, combat l'insomnie et atténue le stress émotionnel. Utilisez 4 gouttes.

Orange Le parfum frais et citronné de l'orange est supposé lutter contre les idées noires, peut-être parce que nos sens l'assimilent à un parfum de l'été. Utilisez 6 gouttes.

Santal Cette huile essentielle au parfum boisé et sucré, à note exotique, est connue pour ses propriétés calmantes. Utilisez 4 gouttes.

Lorsque vous avez ajouté les huiles essentielles à l'huile de base végétale, fermez le flacon et agitez le mélange. Les huiles essentielles sont solubles dans l'huile. Voici quelques idées pour bénéficier des vertus calmantes de l'aromathérapie.

Ajoutez dans l'eau d'un bain chaud 4 gouttes d'huile essentielle de lavande. Pour adoucir l'eau, vous pouvez également ajouter 1,5 cl de bain moussant non parfumé ou 3 cl de lait entier. Détendez-vous dans ce bain pendant une vingtaine de minutes, en respirant le discret parfum de lavande. Séchez-vous en sortant de l'eau. Si votre peau est tiède et légèrement humide, l'huile essentielle a agi efficacement.

ATTENTION

Les huiles essentielles ne doivent pas être ingérées.

Si vous êtes enceinte, n'utilisez pas d'huiles essentielles sans être suivie par un aromathérapeute.

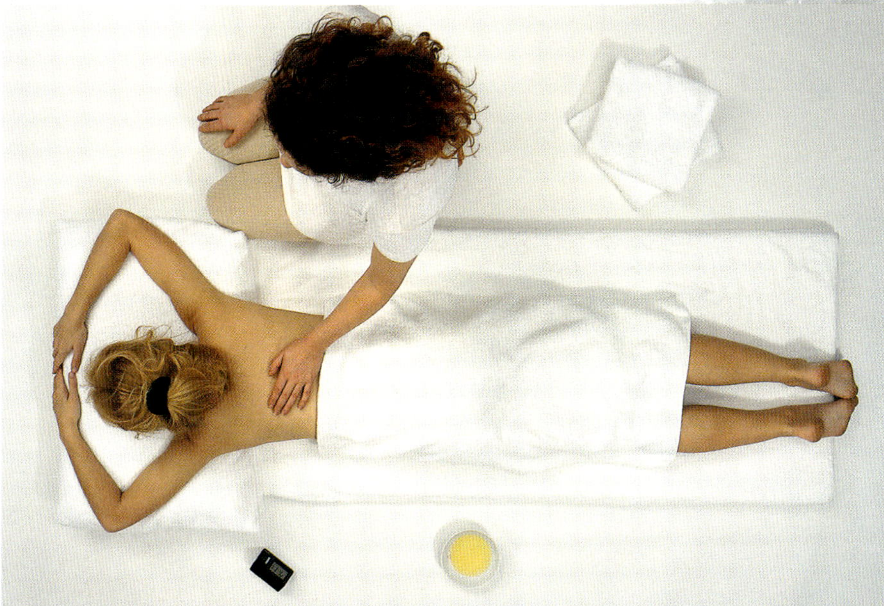

Faire un massage général

Commencez par masser le dos (*pages 36-41*), puis demandez au sujet de se retourner. Continuez par un massage des pieds (*pages 56-57*) et des membres inférieurs (*pages 50-51*). Massez les bras (*pages 64-65*) et les mains (*pages 68-69*), puis le ventre (*pages 76-77*). Pour terminer, massez le cou (*pages 102-103*) et le visage (*pages 96-97*). La séance doit durer environ une heure et quart. D'emblée, le massage du dos détend, puis le massage de chaque partie du corps, des pieds jusqu'au visage, élimine progressivement les tensions. Laissez ensuite au sujet la possibilité de se reposer un moment, allongé sur le tapis de massage et protégé du froid par une serviette de bain.

Pour faire un massage général, on utilise les gestes exercés lors des séances de massage partiel. Avec le temps, vous apprendrez à tester différentes associations de techniques, imitant ainsi les masseurs-kinésithérapeutes professionnels qui conçoivent des traitements « sur mesure » adaptés à chacun de leurs patients.

ATTENTION

N'appliquez pas d'huiles essentielles pures sur la peau, mais diluez-les dans une huile végétale. Pour les peaux sensibles, divisez par deux le nombre de gouttes d'huiles essentielles que vous mettez dans vos mélanges.

MASSER POUR STIMULER

On pense surtout aux effets relaxants des huiles essentielles, cependant elles ont bien d'autres propriétés – certaines sont stimulantes, tonifiantes, voire détoxicantes. Le programme présenté page ci-contre a pour but de stimuler et de tonifier tant le corps que l'esprit, et il vaut mieux y consacrer du temps le matin plutôt que le soir. Comme les soins proposés par les établissements thermaux et les centres de thalassothérapie, il laisse la peau fraîche et soyeuse.

ATTENTION

L'huile essentielle de pomélo est phototoxique, si vous utilisez une huile de massage en contenant, la peau ne devra pas être exposée aux UV pendant les 12 heures qui suivent l'application.

FABRIQUER UNE HUILE TONIQUE

Pour préparer une huile de massage stimulante, il faut sélectionner des huiles essentielles aux propriétés tonifiantes et détoxicantes. Elles agissent à la fois sur l'esprit, en facilitant la concentration, et sur le corps, en activant la circulation. Cela facilite l'élimination des toxines et l'apport de sang frais riche en nutriments.

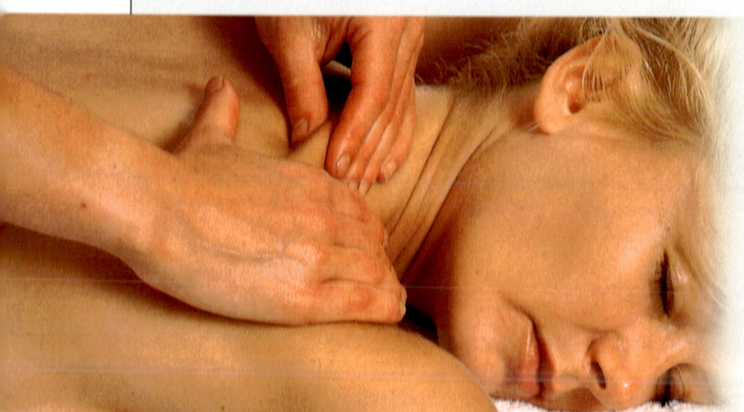

Pour obtenir une huile tonifiante, ajoutez à 3 cl d'huile de base végétale – dans un flacon en verre teinté – les huiles essentielles suivantes.

Cyprès 4 gouttes. Cette huile a un arôme profond et fumé avec des notes épicées vertes. Elle aide à éliminer les impuretés de la peau et active la détoxication.

Pomélo 6 gouttes. Doux-amer, frais et citronné, le pomélo, fournit l'huile essentielle la plus détoxicante. Elle donne du tonus et rafraîchit les idées.

Fenouil 4 gouttes. Il dégage une agréable et fraîche odeur anisée. C'est une autre huile essentielle aux propriétés détoxicantes, qui stimule l'appétit, facilite la digestion et chasse les idées noires.

Fermez le flacon et agitez-le pour obtenir une huile homogène.

PROGRAMME STYLE THERMALISME

Ce soin est à effectuer le matin, par exemple au début d'un week-end de remise en forme. Le sujet s'occupe seul des deux premières étapes et vous intervenez seulement à la troisième.

Frictions à la brosse En utilisant à sec une brosse souple, se frictionner tout le corps en faisant des mouvements circulaires sur les pieds, les jambes, les bras, les mains et le torse. Ces frictions réveillent la peau.

Douche Prendre une douche tonique, chaude mais pas brûlante. Si vous avez de la cellulite, vous pouvez utiliser un gant de crin pour frictionner les zones incriminées. Sécher la peau.

Massage Le sujet est allongé sur le dos. Massez les pieds (*pages 56-57*) et vigoureusement la face antérieure des jambes (*pages 50-51*). Continuez par les bras (*pages 64-65*) et les mains (*pages 68-69*). Massez ensuite la poitrine (*pages 88-89*) et le cou (*pages 102-103*). Demandez au sujet de se retourner pour lui masser le dos (*pages 36-41*) et terminez par le massage de la face postérieure des jambes (*pages 52-53*). Ce massage général qui active la circulation veineuse (circulation de retour vers le cœur) est tonifiant.

Pour aider le processus de détoxication, le sujet doit boire au moins deux ou trois grands verres d'eau dans la journée, manger légèrement et se reposer le plus possible.

Vous pouvez appliquer ce programme sans la participation d'une tierce personne. Vous pouvez en effet pratiquer un automassage des jambes, des bras, de la poitrine et du cou, il n'y a que le dos que vous ne pourrez pas vous masser, mais comme l'accent est mis sur la détoxication, c'est surtout le massage des jambes et des bras qui est important.

10 QUESTIONS ET RÉPONSES

Massages spéciaux

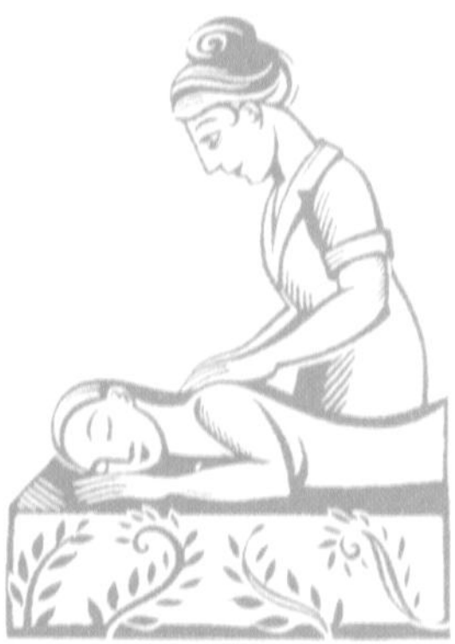

1

Q **Est-ce que je peux masser mon bébé aussi souvent que j'en ai envie ?**

R Oui, bien sûr. De nombreux parents massent leur bébé, à la sortie du bain, quand la peau légèrement humide absorbe plus facilement l'huile végétale. Vous pouvez également faire des pressions glissées par-dessus ses vêtements, sur son dos par exemple, pour le détendre et le calmer afin qu'il s'endorme plus facilement.

2

Q **Mon enfant a de l'eczéma sur les jambes et les bras, est-ce qu'il y a une huile végétale qui le soulagerait ?**

R Vous pouvez appliquer une huile végétale classique comme l'huile d'amande douce. Cependant, la noix de macadamia, originaire d'Australie, fournit une huile végétale riche qui ralentit la déshydratation de la peau et entretient sa souplesse.

6

Q **Je n'aime pas l'odeur de la lavande, y a-t-il une autre huile essentielle qui ait des propriétés calmantes ?**

R Oui. Vous pouvez remplacer la lavande par une huile boisée, comme le cèdre ou le bois de rose, ou par une huile florale, comme le géranium ou le néroli. Toutes ces huiles essentielles ont des propriétés calmantes.

7

Q **J'ai lu que l'huile essentielle de citron était détoxicante, puis-je l'utiliser pour un massage stimulant ?**

R Oui. Le citron comme le pomélo est un agrume à l'arôme citronné et frais dont l'huile essentielle est détoxicante. Vous utiliserez le même nombre de gouttes et vous prendrez en compte le fait que c'est également une huile phototoxique ; il faudra donc éviter l'exposition au soleil et aux UV pendant 12 heures.

3

Q **Pourquoi met-on une si petite quantité d'huile essentielle dans les huiles de massage pour bébé (1 goutte dans 2 cl d'huile de base) ?**

R Les huiles essentielles sont à peu près 100 fois plus concentrées que les plantes dont elles sont extraites. La peau des bébés est délicate et fragile, et même une infime proportion d'huile essentielle dans une huile de base végétale sera efficace.

4

Q **Ma grand-mère qui a 80 ans a très envie de se faire masser le dos, mais elle supporte mal de rester à plat ventre, comment faire ?**

R Ne laissez pas passer son envie de se faire masser. Faites-la asseoir sur un tabouret et demandez-lui de s'appuyer sur un coussin posé sur une table. Placez-vous derrière elle, pensez à ne pas exercer de pression trop forte et ayez des mouvements fluides. Pour lubrifier la peau, utilisez une huile de base nourrissante comme l'huile de jojoba.

5

Q **Y a-t-il une huile végétale recommandée pour la peau très sèche et parcheminée ?**

R Utilisez une huile qui contient de l'acide gamma-linoléique, cet acide gras facilite la régénération des cellules de la peau. Les huiles de noyau d'abricot, d'onagre ou de dame-d'onze-heures sont des bons choix. Ces huiles riches sont à utiliser en petite quantité. Les huiles d'onagre ou de dame-d'onze-heures existent en capsule, percez la capsule avec une aiguille et étalez l'huile sur la peau.

8

Q **Pouvez-vous m'expliquer ce qu'est la phototoxicité ?**

R Certaines huiles essentielles – principalement celles qui sont extraites d'agrumes : citron, pomélo, citron vert – contiennent de la coumarine, substance qui provoque une hypersensibilité de la peau aux rayons ultraviolets. Cet effet persiste pendant 12 heures, il faut donc éviter de s'exposer au soleil ou aux UV pendant ce laps de temps.

9

Q **Peut-on faire un petit massage improvisé n'importe quand ?**

R Bien sûr. Tout l'intérêt est de pouvoir pratiquer ce massage quand la nécessité s'en fait sentir : pour calmer le stress, atténuer une douleur, soulager une tension ou tout simplement profiter d'un moment de calme.

10

Q **Quelle huile de massage puis-je utiliser pour masser le dos d'une femme en fin de grossesse ?**

R Essayez le mélange suivant. Ajoutez à 2 cl d'huile de base, huile d'amande douce par exemple, 2 gouttes d'huile essentielle de néroli et 2 gouttes d'huile essentielle de mandarine. Cette huile a un parfum doux et léger.

10

MASSAGE ET TRADITION ASIATIQUE

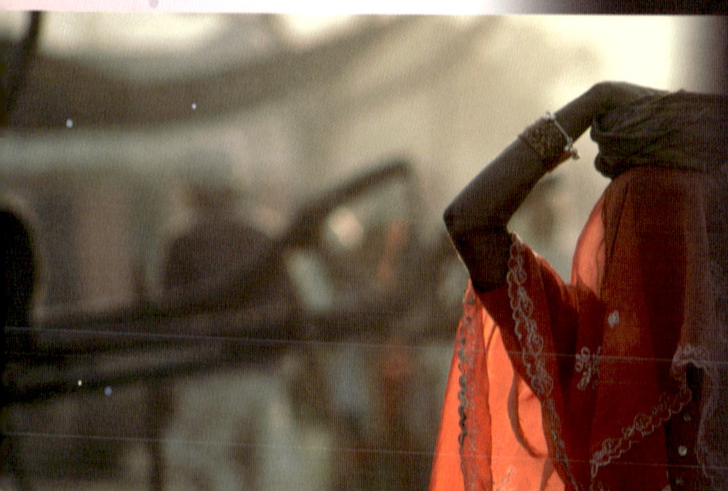

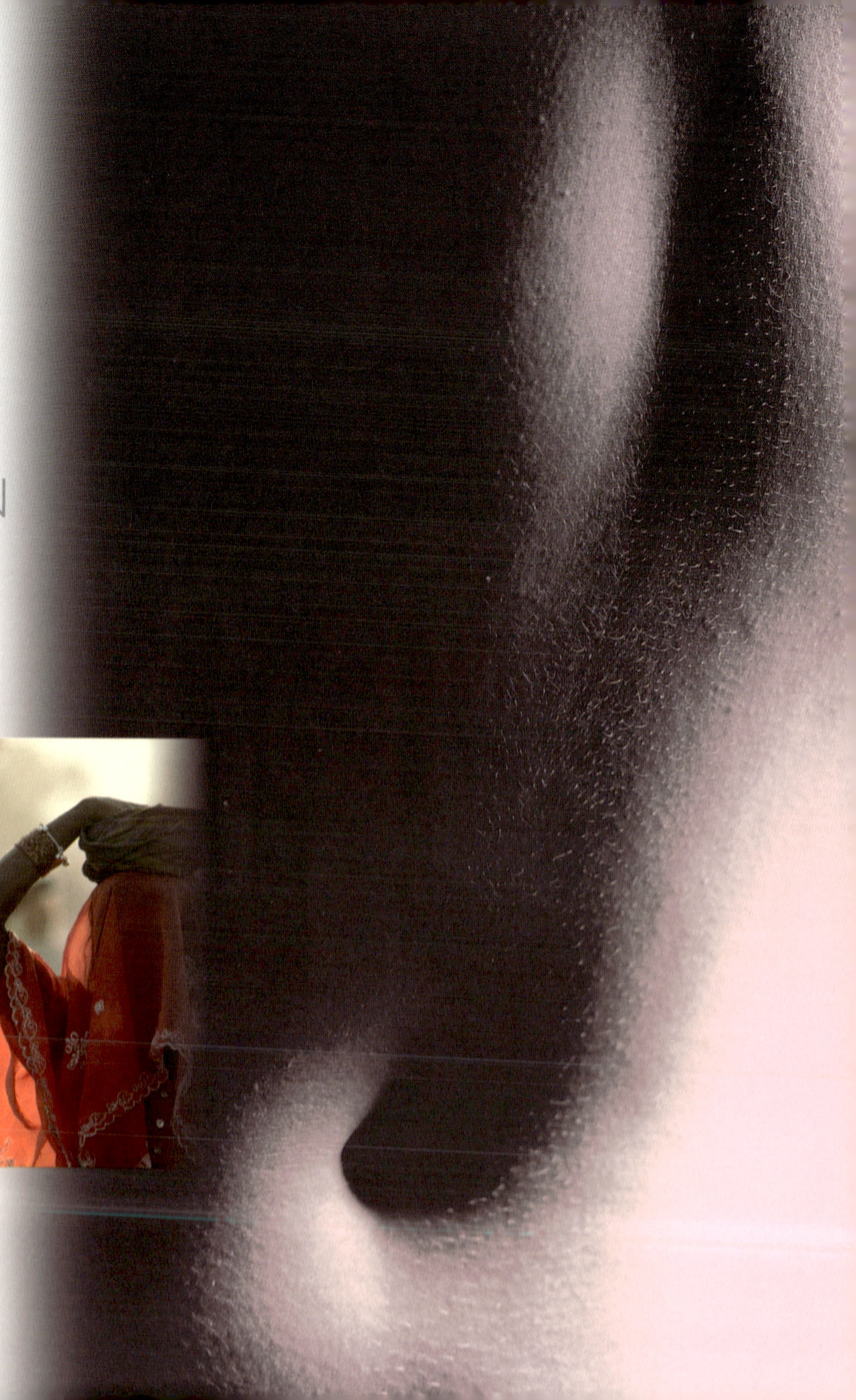

Le toucher est peut-être le sens le plus instinctif, et le massage qui en est une extension a des effets positifs aussi bien sur le corps que sur l'esprit. À travers le monde, différentes écoles de massage, utilisant des techniques variées, ont vu le jour. De multiples effets peuvent être obtenus en variant les niveaux de pression et de manipulation. La plupart de ces techniques existent depuis des siècles, voire des milliers d'années.

La plupart des techniques décrites jusque-là s'inspirent en grande partie du massage suédois avec l'apport de quelques emprunts faits à la tradition indienne de l'Ayurveda ou au *shiatsu* japonais. Dans ce chapitre, les styles et techniques de massage originaires d'Asie vont être abordés plus en détail. Vous pourrez les associer aux techniques que vous connaissez déjà. Par exemple, si vous massez le dos d'une amie qui souffre de douleurs lombaires, vous pouvez compléter le massage par la séance de *shiatsu* décrite pages 130-131, afin d'agir plus spécifiquement sur la zone douloureuse. Vous ajouterez ainsi une dimension énergétique à votre massage.

Certaines de ces techniques peuvent être aussi bien autoadministrées qu'appliquées à un proche. Connaître des gestes simples qui permettent de se soigner soi-même est très utile : cela donne la possibilité d'intervenir à tout moment pour améliorer sa santé et son bien-être. La plupart des Japonais connaissent l'emplacement des principaux points de pression et les utilisent fréquemment. Maux de têtes, douleurs dorsales, troubles digestifs et autres petits problèmes courants peuvent être soulagés sans avoir à recourir à l'automédication pharmaceutique.

Les techniques décrites dans ce chapitre ne sont qu'un aperçu de traditions vastes et complexes. Pour bien pratiquer le *shiatsu*, il faut l'étudier pendant au moins trois ans et la médecine ayurvédique demande un apprentissage encore plus long. Les séances proposées doivent vous donner envie de mieux connaître ces fantastiques traditions de santé qui sont plus des arts que des techniques : elles entremêlent des concepts tels qu'énergie et matière, corps et esprit, pensée et spiritualité.

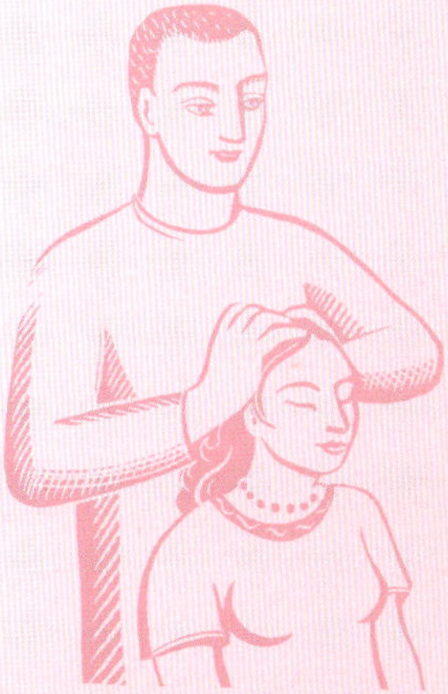

Le massage de la tête fait partie de la médecine traditionnelle dans les pays asiatiques.

MASSAGE ASIATIQUE DE LA TÊTE

Première partie

On pratique le massage de la tête et du cuir chevelu en Inde, en Thaïlande et en Chine. L'origine de ce massage remonte aux temps lointains où les femmes s'enduisaient les cheveux d'huile et se faisaient masser le cuir chevelu afin d'avoir des cheveux souples et brillants. De nos jours, en Inde, les coiffeurs pratiquent toujours de vigoureux massages du cuir chevelu. Le mot shampoing vient d'ailleurs de l'hindi *châmpo* qui veut dire masser.

Le massage de la tête pratiqué dans différents pays d'Asie va des pressions glissées légères et attentionnées à des gestes plus appuyés et plus vigoureux. Parfois, on tire sur les cheveux pour stimuler les follicules pileux. La pression exercée est le plus souvent ferme et les mouvements circulaires, lents et appuyés. Le massage est effectué avec toute la main, du talon jusqu'au bout des doigts.

Le massage asiatique de la tête est une technique antistress très efficace et très facile à mettre en œuvre.

On peut prodiguer un massage de la tête ou masser sa propre tête. Si vous avez envie d'essayer l'automassage, commencez par les gestes décrits en page ci-contre. Une bonne idée consiste à les tester sous la douche en vous faisant un shampoing : vos mains glisseront plus facilement. Traditionnellement, en Inde, on utilise de l'huile et on la laisse sur les cheveux pour les nourrir ; on emploie de préférence de l'huile de sésame, de l'huile de palme ou de l'huile d'amande douce. Tout le monde n'aime pas avoir de l'huile dans les cheveux : le massage peut alors être effectué au cours d'un shampoing ou à sec.

Les bienfaits du massage de la tête sont multiples : il fait baisser immédiatement le niveau de stress, soulage les maux de tête et la fatigue oculaire. De plus, ce massage est effectué dans une zone où sont présents deux *chakra* – sommet de la tête et front – qui contrôlent la pénétration et la circulation de l'énergie dans le corps. C'est pourquoi on peut avoir l'impression de ressentir un massage du crâne jusqu'aux orteils.

Le massage de la tête est caractérisé par une pression ferme et des mouvements lents, c'est une merveilleuse façon de libérer des tensions le corps tout entier.

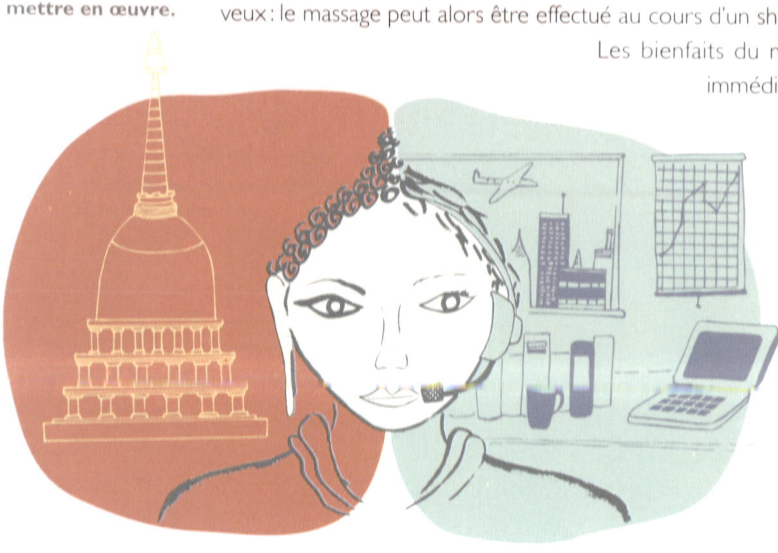

Automassage du crâne

Assurez-vous que vous portez des vêtements qui ne gêneront pas vos mouvements et enlevez boucles d'oreilles, bijoux et barrettes. Asseyez-vous confortablement sur une chaise – mais vous pouvez aussi vous masser le cuir chevelu sous la douche.

À NOTER

Un massage du cuir chevelu de dix minutes, sous la douche, fera du bien à vos cheveux, évacuera les tensions et vous permettra d'attaquer la journée d'un bon pied.

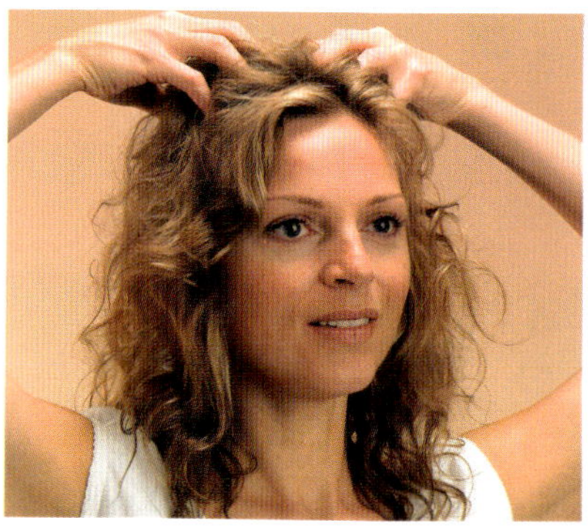

1

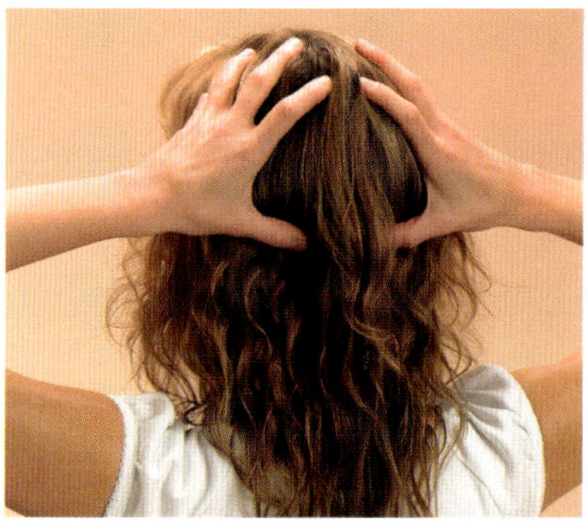

3

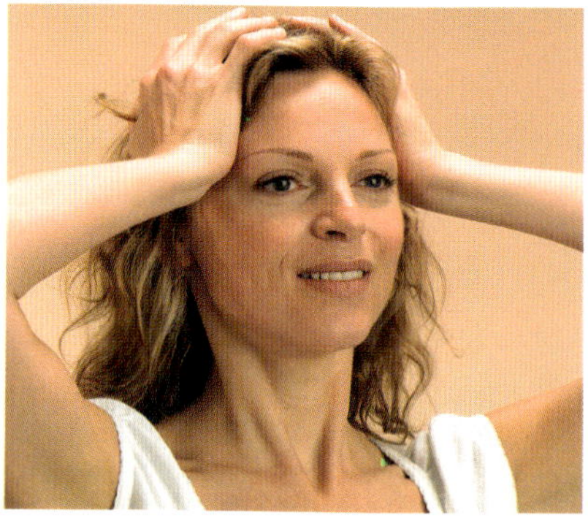

2

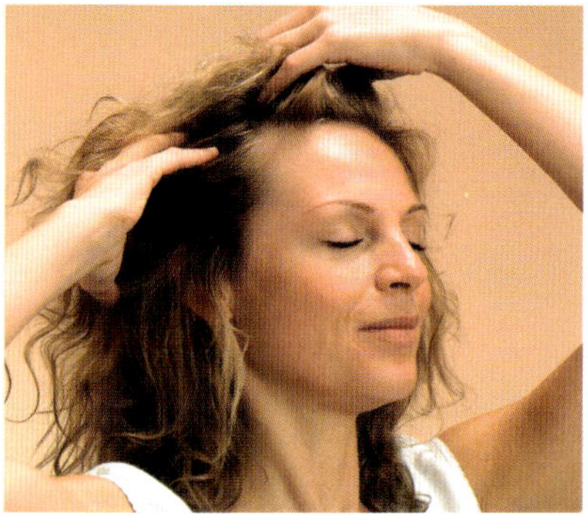

4

1 En utilisant tous les doigts, faites des petites pressions circulaires sur l'ensemble de votre crâne. Partez de la racine des cheveux et allez vers l'arrière, en passant bien derrière les oreilles. Les doigts doivent se déplacer lentement et le mouvement doit être fluide.

2 Posez les talons des mains sur les tempes et entourez la tête avec les doigts. Imprimez à vos doigts un mouvement circulaire ample et ferme. Cette technique est particulièrement efficace pour soulager les maux de tête et la fatigue oculaire. Vous devez avoir l'impression de comprimer le cerveau avec les mains..

3 Posez le bout des doigts au sommet de la tête et les pouces derrière les oreilles. Vous allez déplacer les pouces le long du bord osseux inférieur du crâne qui va d'une oreille à l'autre, en exerçant une pression ferme et continue. Les tensions souvent présentes dans cette zone contribuent au mal de tête.

4 Terminez par des pressions glissées de la racine des cheveux à l'arrière du crâne, en passant une main derrière l'autre, doigts écartés, dans les cheveux. Si vous adoptez un rythme rapide, la technique est stimulante ; en revanche, si vous allez lentement vous obtenez un effet calmant.

MASSAGE ASIATIQUE DE LA TÊTE
Deuxième partie

Les manœuvres qui composent cette séance permettent de masser la tête d'une tierce personne. Le sujet est assis, dos bien calé contre le dossier d'une chaise, mains reposant sur les genoux, pieds à plat sur le sol. Ni les mains ni les jambes ne doivent être croisées. Demandez au sujet d'enlever boucles d'oreilles, bijoux et barrettes. Vous vous placez derrière lui ; pour ce massage, il n'est pas nécessaire d'utiliser de l'huile de massage.

À NOTER

Avant de commencer, assurez-vous que vous n'êtes pas tendu(e). Respirez plusieurs fois calmement. Prenez conscience du rythme respiratoire du sujet, ainsi que du vôtre.

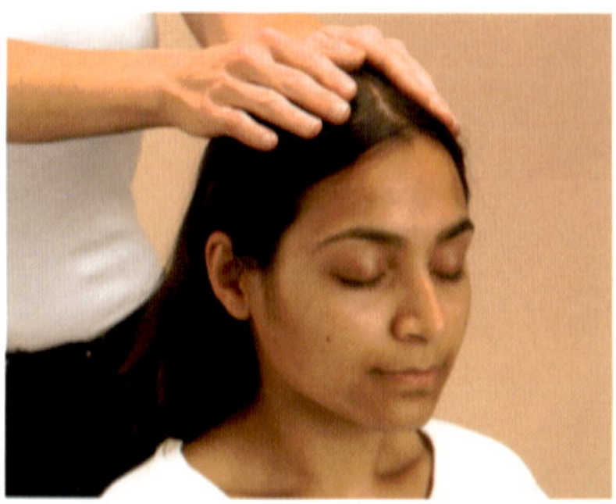

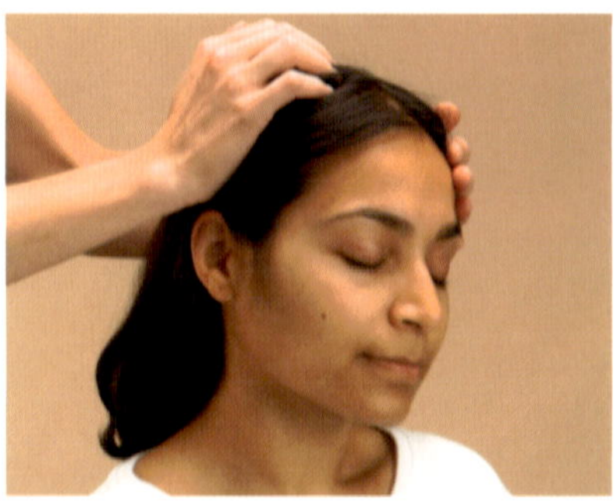

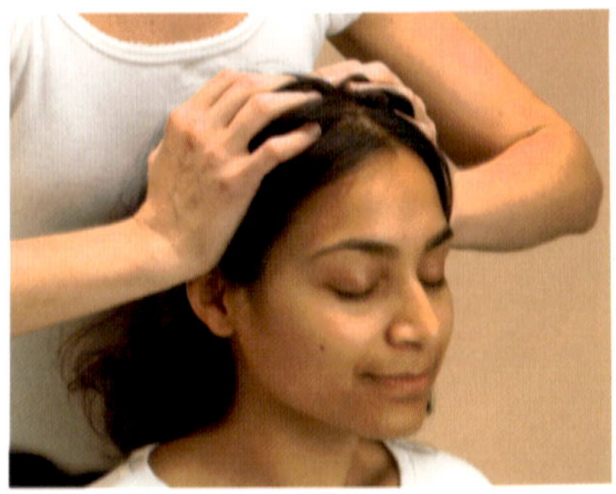

1 Placez-vous derrière le sujet et posez les mains à plat, doigts pointés vers l'avant, au sommet de sa tête. Vos mains sont détendues et immobiles, vous laissez la chaleur se concentrer en dessous. Vous respirez calmement et régulièrement. Cette étape permet au sujet et à vous-même de vous concentrer sur le massage.

2 Appuyez la tête du sujet contre votre main gauche et faites, avec la main droite, des pressions circulaires, fermes et lentes, sur le côté droit de la tête. Vous devez sentir le cuir chevelu bouger sous votre main. Inversez ensuite la position des mains, de façon à faire des pressions circulaires sur le côté gauche de la tête.

3 Entourez la tête avec les mains, doigts se faisant face. Pressez les mains l'une vers l'autre et, en même temps, soulevez-les légèrement. Relâchez et recommencez deux fois. Cette pression douce atténue les tensions présentes au niveau du cuir chevelu et peut soulager les maux de tête.

BIENFAITS DU MASSAGE CRÂNIEN

- Cette séance peut également être effectuée en automassage et inclure les techniques de la séance précédente. Le mot clé du massage de la tête est relaxation ; le simple geste de passer la main dans les cheveux procure une détente. Les mouvements imprimés au cuir chevelu le stimulent. Les follicules pileux sont nourris par un apport de sang frais, la croissance de cheveux forts et sains est activée.
- Si vous introduisez le massage du cuir chevelu dans vos soins corporels réguliers, vous noterez que vos maux de tête diminuent, que vous êtes moins stressé(e), que vous vous concentrez plus facilement et que vos cheveux sont plus beaux.

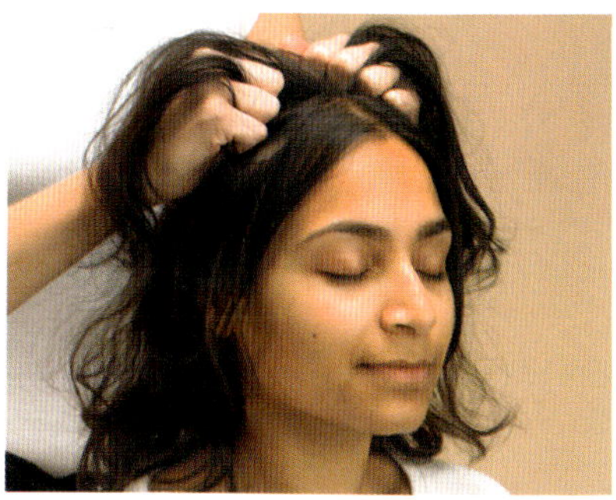

4 Emprisonnez de petites poignées de cheveux entre vos phalanges et tirez doucement dessus. Le bout des doigts et le talon de la main sont en contact avec le crâne. Déplacez progressivement les mains afin de stimuler la totalité du cuir chevelu. Si vous trouvez le bon rythme et la bonne tension, cette technique est très relaxante et pas du tout douloureuse.

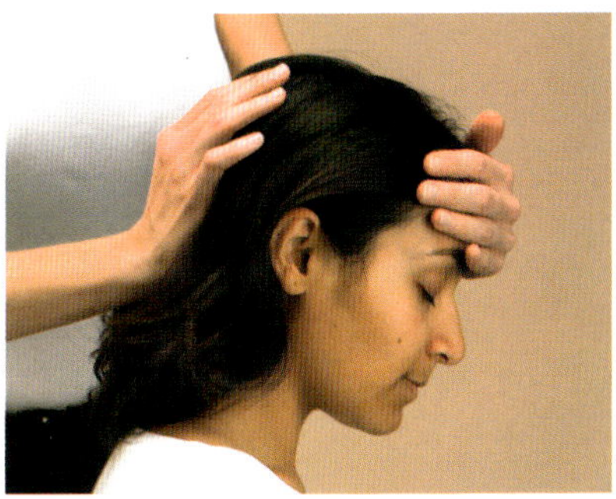

5 Appuyez le front du sujet sur votre main gauche et inclinez légèrement sa tête en avant. Faites avec le talon de la main droite des pressions de haut en bas à la base du crâne, là où il s'incurve pour s'articuler avec la colonne cervicale. Ce mouvement atténue les tensions et donne l'impression d'avoir la tête plus légère.

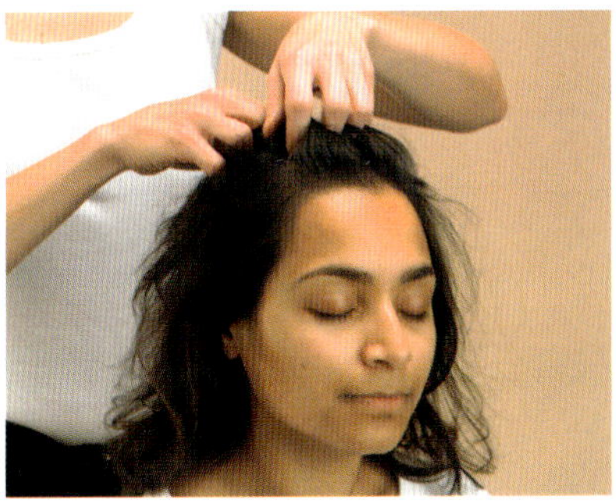

6 Pour terminer, « peignez » le sujet à deux mains, en passant les doigts dans ses cheveux d'avant en arrière. Au début, vous exercez une pression assez ferme, puis votre geste devient de plus en plus léger pour que vous quittiez en douceur le contact de la tête.

AUTOMASSAGE SHIATSU DE L'ABDOMEN

Il est facile de stimuler sur soi les points de *shiatsu* qui permettent d'atténuer les problèmes abdominaux d'origine digestive : dyspepsie, flatulence, constipation. Les troubles digestifs sont souvent liés à de mauvaises habitudes alimentaires et au stress. La séance présentée sur cette double page améliore la constipation et facilite l'évacuation des gaz intestinaux. Elle active la circulation, augmentant l'apport de sang frais, et facilite la circulation d'énergie. À la fin de cette séance, vous sentez la chaleur qui se diffuse agréablement dans votre ventre.

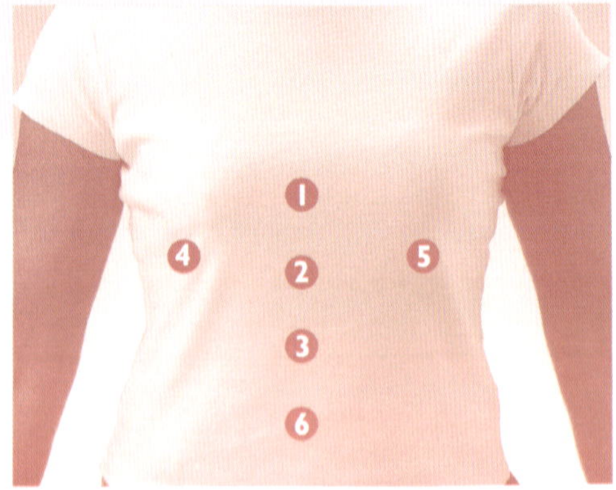

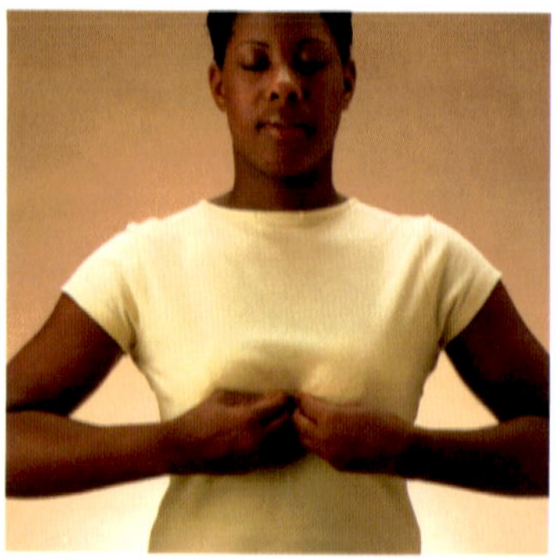
1

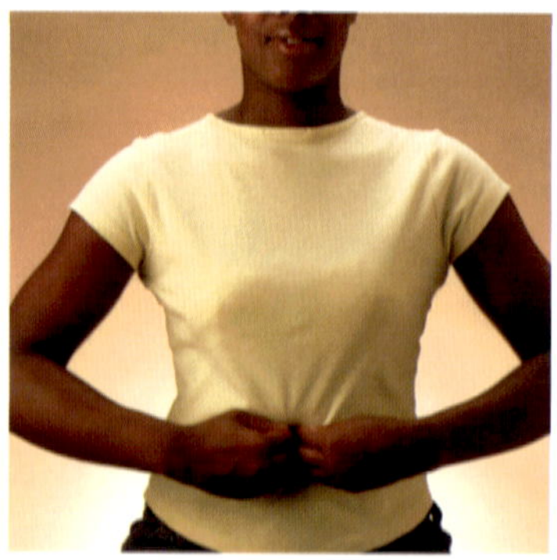
3

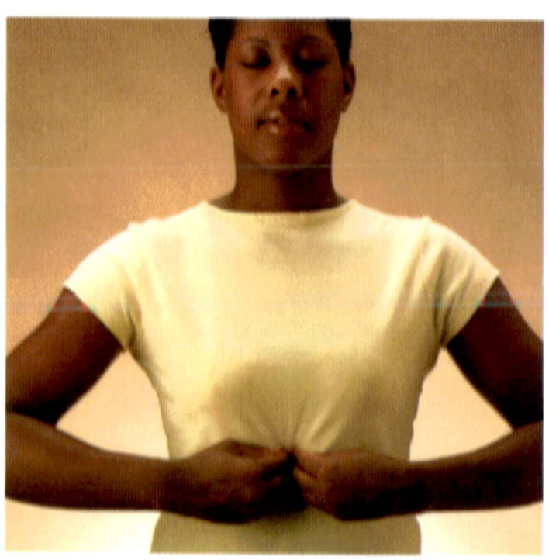
2

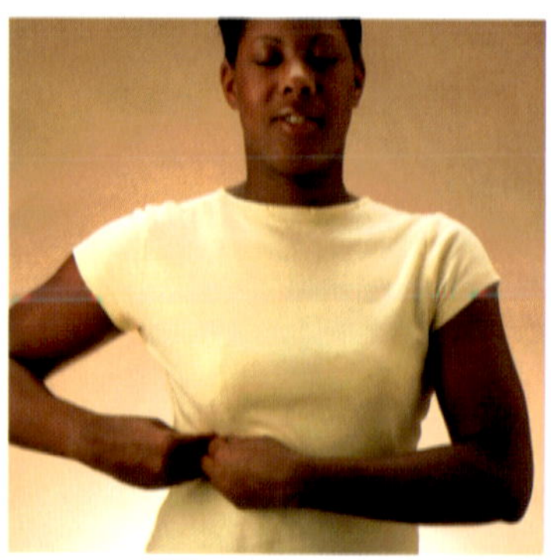
4

1 Allongez-vous sur le dos et appuyez pendant 3 secondes dans le creux qui est juste sous la pointe du sternum, en utilisant l'index, le majeur et l'annulaire des deux mains.

2 Déplacez les doigts de 3 cm en direction du nombril et appuyez à nouveau pendant 3 secondes. Vous stimulez ainsi les fonctions digestives de l'estomac.

3 Déplacez encore les doigts de 3 cm, ils sont maintenant au-dessus du nombril. Appuyez pendant 3 secondes ; si la pression est douloureuse, contentez-vous d'un contact ferme. Relâchez lentement.

4 Ramenez les doigts à la position de départ, puis déplacez-les sur la droite en longeant le bord inférieur des côtes pour les positionner sous la poitrine, à l'emplacement du foie. Appuyez pendant 3 secondes et relâchez. Selon la tradition du *shiatsu*, le foie procure au corps force et vigueur.

QUAND ET COMMENT PRATIQUER

Il faudrait consacrer trois minutes par jour à cet automassage, de préférence le matin avant de se lever. Vous pouvez effectuer les pressions par-dessus un vêtement ou directement sur la peau. Après vous être levé(e), buvez un grand verre d'eau pour faciliter l'évacuation des selles. Il faut exercer la pression avec l'index, le majeur et l'annulaire des deux mains. La position des doigts est importante, il faut appuyer verticalement sans mouvement circulaire ni friction. Inspirez, puis expirez lentement en exerçant la pression. Cet automassage ne doit pas être pratiqué par une femme enceinte ni au moment des règles.

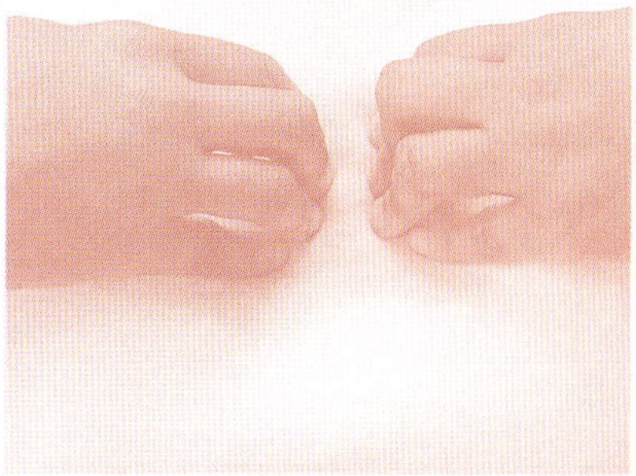

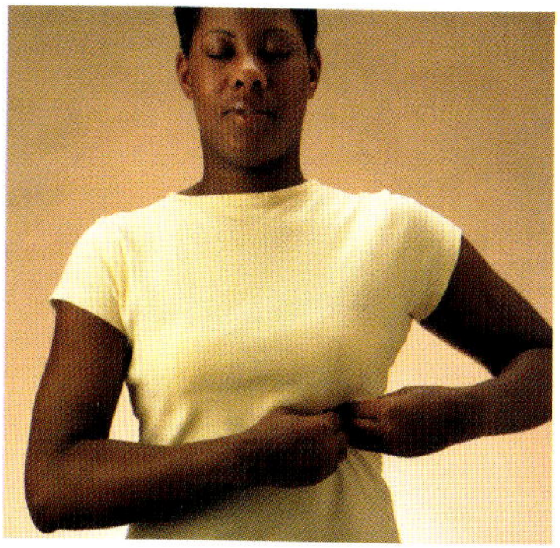
5

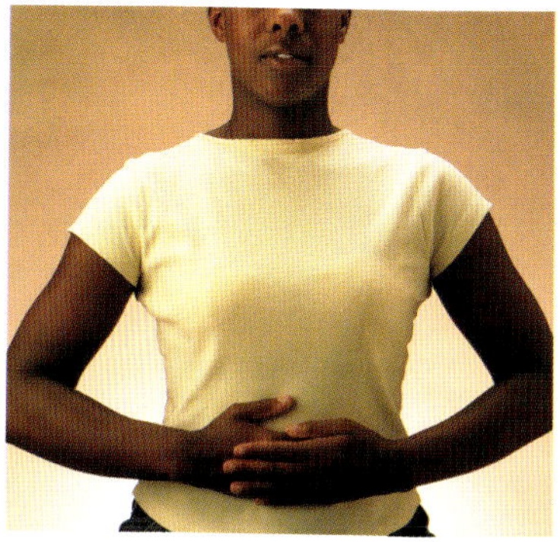
6

5 Amenez vos doigts sous le sein gauche et appuyez pendant 3 secondes. C'est l'emplacement de la rate qui, selon la tradition asiatique, est une importante source d'énergie pour tout le corps.

6 Pour terminer, mettez la main droite à plat sur le nombril et posez la main gauche par-dessus. Appuyez lentement et fermement pendant 10 secondes, puis relâchez.

Pour terminer la séance, respirez plusieurs fois lentement et profondément. Prenez conscience des sensations qui parcourent votre corps : chaleur, fourmillements, circulation d'énergie. Si vous ne sentez rien, ne vous inquiétez pas : il est possible qu'il vous faille du temps pour découvrir ces sensations subtiles et pour être en harmonie avec vous-même sur le plan de l'énergie. Quand vous ressentirez les bienfaits d'une digestion facile et de l'absence de blocage d'énergie, vous réaliserez que la technique fonctionne.

Pour équilibrer l'énergie au niveau de l'abdomen, vous pouvez compléter cette séance par les manœuvres décrites pages 78-79. Prendre soin de l'équilibre énergétique au sein de l'abdomen est aussi important que de faire attention à ce que l'on mange. Dans les pays occidentaux, on est obsédé par les régimes alimentaires, mais on se préoccupe peu du fonctionnement du système digestif jusqu'à ce qu'il y ait un problème. Les techniques simples pratiquées en Asie et destinées à faciliter la circulation de l'énergie sont un moyen facile et rapide de maintenir le système digestif en bonne santé.

AUTOMASSAGE SHIATSU DE LA RÉGION LOMBAIRE

Le mal de dos et surtout les douleurs lombaires coûtent chaque année des sommes importantes à la Sécurité sociale en soins et en congés maladie. Nous passons la plus grande partie de la journée assis, bien souvent en mauvaise position, et les courbures naturelles de la colonne vertébrale en souffrent. La plupart des sièges ne sont pas ergonomiques et n'encouragent pas à s'asseoir correctement. Après avoir passé la journée mal assis(e) sur une chaise on s'affale dans un fauteuil ou sur un canapé. Ces mauvaises habitudes posturales finissent par créer des lombalgies bénignes mais chroniques. Soulever ou porter quelque chose de lourd en mauvaise position peut déclencher une douleur aiguë. Ces deux types de maux peuvent être soulagés par la stimulation de points de pression.

La simple pression exercée sur des points précis soulage la douleur et active la circulation, notamment dans la région lombaire. L'articulation lombosacrée, la jonction de la colonne lombaire avec le sacrum, est un point fragile, siège fréquent de douleurs et de raideur. Heureusement, c'est un endroit que l'on peut facilement atteindre avec ses propres mains et que l'on peut masser n'importe où et n'importe quand, en étant assis ou debout, l'essentiel étant de garder le dos droit.

La position des mains est importante, elles sont posées sur les hanches, doigts orientés vers l'avant, pouces sur la région lombaire. Il faut exercer pendant 3 secondes une pression avec les pouces, puis relâcher. La pression est ferme, il ne s'agit ni de frictionner, ni de faire un mouvement circulaire, juste appuyer et relâcher.

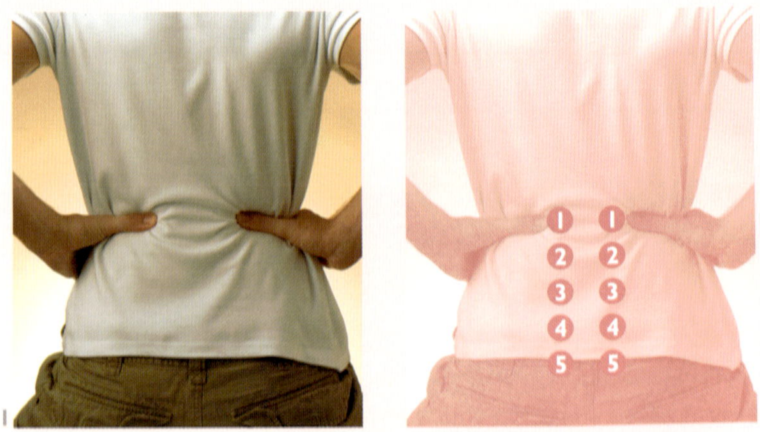

1

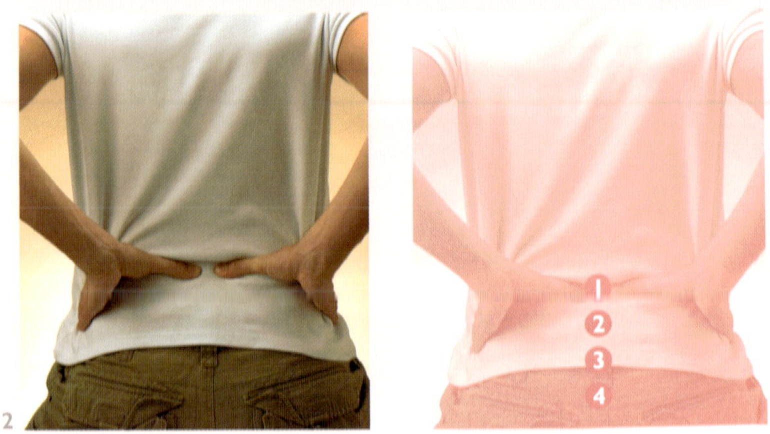

2

ATTENTION

Ce massage est déconseillé au début de la grossesse, mais il peut être pratiqué, avec douceur, à partir du sixième mois pour soulager la fatigue lombaire.

3
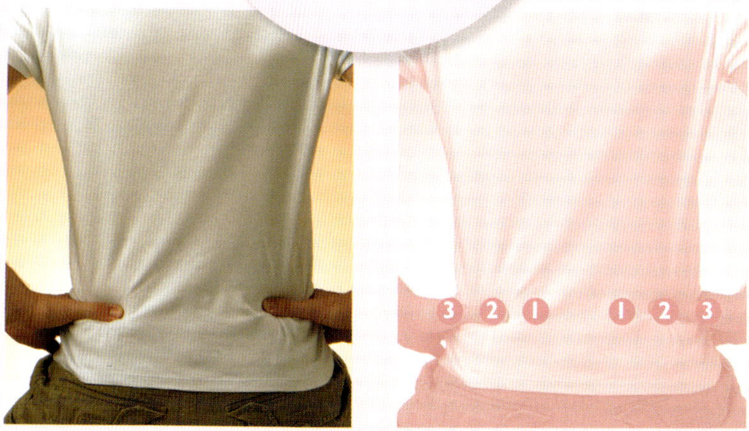

4
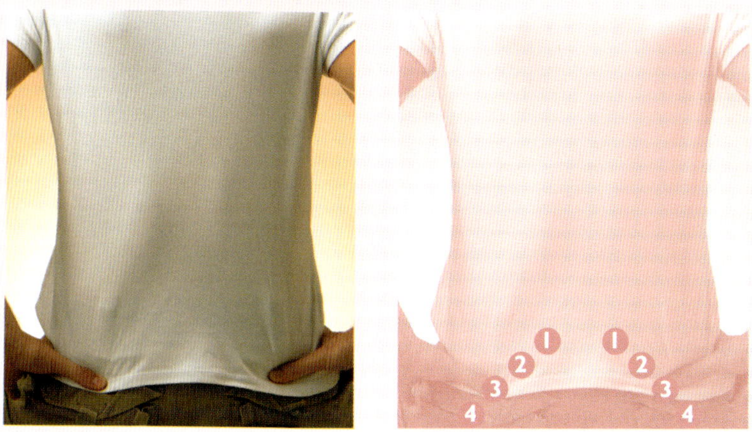

1 Posez les mains sur la taille, doigts pointés vers l'avant. Les pouces sont en arrière, en haut de la colonne lombaire, dans le sillon qui sépare les vertèbres des muscles paravertébraux. Exercez une pression pendant 3 secondes, puis relâchez. Placez les pouces 2 cm plus bas, puis recommencez. Exercez en tout 5 pressions, une au niveau de chaque vertèbre lombaire, afin de stimuler l'énergie de la colonne lombaire.

2 Descendez légèrement les mains et rapprochez les pouces ; ils sont au sommet du sacrum. Exercez une pression pendant 3 secondes, puis relâchez. Baissez 2 fois les pouces de 2 cm, et exercez à chaque fois une pression. Vos pouces sont maintenant à la base de la colonne vertébrale. Ce point peut être douloureux : modulez la pression en fonction de vos sensations et relâchez.

3 Mettez les mains sur les hanches, pouces horizontaux. L'extrémité de vos pouces est en contact avec le sacrum. Appuyez pendant 3 secondes, puis écartez les pouces de 2 cm ; appuyez, écartez à nouveau de 2 cm et exercez une nouvelle pression. Chaque pression doit être ferme et durer 3 secondes. Ces pressions détendent le haut de la région pelvienne.

4 Remontez les mains à la taille, en gardant les pouces légèrement plus bas. Exercez une pression pendant 3 secondes, puis descendez les pouces de 2 cm en les écartant et exercez une nouvelle pression. Faites ainsi 4 pressions en diagonale sur les fesses. Les tensions ressenties au niveau de la région lombaire ont souvent leur origine dans les muscles fessiers. Cette série de pressions contribue à détendre ces derniers.

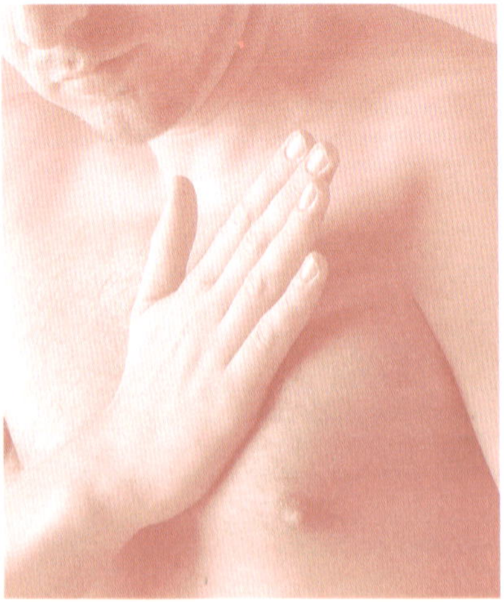

Pour masser les points *marma*, il faut effectuer des pressions circulaires fermes avec la main ou avec les doigts.

MASSAGE AYURVÉDIQUE DES POINTS MARMA

Nous avons déjà vu *(pages 14-15)* que l'Ayurveda plaçait le long de l'axe vertébral sept points importants de répartition de l'énergie dans le corps : les *chakra*. Toujours selon l'Ayurveda, il existe une centaine de points dits *marma* répartis sur tout le corps ; ils aident à faire passer l'énergie du corps astral dans le corps physique. Les sept points *marma* les plus importants sont en liaison avec les *chakra* et leur massage permet d'équilibrer certains types d'énergies corporelles.

Le tableau de la page ci-contre doit vous aider à déterminer quel point *marma* masser en fonction de l'effet souhaité. Par exemple, si vous avez des problèmes de voix et que vous vouliez stimuler votre gorge, vous masserez les points *marma* appelés Amsa et situés à la base de la nuque.

Pour appliquer la pression, utilisez soit l'index et le majeur joints, soit – par exemple pour stimuler *Hridaya* (cœur) ou *Nabhi* (nombril) – le talon de la main parce que ces points sont plus étendus. Il s'agit d'effectuer une pression circulaire sur une surface de 4 à 5 cm^2, d'abord dans le sens des aiguilles d'une montre, puis dans le sens contraire, pendant environ 5 minutes. Masser dans les deux sens permet d'équilibrer l'énergie. Le massage doit être effectué directement sur la peau.

Selon la tradition ayurvédique, il faut utiliser de l'huile pour masser les points *marma*. L'huile de sésame est la plus fréquemment utilisée, parce qu'elle est supposée chauffer, ce qui est une façon de stimuler le point massé. De plus, il est plus facile de faire des pressions circulaires en utilisant de l'huile qu'à sec. L'ajout d'huiles essentielles à l'huile végétale de base confère des propriétés supplémentaires à l'huile de massage. Quelques exemples sont donnés ci-contre ; n'utilisez qu'une huile à la fois.

Vous pouvez pratiquer un automassage des points *marma*, mais la pression sera plus ferme si le massage est pratiqué par une tierce personne. Le massage circulaire doit être lent et la pression ferme et régulière, mais pas douloureuse. Après le massage, asseyez-vous et concentrez-vous sur le point qui vient d'être massé, respirez régulièrement. Vous devez avoir conscience de l'énergie qui circule ou sentir des fourmillements ou de la chaleur. Essayez de développer votre sensibilité à ces discrètes manifestations.

HUILES AYURVÉDIQUES

Santal On l'utilise lorsque l'on veut rafraîchir une zone ou atténuer une inflammation. Ajoutez 5 gouttes à 10 ml d'huile végétale.

Cardamome Cette huile réchauffe et sèche une zone dont on souhaite évacuer les liquides. Ajoutez 5 gouttes à 10 ml d'huile végétale.

Jasmin À utiliser lorsque l'on veut rétablir l'équilibre hormonal ou tonifier le cœur. Ajoutez seulement 3 gouttes à 10 ml d'huile végétale parce qu'elle est très concentrée.

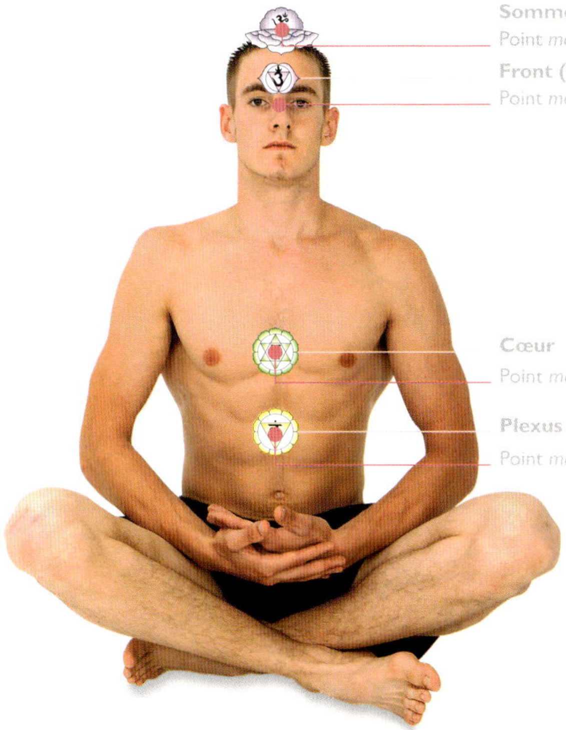

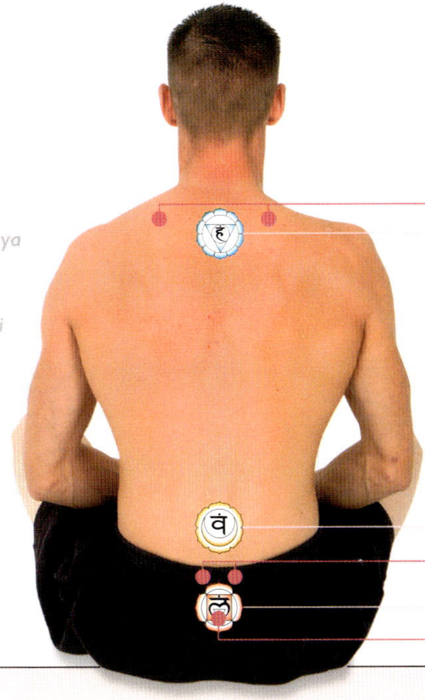

CHAKRA ET POINTS MARMA

Chakra	**Point *marma***	**Fonction**
Sommet de la tête	*Adhipati* (au sommet de la tête)	Stimule la vivacité des fonctions cérébrales et mentales
Front	*Sthapani* (entre les sourcils)	Avive les sens et calme l'esprit
Gorge	*Amsa* (deux points à la base de la nuque)	Améliore les fonctions auditives, vocales et respiratoires
Cœur	*Hridaya* (au milieu du sternum)	Affine le toucher ; entretient la peau et stimule le système circulatoire
Plexus solaire	*Nabhi* (sur le nombril)	Améliore les fonctions digestives et atténue l'anxiété ; améliore la vision
Sacrum	*Kukundara* (deux points au départ des fesses)	Stimule les organes génitaux, facilite les règles, améliore le goût
Coccyx	*Guda* (à la pointe du coccyx)	Améliore l'odorat, facilite l'élimination, tonifie les ovaires et les testicules

MASSAGE AYURVÉDIQUE : TRAITEMENT SATTVIQUE

Le massage occupe une place de choix dans la médecine ayurvédique. Il est utilisé pour équilibrer et harmoniser l'énergie du corps astral et celle du corps physique. Le praticien doit choisir le traitement qu'il va appliquer en fonction d'une étude minutieuse des niveaux d'énergie du patient. Il va notamment choisir la technique de massage qu'il va utiliser.

À la base de la philosophie ayurvédique se trouve la notion des trois *guna* selon laquelle l'énergie revêt trois formes qui coexistent dans l'univers et se retrouvent dans toutes choses.

Sattva C'est l'énergie de la pureté. Ses caractéristiques sont l'harmonie, le bonheur, la clarté et l'intelligence, l'intuition et la paix.. Une personne sattvique est détendue, souple, à l'aise.

Rajas C'est l'énergie de l'activité et du changement. Ses caractéristiques sont le mouvement, la colère, l'agitation, le dynamisme et la passion. Une personne rajasique est déterminée, agressive et active

Tamas C'est l'énergie statique de l'inertie. Ses caractéristiques sont la lenteur, la tristesse, la tendance à l'assoupissement, l'immobilité et la lourdeur. Une personne tamasique est apathique, léthargique et peu dynamique.

Ces trois formes d'énergie sont nécessaires à la vie. Aucune n'est meilleure que l'autre cependant, quand l'une des trois *guna* domine, un déséquilibre se crée. Chaque individu est un mélange des trois *guna*, mais les contraintes du monde moderne tendent à entraîner la prépondérance de *rajas* et *tamas*, d'où la nécessité de stimuler *sattva*.

Le massage ayurvédique peut stimuler l'une de ces trois formes d'énergie, selon la technique utilisée. Un massage rajasique est ferme et vigoureux. L'approche tamasique cherche à éliminer des blocages physiques ou mentaux, parfois profondément ancrés. Le massage sattvique, qui cherche à équilibrer et à harmoniser, est le plus léger et le plus doux des trois. Il est prodigué avec sensibilité et attention afin de stimuler l'énergie sattvique.

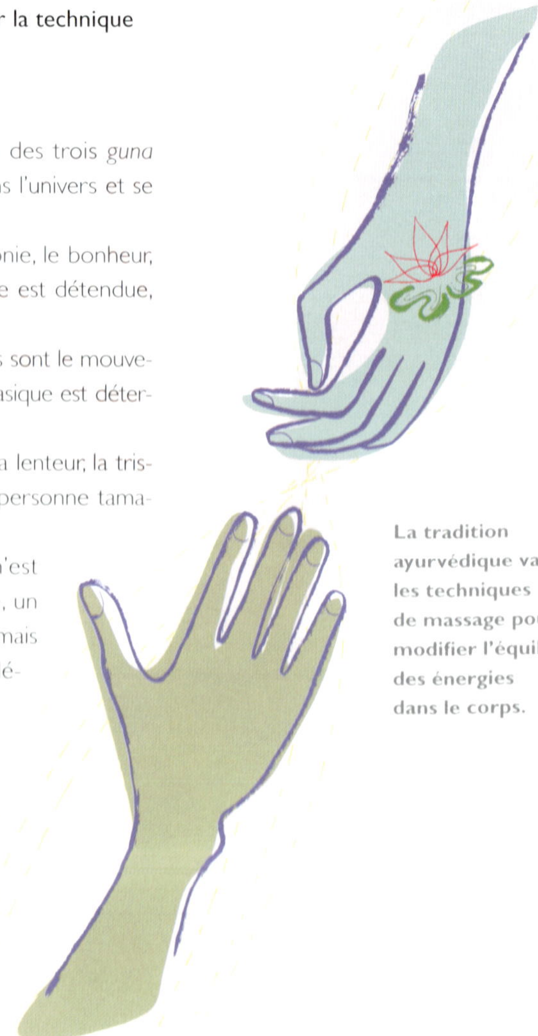

La tradition ayurvédique varie les techniques de massage pour modifier l'équilibre des énergies dans le corps.

Massage sattvique

Le sujet est allongé sur le dos, une serviette de toilette est drapée autour de son bassin – et une autre autour de sa poitrine s'il s'agit d'une femme.

La séance ne doit pas durer plus d'un quart d'heure, son but est de procurer une profonde détente. Après le massage, demandez au sujet ce qu'il a ressenti tant physiquement que mentalement.

À NOTER

Pour ce massage, qui amène le sujet à se détendre, vérifiez que la température de la pièce est suffisamment élevée. Utilisez de préférence de l'huile d'amande douce parce que sa texture est légère.

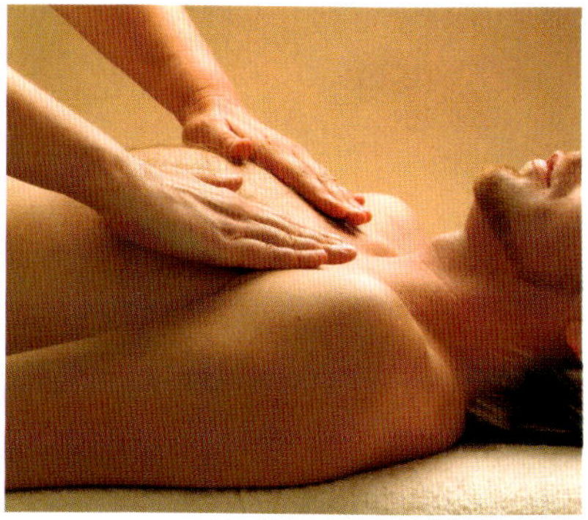

1

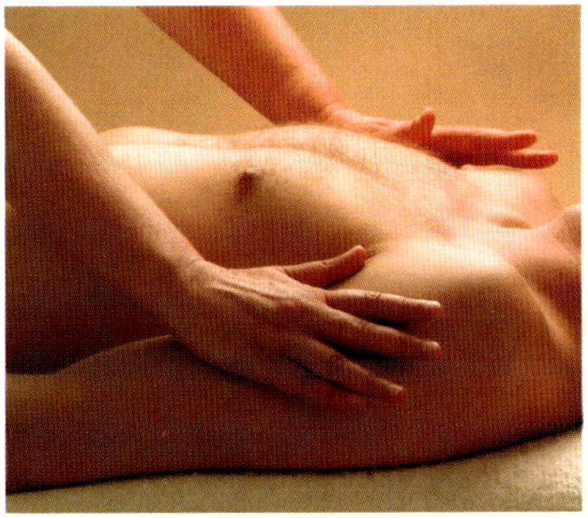

3

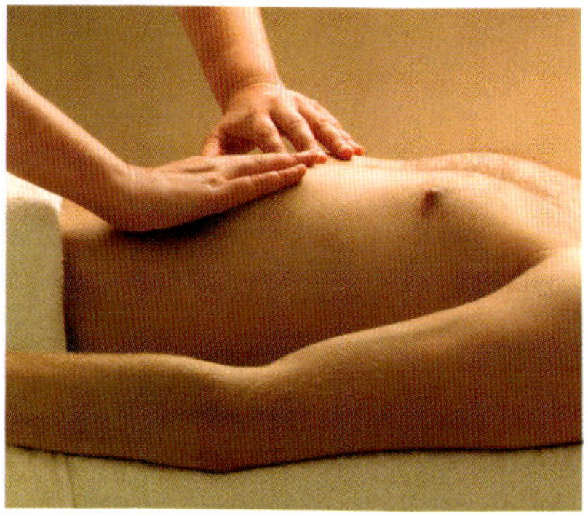

2

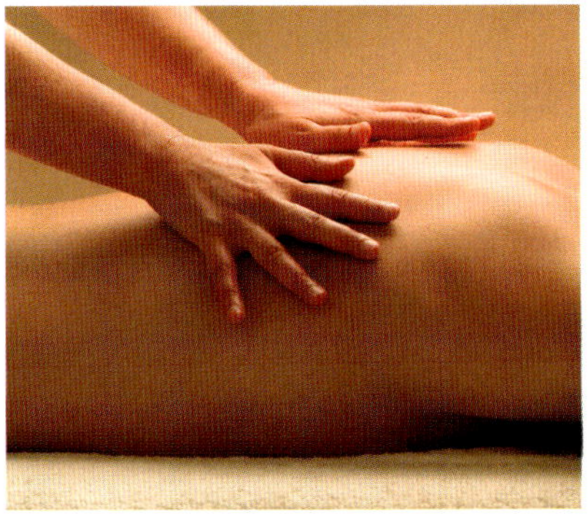

4

1 Posez les mains sur le haut de la poitrine du sujet et faites lentement d'amples et légères pressions circulaires, une main sur chaque côté de la poitrine, d'abord dans le sens des aiguilles d'une montre, puis dans le sens contraire, pour équilibrer l'énergie. Couvrez ainsi de cercles tout le haut de la poitrine, ainsi que les épaules.

2 Posez maintenant les mains sur le ventre et couvrez la partie découverte de l'abdomen et les flancs de cercles légers, lents et rythmés, d'abord dans le sens des aiguilles d'une montre, puis dans le sens contraire.

3 Posez ensuite les mains sur les épaules et faites des pressions circulaires légères le long des bras jusqu'aux mains, puis des hanches jusqu'aux pieds. Pensez à effectuer des cercles dans les deux directions et respirez régulièrement. Ces mouvements lents et rythmés doivent être quasi hypnotiques.

4 Le sujet doit maintenant se retourner pour que vous puissiez effectuer des pressions circulaires sur ses épaules, son dos, ses hanches et la face postérieure de ses membres inférieurs. Chaque main masse un côté du corps.

10 QUESTIONS ET RÉPONSES

Massage et tradition asiatique

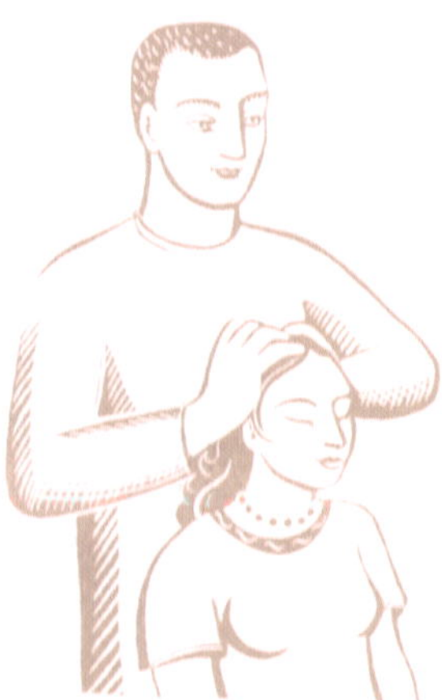

1

Q J'ai des douleurs cervicales qui se réveillent assez régulièrement, est-ce que le massage de la tête me ferait du bien ?

R Je vous conseille d'aller voir un médecin qui cherchera l'origine du problème et vous prescrira peut-être des séances de kinésithérapie. Vous pouvez également choisir d'aller voir un ostéopathe. Si vous souhaitez tester le massage asiatique de la tête, adressez-vous à un praticien expérimenté plutôt que de vous lancer dans l'automassage.

2

Q Quelles sont les huiles végétales qui sont bonnes pour les cheveux ? les miens sont ternes et secs.

R En Inde, on utilise l'huile de sésame, et au Japon on préfère celle de camélia. Répandez 3 cl d'huile sur vos cheveux et massez-vous la tête avant d'étaler l'huile. Si vous avez des cheveux longs, enroulez-les autour de la tête, couvrez-les de film étirable et enveloppez votre tête dans une serviette de toilette. Au bout de 15 minutes, faites-vous un shampoing et rincez soigneusement.

6

Q Je me sens parfois très déprimée, est-ce qu'il y a un point *marma* que je pourrais stimuler pour retrouver le moral ?

R Oui, le point Hridaya situé au niveau du cœur. Ajoutez 3 gouttes d'huile essentielle de rose à 1 cl d'huile de base, et appliquez au centre du sternum en effectuant une pression circulaire ferme avec le talon de la main. Continuez pendant 5 minutes. Reposez-vous en respirant le parfum de la rose qui apaise les émotions.

7

Q Mes idées partent dans tous les sens, est-ce qu'un point *marma* pourrait m'aider à me concentrer ?

R Massez le point Adhipati au sommet de la tête. Appliquez lentement une pression circulaire avec l'index et le majeur joints, dans le sens des aiguilles d'une montre puis dans le sens contraire, pendant quelques minutes. Reposez-vous quelques instants et prenez conscience que vos idées sont plus claires.

3

Q Est-ce que le massage asiatique de la tête soulage les maux de tête ?

R Oui, mais si votre tête est très douloureuse, contentez-vous de faire des pressions circulaires sur les tempes. C'est une technique douce et calmante.

4

Q Est-ce que le massage *shiatsu* de l'abdomen améliore les troubles digestifs chroniques ?

R Oui, mais si le problème persiste vous avez intérêt à voir avec une diététicienne si votre alimentation n'a pas besoin d'être modifiée.
Le massage sera encore plus efficace s'il accompagne un régime alimentaire approprié.

5

Q Est-ce que le massage *shiatsu* du dos peut être pratiqué sur une tierce personne ?

R Oui. Le sujet s'allonge à plat ventre sur une surface ferme avec un coussin plat sous la poitrine. Selon la position du sujet, vous êtes debout ou à genoux près de lui et vous appliquez une pression verticale – le mieux est de l'exercer avec les pouces.

8

Q Est-ce qu'on retrouve les trois *guna (sattva, rajas, tamas)* dans les aliments ?

R Oui. Les céréales, les fruits, les légumes, les produits laitiers, les noix et graines biologiques sont sattviques. Les épices, le poisson, les œufs, le sel, le chocolat, le café et le thé sont rajasiques. La viande, les oignons, l'ail, le vinaigre et tous les produits fermentés sont tamasiques. Dans les pays occidentaux, l'alimentation est pauvre en aliments sattviques.

9

Q Est-ce que le massage sattvique peut améliorer la qualité du sommeil ?

R Ce massage harmonise les énergies, il laisse le sujet léger et délassé. Prodigué le soir, il améliore la qualité du sommeil et garantit de se réveiller bien reposé.

10

Q Est-ce que le massage asiatique de la tête aide à se concentrer ?

R Oui, et particulièrement les pressions circulaires appliquées sur les tempes avec le talon de la main.
Ce massage améliore la vision et facilite la concentration.

Glossaire

AYURVEDA – « connaissance de la vie » issue de la tradition indienne, à la fois philosophie et art de vivre

CELLULITE – zones de peau bosselée localisées principalement sur les cuisses, dues à la présence d'eau et de graisse dans le tissu sous-cutané

CHAKRA – terme sanscrit signifiant « roue » désignant les centres d'énergie répartis le long de la colonne vertébrale

CHI – terme chinois désignant l'énergie vitale qui circule dans le corps physique

DÉTOXICATION – tout moyen permettant au corps d'éliminer les toxines

DILUTION – en aromathérapie, proportion d'huiles essentielles ajoutées à une huile de base ; la dilution moyenne d'une huile de massage est de 10 gouttes pour 2 cl d'huile de base (dilution 2,5 %)

DOSHA – terme ayurvédique servant à décrire l'aspect corporel et les caractéristiques d'un individu

EFFLEURAGE – technique classique du massage suédois utilisée en début et en fin de massage et faite de pressions glissées légères

ÉLASTICITÉ – degré de souplesse de la peau et des fibres musculaires

HOLISTIQUE – caractérise l'approche globale de la santé qui recherche l'équilibre corporel, mental et spirituel

HUILE AROMATIQUE – huile obtenue en faisant macérer des plantes à chaud ou à froid dans une huile de base pour bénéficier de leurs propriétés

HUILE DE BASE – huile végétale utilisée pour lubrifier la peau lors du massage

HUILE ESSENTIELLE – essence naturelle extraite par distillation d'une plante

MASSAGE ASIATIQUE DE LA TÊTE – sélection de techniques de massage de la tête pratiquées en Inde, en Chine et en Thaïlande

NEUROCHIMIQUES – substances, telle la sérotonine, élaborées par le cerveau et transmises par le système nerveux

ONGUENT – préparation grasse ou huileuse servant à masser

PERCUSSION – technique classique du massage suédois appliquée avec le tranchant de la main

PÉTRISSAGE – technique classique du massage suédois consistant à soulever, comprimer et pétrir les muscles

PHOTOTOXICITÉ – hypersensibilité aux UV provoquée par l'application sur la peau de certaines huiles essentielles (concerne surtout les agrumes)

POINT MARMA – point d'énergie ayurvédique, il y en a plus d'une centaine, répartis sur tout le corps

PRANA – terme ayurvédique pour désigner la force ou énergie vitale qui circule dans tout le corps physique

SHIATSU – littéralement « pression des doigts » : massage énergétique japonais

VARICOSITÉS – réseau en toile d'araignée de petits vaisseaux sanguins dilatés visibles sous la peau

VIBRATION – technique classique du massage suédois à base de petits mouvements vibratoires

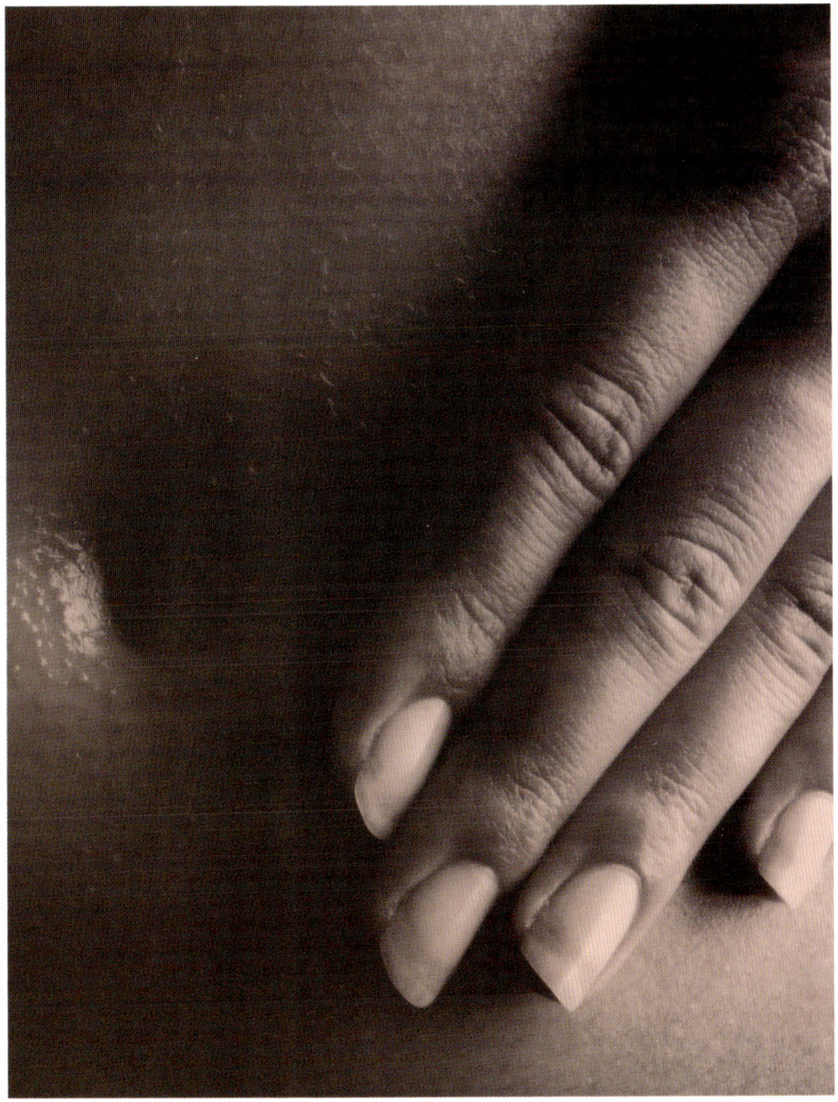

Adresses utiles

France

Massage

Fédération française des masseurs-kinésithérapeutes-rééducateurs

3/5, rue Lespagnol

75020 Paris

Tél. : 01 44 83 46 00

Association promotion médecine et massages ayurvédiques

24, av. Jean-Moulin

75014 Paris

Tél. : 01 45 39 88 09

Fédération française de shiatsu traditionnel

12, rue des Épinettes

75017 Paris

Tél. : 01 42 29 64 22

www.ffst.fr

Aromathérapie

École lyonnaise des plantes médicinales

13, rue Alsace-Lorraine

69001 Lyon

Tél. : 04 78 30 84 35

Suisse

École de massage, kinésiologie et thérapies naturelles

Espace santé Esclarmonde

39, av. Frédéric-Soret

1203 Genève

Tél. : 022 344 80 76

École de plantes médicinales et aromatiques

9A, rue de Vermont

1202 Genève

Tél. : 022 733 61 49

Institut d'hygiène et de médecine naturelles

Alderweg 12

3098 Köniz

Tél. : 031 972 12 66

Fédération suisse des masseurs

www.fsm.ch

Belgique

Centre d'étude de réflexologie

32, rue du Château d'eau

7860 Lessines

Tél. : 068 33 17 86

École de massage sensitif belge

8, rue François-Roffiaen

1050 Bruxelles

Tél. : 2/644 07 48

Bibliographie

Les Clés du bien-être au quotidien, Marie Borrel, Solar

Le Livre du massage, Clare Maxwell-Hudson, Solar

Massages, Karin Schutt, Solar

Je masse mon bébé, Peter Walter, Solar

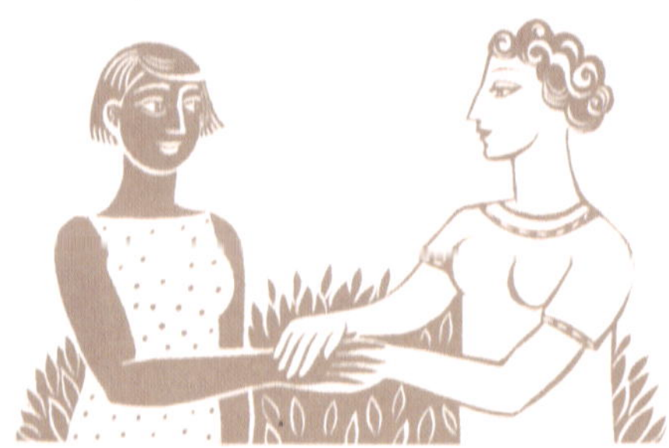

Sélection d'huiles essentielles

Nom	Nom scientifique	Indications
Arbre à thé	*Melaleuca alternifolia*	Refroidissements, grippe, infections cutanées, blessures
Bois de rose	*Aniba rosaeodora*	Vieillissement de la peau, peau sensible, choc émotionnel ou surmenage
Cardamome	*Elettaria cardamomum*	Toux, infections pulmonaires, douleurs musculaires, raideur
Cèdre	*Cedrus atlantica*	Infections pulmonaires, toux, asthme, mauvaise circulation
Citron*	*Citrus limonum*	Cellulite, infections pulmonaires, grippe, refroidissements, toux
Citronnelle	*Cymbopogon citratus*	Douleurs musculaires, mauvaise circulation, troubles digestifs
Cyprès	*Cupressus sempervirens*	Douleurs musculaires, fatigue, détoxication et purification
Encens	*Boswellia carterii*	Vieillissement de la peau et peau grasse, dépression, anxiété
Eucalyptus	*Eucalyptus globulus*	Refroidissements, toux, congestion pulmonaire, douleurs musculaires
Gingembre	*Zingiber officinalis*	Mauvaise circulation, raideur musculaire, troubles digestifs, constipation
Jasmin	*Jasminum officinale*	Problèmes sexuels, choc émotionnel, froideur, vieillissement de la peau
Lavande	*Lavandula angustifolia*	Stress, insomnie, brûlures, problèmes de peau, taches
Mandarine	*Citrus reticulata*	Troubles digestifs, choc émotionnel, anxiété, dépression
Marjolaine	*Origanum marjorana*	Constipation, crampes d'estomac, douleurs menstruelles
Menthe poivrée	*Mentha X piperita*	Troubles digestifs, nausée, mal des transports, douleurs musculaires
Myrrhe	*Commiphora myrrha*	Toux grasses, infections pulmonaires, vieillissement de la peau
Néroli	*Citrus aurantium*	Troubles digestifs dus au stress, vieillissement de la peau et peau sensible
Noix de muscade	*Myristica fragrans*	Dépression, asthénie intellectuelle, douleurs musculaires et fatigue
Orange	*Citrus sinensis*	Asthénie intellectuelle, froideur émotionnelle, manque d'appétit
Poivre noir	*Piper nigrum*	Mauvaise circulation, raideur, douleurs rhumatismales
Pomélo*	*Citrus paradisi*	Cellulite, purification interne, stimule les fonctions hépatiques
Romarin	*Rosmarinus officinalis*	Douleurs musculaires, rhumatismes, mauvaise circulation
Rose	*Rosa damascena*	Choc émotionnel, chagrin, larmes, vieillissement de la peau
Santal	*Santalum album*	Vieillissement de la peau, peau sensible, infections de la gorge et pulmonaires
Ylang-ylang	*Cananga odorata*	Vieillissement de la peau, peau grasse, anxiété, froideur émotionnelle

* Note : ces huiles sont phototoxiques ; lorsqu'une huile de massage en contient, la peau ne doit pas être exposée aux UV pendant les 12 heures qui suivent l'application.

Index

Crédits photographiques

Corbis
p. 12 (photographe non identifié) ;
p. 32, Michael Prince ;
p. 60, Jim Cornfield ;
p. 82, Andrew Brookes ;
p. 106, Steve Prezant ;
p. 122, Peter Guttman

Toutes les autres photographies sont d'Andy Perris.